암·성인병을 이기는

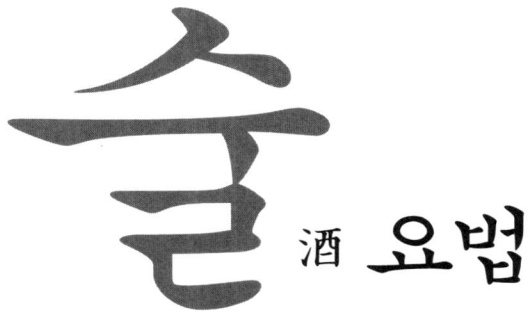

술 酒 요법

암 · 성인병을 이기는 술 酒요법

초판발행일 : 2006년 8월 3일
엮은이 : 리 정 (里 井)
감 수 : 정태선 (鄭泰善)
펴낸이 : 문관하
펴낸곳 : 문원북

출판등록 : 1992년 12월 5일 제4-197호
전화 : (02)2634-9846
팩스 : (02)2635-9846
이메일: wellpine@hanmail.net

ISBN 89-7461-201-1-03510

디자인 : RIBBON / terryb7491@yahoo.co.kr

암·성인병을 이기는

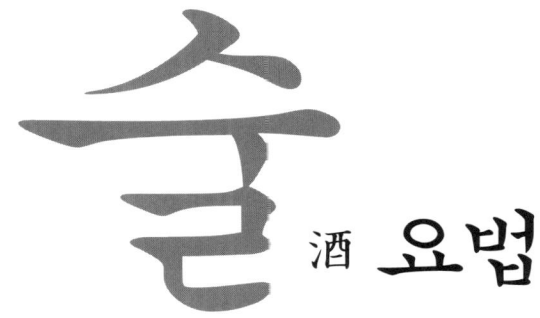

술 酒 요법

리 정 엮음
정 태 선 감수

술酒로 병病을 고친다.

술 알고 마시면 보약이 되고, 술 모르고 마시면 독이 된다.

도서출판
문원북 BOOK

암·성인병을 이기는 술 요법

서 문

인류의 영원한 숙제, 술!

술은 무엇인가? 인간을 이롭게 했는가, 해를 끼쳤나? 술은 도대체 언제 어떻게 누구에 의해 처음 만들어졌을까? 술은 건강에 도움이 되는가, 망가뜨리나? 동양의 술과 서양의 술은 무엇이 다른가?

어느 것도 정답이 없는 수수께끼들이다.

왜 사람들은 술의 유혹을 이기지 못하는가? 스스로 중독임을 알면서도 거부하지 못하는가? 왜 친구들을 만날 때 술이 빠지면 허전하고 밍숭맹숭 할까?

왜 경사스럽고 흥거운 자리에 술이 빠지면 안 될까? 왜 그 많은 종류의 술이 생겼을까? 왜 몸에 좋다는 약초나 과일로는 모두 술을 담갔을까?

참으로 의문 투성이다.

술은 어느 술이나 마시면 취하는 점에선 모두 비슷한 것인데, 음료수나 음식과 달리 한 병에 천만 원 이상 호가하는 값비싼 것에서부터 천원도 못하는 싼 것이 있을까? 비슷한 음식이 만 배씩 차이가 나는 것을 보았는가? 참으로 희한한 음식이요, 음료수다. 아무튼 무색무취가 아니라, 빛깔과 향기를 지닌 참으로 매력적인 액체인 것 같다.

우리말에 '명정하다'는 말이 있다. 원래 한자어로 명정酩酊이라고 쓰던 것이 변한 것이다. 잘 모르겠지만 술 취했다는 뜻이다. 술에 취해 정신을 차리지 못하고 멍해진 상태를 가리키던 것인데, 여기서 유래해 '멍청하다'는 말이 나왔다. 왜 사람들은 술을 조금 마시면 기분이 좋아 지고, 눈이 밝아지고, 똑똑해 지는 느낌이 들다가, 좀 더 마시면 약간 눈꺼풀이 내려오고, 말이 느려지며, 다리가 풀리다가 어떤 이는 횡설수설, 어떤 이는 통곡, 또 다른 이는 널부러질까?

술은 보약인가? 독약인가? 참으로 궁금한 주제가 아닐 수 없다. 어떤 의사는 술은 절대 몸에 좋지 않은 것이니 무조건 끊으라고 권하고, 또 다른 의사는 적당히 마시는 술은 보약이니 과음만 피하고 즐기라 하는가? 100세 이상의 장수 노인의 대부분이 술을 즐겨 마신다는 사실을 도대체 어떻게 설명해야 하나? 어떻게 마셔야 몸에 좋은 것이고, 어떻게 마시면 몸에 약藥이 되는가? 누구에겐독毒이고, 누구에겐 약이 되는가?

인류의 영원한 숙제에 도전했다. 누구나 다 아는 것 같으면서도, 실상은 잘 모르고, 누구나 조금씩은 궁금해 하는 그 베일을 벗겨 본다. 술의 역사와 효능을 맨 먼저 살피고, 건강을 지키는 다양한 음주법을 소개하였다. 아무나 쉽게 담가 이용할 수 있는 꽃주, 계절주, 약주부터 실생활에 응용이 가능한 민간요법에 이르기까지 각각의 효능과 담는 법, 마시는 법을 망라해 정리하였다. 중국, 한국의 고전부터 현대의 최신 과학지식을 모두 훑어, 지금까지 국내외에 소개된 다양한 이론들을 집대성해 보았다.

나가서 흠이라도 잡히지 않을지 노심초사勞心焦思요 좌불안석坐不安席이다. 부디 세상에 나가, 술을 즐기는 사람들을 이롭게 하는 좋은 책이 되길 바라는 마음뿐이다.

끝으로 자료와 조언을 아끼지 않은 친구들과 문우들에게 감사하는 마음이다.?

리 정 (里井)

목 차

제6장 민간 술 요법 처방

외과(外科) 약재 술   302

1) 주근깨 2) 백반증 3) 농포창 4) 두드러기 5) 마른버짐 6) 땀띠 7) 탈모
8) 백발 9) 미발 10) 미용 11) 화상 12) 혈관종 13) 탈장 14) 치질
15) 탈항 16) 타박상 17) 허리통증 18) 관절염 19) 반신불수 20) 음위

내과(內科) 약재 술   310

1) 열이 날 때 2) 두통 3) 현기증 4) 감기 5) 기침 6) 기관지염
7) 천식 8) 폐결핵 9) 신경쇠약 10) 신경통 11) 우울증 12) 불면증
13) 꿈을 많이 꿀 때 14) 건망증 15) 관상동맥경화증 16) 고혈압
17) 저혈압 18) 빈혈 19) 괴혈병 20) 부종 21) 소화불량 22) 식욕부진
23) 구토, 딸꾹질 24) 위통 25) 위하수 26) 복통 27) 설사 28) 황달
29) 변비 30) 배뇨이상 31) 신장염 32) 갑상선종 33) 당뇨병
34) 더위를 먹었을 때 35) 간질병 36) 뇌진탕 후유증 37)임질

건강을 위한 술 요법   328

1) 장수를 위한 술요법 2) 노쇠방지 3) 피로회복 4) 허약 보양
5) 허리ㆍ무릎이 시리고 아프며, 발과 무릎에 힘이 없을 때 쓰는 처방

❀ 월하독작(月下獨酌)

이 백

하늘이 술을 사랑치 않았다면
하늘엔 술별이 있지 않았을 테고
땅이 술을 사랑치 않았다면
땅엔 술 샘이 없었으리라
하늘과 땅도 한결같이 술을 사랑했으니
내가 술 사랑하는 것도 부끄러울 게 없지
청주는 성인과 같고
탁주는 현인과 같다고 하였네
현인과 성인을 이미 들이켰으니
굳이 신선이 되길 원하랴
석 잔이면 대도에 통하고
한 말이면 자연과 하나 되도다
술 마시는 즐거움 홀로 지닐 뿐
술 모르는 자들에게 전할 거 없네

제1장

술의 역사

신화나 전설 속의 술

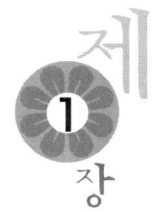

술은 인류가 만든 음료 중에서 가장 오래된 역사를 가지고 있다. 사람이 모이는 곳에는 언제나 술이 있었고, 술이 있는 곳에 흥취와 문화가 생겼다. 오랜 옛날부터 자연발생적으로 생긴 이 신비한 액체를 인간이 이용하게 되면서 술의 역사는 시작된 것으로 보인다.

술이 언제부터 있었느냐에 대해서는 어느 누구도 정확하게 답변하지 못할 것이다. 그렇지만 술은 인류의 탄생과 함께 했다고 보는 설이 유력하다. 술의 기원에 대해서는 지역마다 전설이나 신화의 형태로 전해 내려오고 있다.

인류가 수렵이나 채취를 하던 시절에는 과일이나 곡식이 땅에 떨어져 그 위에 낙엽이 덮이고 공기가 차단되면서 자연적으로 발효가 됨으로써 우연치 않게 우리가 즐겨 마시는 과일주가 만들어졌을 것으로 추정된다.

유목시대에는 가축의 젖을 이용한 유주(乳酒)가 만들어졌고, 농경시대에는 곡주가 탄생하게 됐다. 청주(淸酒)나 맥주(麥酒)와 같은 양조주는 농경사회가 정착되면서 만들어지기 시작했고, 소주와 위스키 같은 증류주는 술 만드는 기술이 한 단계 발전하면서 생겨나게 됐다.

동서양의 전설이나 신화에 술이 자주 등장하는 것은 그만큼 인간과 술의 관계가 오래되었음을 말한다. 서양에서는 신화로, 동양에서는 전설적인 이야기의 형태로 술의 역사가 전해져 내려오고 있다.

유럽의 목축문화는 포도주, 맥주, 위스키, 브랜디 같은 누룩을 사용하지 않는 술을, 아시아 문화는 곡식과 곰팡이를 이용한 술을 만들어 인상적인 대조를 이룬다.

음주문화는 그 나라의 풍토와 민속이라는 문화적 배경이 담겨있다. 술처럼 국적과 민족성이 뚜렷한 기호식품도 드물 것이다.

문헌에 따르면 술의 본래 말은 수블, 수불이었다. 수불이 술로 변해 왔다는 것은 술을 빚는 과정을 보면 어느 정도 추측이 가능해진다. 술은 찹쌀을 쪄서 식히고, 여기에 누룩과 주모(酒母)를 버무려 넣고 일정량의 물을 부어 빚는다. 이어 진공상태에서 얼마간의 시간이 지나면 발효가 이루어져 열을 가하지 않더라도 끓어오르며 거품이 괴어오르는 화학 변화가 일어난다. 이러한 발효 현상은 옛사람의 눈에는 참으로 신기하게 보였을 것이다. 물에서 불이 생긴다는 의미에서 수불이라고 했을 것이라고 생각된다.

오랫동안 인류가 즐겨왔던 술은 좋은 음식임에는 틀림없다. 많은 문헌들 속에도 술에 대한 예찬이 꽤 많이 있다. 한서 식화지(食貨志)에 술은 백약(百藥)의 으뜸이라고 하였으니, 적당히만 마시면 이보다 더 좋은 약은 없을 것이다. 지나친 과음만 하지 않는다면 우리 체내에서 이상적인 에너지의 역할을 담당하게 될 것이다. 관동별곡, 사미인곡 등을 지은 조선시대 중기의 송강(松江) 정철은 장진주사(將進酒辭)를 지어 술로 시름을 달래고자 했다. 또 중국의 문학가이자 문명비평가인 임어당(林語堂)은 80세로 삶을 다할 때까지 술과 담배를 즐겼는데 그는 음주의 정취를 "애주가에 있어서는 정서가 가장 귀중한 것이다. 그렇기 때문에 얼근히 취하는 사람이 최상의 술꾼이다. 그러나 현이 없는 악기를 뜯으며 즐기던 도연명처럼 술의 정서는 술을 마실 줄 모르는 사람이라도 즐길 수 있다한 이도 있다.

인류와 함께 해 온 술은 지금까지도 좋고 나쁨에 대한 상반된 평가가 계속되고 있다. 적당히 마시는 술은 정신 건강에도 좋을 뿐 아니라 서로의 마음의 문을 열게 해 진솔한 대화를 할 수 있고, 심리적인 압박을 줄여주고 신체 건강에도 도움을 준다. 그러나 술의 해악을 주장하는 이들은 그릇된 음주행태로 인해 건강과 재산을 잃는 사람이 많아 사회적으로 큰 해악을 끼친다는 주장도 있다.

조선시대의 특징인 당쟁은 정철 시대에서부터 비롯되었다. 정철이 당쟁의 첫 번째 세대이기 때문에 그 자신도 당쟁의 진흙탕에서 뒹굴어야 했다. 조선 문학의 최고봉이라는 찬사도 그런 고통과 험난한 쟁투에서 이루어진 것은 아닐까. 그가 정치로 상처입고 격분했을 때, 그의 붓은 술의 힘으로 이루어졌다고 해도 과언은 아니다. 그 격랑에 맞혀 나온 시가 바로 장진주사(將進酒辭)이다.

한 잔 먹세 그려 또 한 잔 먹세 그려
꽃을 꺾어 술잔 수 세어가며 한없이 먹세 그려
이 몸이 죽은 후에
지게 위에 거적을 덮어
꽁꽁 묶여 무덤까지 실려 가거나
곱게 꾸민 상여에만 사람들이 울며 따라갈까
억새풀 속새풀 떡갈나무 버드나무가 우거진

백양 숲에 한 번 가기만 하면

누런 해와 흰 달이 뜨고

가랑비와 함박눈이 내리며 회오리바람이 불 때

그 누가 한 잔 먹자고 하겠는가

아무리 지난날을 뉘우친들 무슨 소용이 있겠는가

　　조선시대 청철은 성격이 강직하면서도 술과 시를 좋아한 서정적인 인물이었다. 정여립 사건에서 위관이 되어 동인을 벌하고 서인을 등용하여 서인 세력을 확장시키는 데 힘쓴 강경파 리더였으나 한편으로는 현실 정치의 무상함을 절감한 인물이었다. 그는 한때 인생의 무상함과 현실의 덧없음을 시와 술로 달래려 했다. 장진주사는 내용의 측면에서 본다면 권주가로 분류된다. 인생이란 허무한 것이니 후회하지 말고 죽기 전에 술을 무진장 먹어 그 허무함을 잊어버리자는 것을 주된 내용으로 하고 있다. 문학작품의 기록 등에서도 옛 사람들의 생활을 생생하게 시사해 주고 있다.

　　술은 개인의 인격을 나타내고 크게는 나라의 정치와 법을 알 수 있는 매개체임을 알 수 있다. 조선후기 사람인 이덕무는 그의 저서 〈사소절〉에서 "훌륭한 사람은 술이 취하면 착한 마음을 드러내고, 조급한 사람은 술이 취하면 사나운 기운을 나타낸다"라고 적고있다. 그래서 항간에는 술이 사람을 안다고도 얘기를 한다.

　　예전에 사위를 얻을 때, 장인이 사위될 사람을 불러 대작해 보는 것은 그 사람의 됨됨이를 알아보기 위한 가장 쉬운 방법이었기 때문이다. 한편 신부가 될 집에 시험을 치르러 가는 사윗감은 아무리 많은 술을 마셔도 취하지 않으려고 집에서 소금 한 숟갈을 먹거나, 붕사(硼砂) 가루를 먹고 떠났다고 한다. 그 당시에는 술 마시기 전에 소금이나 붕사가루, 미나리 강즙을 마시면 술에 취하지 않게 된다는 민간 예방책이 있었다.

또 술을 마시는 양이 많으면 도량이 클 것이라는 사회적 관념으로 인하여 대주가(大酒家)가 되기를 원하여 팥꽃과 그 잎을 백일 간 그늘에 말려 가루로 만들어 매일 한 숟가락씩 더운 물에 타서 마시기도 했다. 그러면 아무리 술을 마셔도 취하지 않는 대주가가 된다고 믿었기 때문이다. 이런 풍습들은 지금까지 전해지고 있다.

모든 맛과 모든 멋은 술로 통한다. 술은 심연(深淵)과 같아서 한번 빨려들면 끝이 없다. 술의 실체를 잡는가 싶으면 어느 새 안개처럼 부서진다. 결국 술은 즐기면 약이 되고 벗을 얻기도 하는 것이지만, 아무런 정서 없이 퍼붓기만 한다면 독이 될 수 밖에 없다.

조선 시대 때, 성인이 되는 통과의례 중 첫 번째가 관례(冠禮)와 계례였다. 관례와 계례는 정월달 길일을 택해 남자는 상투를 매고, 여자는 쪽을 지어 성년이 된 것을 선포하는 의식을 말한다. 성년식의 절차 중 초례(醮禮)에서 당사자는 천지신명에게 세 번 술을 올리고 나서 술을 한 잔 받는다. 성년이 된 이들은 어른 대접을 받게 되지만, 어른으로서 책임도 지게 되는 것이다. 이와 더불어 주법을 배움으로써 성인이 되어간 것이다. 성년식은 술과 찬을 내어 손님을 대접함으로써 마무리된다. 이 같이 술은 우리의 전통문화 속에 깊이 자리 잡고 있다.

제사가 끝나면 제사 술을 나눠 마시는 풍습을 음복이라 한다. 특히 설날 차례를 지내고 음복하는 것을 도소주(屠蘇酒)라 하여 어린 사람부터 노인까지 차례로 마셨다. 음복의 풍습은 가족의 일체감을 형성하는 의식의 일종이었다. 이러한 음복문화는 나이 어린사람들이 어른들 앞에서 술을 배움으로써 성인이 된 이후에도 올바른 음주 습관을 지니게 하도록 하는 것이다. 이렇게 부모나 어른들에게 술자리를 배우고 가족간의 유대관계가 깊을수록 청소년들의 음주사고가 적다고 한다.

철종 때 술에 얽힌 정수동이라는 사람의 재미있는 이야기가 있다. 막걸리를 빚으려면 찹쌀이나 멥쌀을 씻어 지에밥을 찐다. 이 지에밥을 찐 것을 술떡이라 한다.

술떡은 햇볕에 말려서 꾸덕꾸덕해지면 술을 빚으므로 술떡 말리는 것을 보면 그 집에서 술을 빚는다는 것을 알 수 있었다.

돈이 없어 외상술을 잘 마시던 정수동이 어느 해 세모(歲暮)가 되어 적적한 심정을 달래기 위해 단골술집을 찾아갔다. 그러나 안주인은 섣달 그믐께라 외상을 거절하고 말았다. 마침 마당에는 술을 빚으려고 술 지에밥을 쪄서 멍석에 널어놓았다. 그것을 본 정수동은 술 생각이 더욱 간절했다. 정수동은 사랑 툇마루에 앉아 군침만 삼키며 술 마시는 사람들의 이야기만 듣고 있었다. 때마침 우리에서 돼지 한 마리가 뛰어나와 술떡을 마구 먹기 시작했다. 나중에 그것을 발견한 주인이 돼지를 쫓지 않은 수동을 나무랐다. 능청스런 수동은 천연덕스럽게 대답했다.

"무슨 말씀이오? 돼지는 맞돈을 내고 먹는 줄 알았소."

그 말을 들은 주인은 정수동에게 외상술을 주지 않을 수 없었다고 한다.

우리나라 문헌으로 술 이야기가 최초로 등장하는 것은 제왕운기(帝王韻

紀)이다. 동명성왕 건국담에 술어 얽힌 이야기가 고삼국사(古三國史)에서 인용되었다.

하백의 딸 유화, 선화, 위화가 더위를 피해 청하(지금의 압록강)의 웅심연에서 놀고 있었다. 이때 천제(天帝)의 아들 해모수가 세 처녀를 보고 그 아름다움에 도취되어 신하를 시켜 가까이 하려고 하였으나 그들은 응하지 않았다. 그 뒤 해모수가 신하의 말에 따라 새로 웅장한 궁실을 지어 그들을 초청하였는데, 초대에 응한 세 처녀가 술대접을 받고 만취한 후 돌아가려 하자 해모수는 앞을 가로막고 하소연 하였으나 세 처녀는 달아났다. 그 중 유화가 해모수에게 잡혀 궁전에서 잠을 자게 되었는데, 정이 들고 말았다. 그 뒤 주몽을 낳으니, 이 사람이 동명성왕(東明聖王)으로 후일 고구려를 세웠다. 우리나라 술의 기원 또한 신화 속에서 뒷받침되고 있다고 볼 수 있는 것이다.

조선주조사에는 우왕(禹王) 시절에 제후(諸侯)를 모아다 도산회(塗山會)를 개회했는데, 이때 단군의 자손들이 열석(列席)했다는 기록이 있다. 이 기록으로 신화시대부터 술에 관한 역사가 있었음을 알 수 있다.

태종실록에서는 역주가 손님 접대에까지 일반화되었던 한 풍습을 엿볼 수 있다. 삼국사기, 삼국유사 등에도 술에 관한 기록이 있는 것으로 보아 삼국시대의 술이 매우 다채로웠을 것으로 짐작되며, 청주와 탁주의 구별이 시작되었다고 믿어진다.

삼국지 부여전에는 정월에 하늘에 제사를 지내는 큰 행사가 있었으니, 이때에 여러 사람들이 모여서 술을 마시고 먹고 노래 부르고 춤을 추었으며 이름을 영고(迎鼓)라고 했다. 삼국지 한전(韓傳)에는 마한에서는 5월에 씨앗을 뿌리고는 큰 모임이 있어 춤과 노래와 술로써 즐기었고, 10월에 추수를 끝내면 역시 이러한 모임이 있었다고 기록되어 있다. 고구려에서도 역시 10월에 하늘에 제사를 지내는 행사가 있어 동맹(東盟)이라고 했다. 이로 미루어 보아 농사를 시작했을 때부터 술을 빚어 마셨으며, 모든 의례에서 술이 이용된 것을 알 수 있다.

삼한시대에는 곡주를 바탕으로 제조했는데 그 제조방법은 알 수 없으나 누룩을 사용한 것 같은 흔적은 엿볼 수 있다.

위지 동이전에 의하면 이 땅의 영고(迎鼓), 동맹(東盟), 무천(舞天)의 군중대회에서 밤낮으로 식음하였다고 기록되어 있다.

그 밖에도 전통적으로 내려오는 절기주류로 사계절에 따라 일년 열두 달의 명절을 중심으로 조상의 은혜에 감사하며 잔치의 놀이로 이웃과 정을 나누면서 술이 깊은 인연을 가지고 등장했다. 이 세시 풍속 중 술과 관계가 있는 것은 다음과 같다.

1월 설날의 세주(歲酒), 정월 대보름의 귀밝이술을 마셨다. 정월 보름날 아침 데우지 않은 차가운 술을 한 잔씩 마시면 귀가 밝아지고, 그 해 1년 동안 즐거운 소식만 듣는다고 해서 남녀노소 모두가 마셨다.

2월에는 농사준비가 시작되는 시기이다. 2월에는 바쁜 농번기기 시작되기 전이니 나이든 총각에게 큰 사발로 술을 주어 노래와 춤으로 하루를 즐겁게 보냈다.

3월에는 삼짓날 봄놀이 술과, 청명일에 마시는 청명주(淸明酒)를 마셨다. 청명주는 20일 동안 발효하여 빚어내는 청주였는데, 엿기름을 사용했기 때문에 단맛이 나서 많은 사람들이 즐겨 마셨다.

5월에는 두레꾼(품앗이)의 새참술인 농주(農酒)와 단오날의 창포주를 마셨다. 창포의 향기가 액운을 쫓았다고 믿어왔다. 그래서 액막이 술이라고도 했다. 5월 5일 오시(午時)에 마셔야 효력이 있다고 해서 이 날은 대낮부터 마셨다고 한다.

6월의 보름에 마시는 유두음(流頭飮)이 있었다. 이 날은 계곡이나 정자에 가서 풍월을 읊으며 하루를 즐겼다고 한다.

그 밖에 7월 머슴놀이와 술 먹기(막걸리). 8월 보름 한가위 동동주. 9월 중양절(重陽節)의 국화놀이(국화주) 등이 있었다.

이러한 우리나라 전통 술들이 어떤 종류의 것이었는지는 알 수는 없지만, 곡식으로 만들었을 것으로 추정된다. 우리나라에서도 부족국가의 형성이 이루어졌던 상고시대에 이미 농업의 기틀이 마련되었으므로 건국담에 나오는 술의 재료도 모두 곡류였을 것이라 믿어진다.

옛 정치가나 시인들의 대화에 있어서 가장 중요한 것은 술이었다. 신라의 유적으로 남아있는 포석정의 터를 보면 그 전형을 볼 수 있다. 통일신라 이후에 역대 왕공(王公)들이 전복 모양으로 생긴 유복곡수(流鰒曲水)에 잔을 띄우고 시를 읊으며 놀기를 했다는 것은 이곳의 귀족들의 생활과 술의 관계를 잘 보여준다.

〈고사통〉에는 소주(燒酒)는 원나라 때 생긴 술인데 오직 약으로만 쓰이다가 후세와 와서 술로 마시게 된 것 같다고 했다. 어쨌든 고려와 원과의 접촉이 있은 뒤에 소주가 차차 유행하여 드디어 몹시 좋아하는 무리가 있었던 듯하니, 고려사 최영전(催榮傳)에 보면 경상도 원수(元帥) 김진이 주지(住地)에서 소주 먹기에 탐닉하여 소주도(燒酒徒)의 별명을 들었다고 한다.

규합총서와 부인필지에 기록된 음식총론에는 음식과 술의 관계에 대하여 '밥 먹기는 봄같이 하고 국 먹기는 여름같이 하며, 장(醬) 먹기는 가을같이 하고, 술 마시기는 겨울같이 하라'고 하였으니 이것은 음식의 사시(四時)와 그 특색을 말한 것이다. 밥은 따뜻한 것이 좋고, 국은 뜨거운 것이 좋으며, 장은 서늘한 것, 술은 찬 것이 좋다는 것을 뜻하는 말이다.

술은 그 술을 빚은 고장의 기후 풍토와 생활에 알맞도록 제조되었으니 우리나라에서도 기후 풍토에 따라서 남북이 그 기호가 달랐다. 즉 북쪽 추운 지방에서는 소주류(燒酒類)를 즐겼고, 남쪽에서는 막걸리를 더 즐겨 마셨다.

지봉유설에는 '한 고을의 정치는 술에서 보고, 한 집안의 일은 장맛에서 본다'고 하였으니, 이 두 가지가 좋으면 그 밖의 일은 자연히 알 수가 있다는 말이다.

또한 그만큼 술과 음식이 나라의 정치에서부터 집안의 제반사에 이르기까지를 측정할 수 있는 문화 척도이기도 했던 것이다.

술은 신, 조상, 임금에게 바치고 손님에게 드리기도 하였지만, 한편 임금이 신하에게 내리기도 하여 작(酌)으로서 벼슬이 되기도 하였다. 작은 본래 술잔이었지만 공, 후, 백, 자, 남 등 5등작의 벼슬이 여기서 나왔다고도 한다. 임금은 명절이나 축일에 술을 내려 신하들에게 상을 주었고, 정초에는 모든 신하에게 주과(酒果)를 내렸으며, 이를 받은 신하들은 임금에게 충성을 맹세하였다.

술은 특히 서민들과 가장 가까운 음식이 되었고 마침내는 주점(酒店)으로까지 발달하게 되었다. 고사통에 의하면 우리나라에 주점이 처음으로 설치된 것은 고려 성종 2년으로, 국로의 요소에 처음으로 주점 6개를 두어 지숙음식(止宿飮食)의 편의에 이바지하게 되었고, 이것이 후세에 주막

(酒幕)이 되었다 하니, 주막이 여행하는 손님을 대접하기 위해 생긴 것이 흥미롭다. 손님 접대를 위해 사용되는 술은 대개 손수 담가서 내는 것을 예절로 삼았기 때문에 술의 제조법에 수많은 종류를 낳게 했다.

삼국사기 고구려 본기 대무신왕 11년 편에 의하면 지주(旨酒 : 맛 좋은 술이란 뜻)란 말이 나온다.

동해석사(東海釋史)와 지봉유설에서는 당대의 시인 옥계생(玉溪生)의 '한 잔 신라주(新羅酒)의 기운이 새벽바람에 쉽게 사라질까 두렵구나' 라는 시를 소개해 놓았다. 당대 문인들 사이에 신라주의 인기가 자못 높았음을 알 수 있다.

고려사에 의하면 고려 문종 때(1046년) 왕이 마시는 술은 양온서를 두어 빚었는데 청주와 법주 두 가지로 구분되어 질항아리에 넣고 명주로 봉하여 저장해 둔다하였다. 고려 때에는 사찰이 여행자의 숙박지로 이용되었을 뿐 아니라 술을 판매하는 풍속이 있어 사찰을 중심으로 다양한 술들이 발달된 것 같다. 현종(顯宗;1140년)때에는 그 폐단이 심하여 사찰에서 술을 빚고 마시는 것을 금하게 된다. 고려 후기에 접어들면서 증류주 문화가 유입되는데, 이는 몽고의 침입(1274년)으로 소주 고리의 이용 방법이 도입되면서 급속하게 발전하였다.

주세법이 생기기 이전에는 자가 제조 및 판매가 자유로웠던 관계로 술도 다양하였으며 제조하는 장소 또한 무수하였다. 주세법 창설 당시 제조장 수는 155,832장(場)이나 되었다. 그러나 국권이 일본으로 넘어가고 조선 총독부정치로 이어지면서 일제 수탈 작업의 일환으로 주세가 세금원으로 이용되면서 전통 향토주는 그 자취를 감추게 되고 신식 술이라는 획일적인 술들이 일제의 통제 하에 제조되기 시작했다. 1907년 7월에 조선 총독부령에 의한 주세법이 공포되었고, 같은 해 8월에 시행령이 공포되면서 전래주는 잠적하기 시작했다. 그래도 밀주가 성행하게 되자 1916년 1월에 주류 단속이 강화되는 가운데 모든 주류를 약주, 탁주, 소주로 획일화 시켰다. 이로 인하여 전래의 전통주는 몰살당하고 1917년 각 지방마다 대단위 주류 제조업 공장이 새로 선정되었다. 여기에 수반하여 1920년을 기점으로 신기술이 도입되어 재래식 누룩을 사용하던 방법에서 흑곡, 황곡의 배양균을 사용하는 입국법이 활용됨과 동시에 전통주는 완전히 맥이 끊기게 되었다.

🌸 신화나 전설 속의 술

1) 디오니소스

디오니소스(Dionysos)가 술의 시조하고 한다. 술의 별칭은 바커스(Bacchus)의 선술 또는 바커스라고 하는데, 이것은 후세에 붙여진 디오니소스를 이르는 말이다.

디오니소스의 출생 전에 어머니 세멜레(Cemele)가 죽자, 제우스는 달이 차지 않은 아이를 자신의 넓적다리 사이에 끼워 태어나게 했다. 요정들이 그를 양육하였고, 그는 요정들의 교육을 받으며 성장했다.

디오니소스가 어느 날 뉘사 산에서 뛰어놀다가 포도주를 발견하고, 이것을 가지고 그리스로 돌아와 이카리오스(Ikarios)란 사람에게 포도주를 주고 담그는 법도 가르쳐 주었다. 이카리오스는 기뻐하면서 신기한 포도주를 근처의 목동들에게 한 잔씩 권했다. 포도주의 달콤한 맛에 목동들은 취하도록 마셨다. 술에 취해 아찔해지자 독약을 타서 먹인 줄 알고 목동들은 이카리오스를 죽이고 말았다. 이렇게 하여 이카리오스는 최초의 술 순교자가 된 셈이다. 지금도 그리스 아타카주에서는 '디오니소스제' 라고 하여 신에게 포도주를 바치는 포도주제가 거행되고 있다. 그리스의 고전극이 발달된 것도 이 행사의 덕분이라 한다.

2) 바커스

바커스가 그리스를 여행할 때 피로에 지쳐 돌에 걸터앉아서 발밑을 보니 예쁜 풀이 자라고 있었다. 그 풀을 캐어가지고 걸어가다 보니 햇빛을 받아 말라 버리게 생겼다. 바커스는 새의 뼈를 주워서 예쁜 풀을 그 안에 넣고 갔다. 여행하는 동안 풀이 계속 자라나 밖으로 삐져나오자, 이번에는 조금 더 큰 사자의 뼈를 주워서 그 안에 넣었다. 이번에도 풀이 계속 자라서 밖으로 나오자, 당나귀의 큰 뼈 안에 풀을 옮겨 심었다.

목적지에 도착하여 이것을 흙에 심으려고 하니 넝쿨져 있었다. 바커스는 새 뼈, 사자 뼈, 당나귀뼈를 모두 함께 흙에 묻었는데, 이것이 자란 것이 포도나무라고 한다. 포도열매를 가지고 만든 포도주를 마시면 처음에는 새처럼 노래하는데, 그 다음으로는 사자처럼 격렬해지고, 마지막엔 당나귀처럼 멍청해진다는 것이다. 동화 같은 이야기지만 술꾼의 타입을 재미있게 표현하고 있는 이야기다.

탈무드에도 이와 비슷한 이야기가 전해진다.

한 농부가 나무를 심고 있었는데 악마가 찾아왔다. 악마는 농부에게 무엇을 심고 있냐고 물었다. 그러자 농부는 달콤하고 맛있는 열매가 매달리는 나무를 심는다고 말했다. 악마는 자신에게도 나누어 달라고 말하면서, 선물로 양과 원숭이, 사자, 돼지의 피를 가져와 나무 주위에 뿌렸다. 나중에 이 나무가 포도나무가 되었는데, 이 열매로 술을 담가서 마시면 네 가지 동물의 성격이 나타난다고 기록되어 있다.

3) 노아의 술

노아(Noah)가 세계에서 최초로 술을 빚었다 하는데, 그 술은 포도주였다고 한다. 성서에 의하면 아브라함이 10대 손인 노아의 시대에 대홍수가 일어나 전 세계가 물 속에 잠기게 되었는데, 노아는 방주를 만들어 자기의 일족과 동식물의 원종을 실어 홍수를 무사히 넘기고 아라랏산에 도착하여 재출발을 하였다. 거기에는 포도의 종자도 있었으며, 신이 노아에게 포도의 재배법과 포도주 만드는 법을 가르쳐 주었다고 한다. 또 예수 그리스도가 십자가에 못 박히기 전에 최후의 만찬에서 포도주를 제자들에게 나누어주었다는 기록도 전해 온다.

4) 그 밖의 이야기

그밖에 재미있는 풍습들로, 스칸다나비아에서는 신혼부부가 한 달 동안 벌꿀 술을 마시는 풍습이 있는데, 이 신혼 한 달 동안을 허니문(honey moon)이라고 한다.

〈위서〉의 물길국(勿吉國), 숙신 읍루전에 의하면 곡물을 씹어서 술을 빚는데 이것을 마시면 능히 취한다고 했다. 능히 취할 수 있다는 표현으로 보아 알코올 농도가 높지는 않았을 것이라고 추측된다.

이수광의 〈지봉유설〉에서도 미인주라는 술이 나온다. 처녀들이 만든다고 하여 미인주라고 했다고 한다. 곡식을 씹어서 술을 빚는 모습은 우리나라 뿐 아니라, 중국, 일본에서도 찾아볼 수 있다. 처녀들이 모여서 사탕수수 줄기로 이를 닦고 바닷물로 입 속을 가셔내고는 쌀을 씹어 술을 빚었던 것이다. 고구려에 합병된 물길국(勿吉國)에 표류했던 제주 사람들이 남긴 글에도 누룩을 쓰지 않고 입으로 쌀을 씹어 빚어내는 미인주가 나온다. 그 후 누룩이나 맥아를 이용하여 발효시켜 술을 빚는 방법이 아시아 문화권에서 차차 발전하게 되었다. 미인주는 가장 원시적인 곡물주로 조상의 제사에 쓰이며 지금도 일부 부족들이 만들고 있다고 한다.

〈해동역사〉에는 조선에는 바위 아래로 술이 흘러내리는 술 바위가 있다고 기록되었는데, 〈조선주조사〉에는 평양 대동강 우안절벽(右岸絶壁) 암석에 주암(酒巖)이라는 두 자가 새겨져 있고, 그 밑의 돌출한 거암(巨巖)에 조대(槽坮)라는 두 자가 새겨져 있다.

고구려시대 주암 가까이에 병든 아버지를 봉영하며 사는 효자 아들이 살고 있었는데, 아버지의 쾌유를 신불(神佛)에게 빌었으나 그 효험이 없던 중 누군가가 술을 마시면 병이 낫는다고 가르쳐 주었다. 그러자 술값을 구하기 위해 나무를 하던 중 잘못하여 낭떠러지에 떨어져 기절하였다. 물 떨어지는 소리에 정신을 차려보니 물이 아니라 술이 흐르고 있었다. 이 술을 아버지에게 가지고 가서 마시도록 했더니 아버지의 병이 치료되었다는 효자의 미담이 기록되어있다.

강화도 전등사(傳燈寺)는 고구려 소수림왕 때 아도대사(阿道大師)가 지은 오래된 절이다. 전등사를 짓는 동안 오랜 공사에 인부들이 지쳐있던 중 어디에선지 4마리의 원숭이가 날아다 술항아리를 날라다 주었다고 한다. 이 술을 마신 인부들이 힘을 얻어 무사히 법당을 준공하게 되니 아도대사는 법당의 4기둥에 원숭이의 상(像)을 새겨서 원숭이의 공을 기리고 이들을 가람신(伽藍神)으로 삼았다고 한다.

월하독작(月下獨酌)

송 기 원

열아홉 꿈꾸는 나이로, 보리밭 이랑에 앉아
나물을 캐었어요.
보리밭이나 나물만 어디 푸르렀나요.
가난하지만 때 묻지 않은
내 웃음도 푸르게 눈부셨어요.
아직 누구에게도 보인 적이 없는 젖가슴은
이랑, 이랑을 메울 듯이 터지게 부풀었구요.

당신처럼 마음이 허해서 떠도는 이를 보면
한잔 술에 스무 해 전 내 열아홉을 담아주고 싶어요.
갈색으로 시들은 웃음 저 너머
차갑게 식어버린 젖가슴 저 깊이
그때의 보리밭 이랑에서, 처음 가슴을 열어
당신처럼 허한 마음을 채우고 싶어요.

암·성인병을
이기는
술 酒 요법

제2장

술의 효능

술은 백약의 으뜸이다

술은 아주 좋은 영양제이다

적당한 음주는 소화를 돕는다

적당한 음주는 심혈관 질환을 예방한다

음주는 혈액순환을 도와 신진대사를 개선한다

적당한 음주는 사람의 심리와 건강에 유익하다

적당한 음주는 장수에 도움이 된다

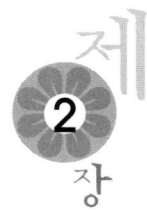

🌸 술은 백약의 으뜸이다

술은 음료로서 가장 가치 있고, 약으로서 가장 맛이 있으며, 음식 중에서 가장 즐겁게 해주는 것이다. 그리스의 의성 히포크라테스가 지금으로부터 약 2천7백여 년 전에 남긴 유명한 말이다. 또한 중국의 〈식화지(食貨志)〉에는 소금은 식효(食肴)의 으뜸이며, 술은 백약(百藥)의 으뜸이라고 기록되어 있다. 이처럼 동서양을 막론하고 예부터 술은 좋은 약으로 여겨져 왔다.

중국인들은 일찍이 술을 약으로 음용했다. 의(醫)자가 '주(酉)' 부수에 해당되는 것만 봐도 짐작이 가능하다. 즉 술이 병을 고칠 수 있다는 데 해석되어 온 글자인 것이다.

중국인들은 일찍이 술을 마시면 혈액순환이 원활해지고 열을 내 몸의 습기와 바람을 제거하고 입맛을 돋우며 소화를 촉진시키는 작용한다는 것을 깨달았다. 술은 위장에 더운 기운을 주기 때문에 바람과 냉을 방지하고, 허리와 무릎의 통증을 멎게 하는 작용이 있다는 것을 발견하게 되었다. 또 술을 약으로 쓰면 약효가 빨리 발현되어 이때부터 술이 주술로써 병을 고쳤던 무당을 대신하게 되었다.

옛날 중국의 전설적인 한의사인 편작은 약주로 병을 주로 치유했다고 한다. 그는 치료의 약재로 약주를 만들어 병의 증세에 맞게 약주를 먹였던 것이다. 오늘날에도 약주 혹은 청주를 약재에 물과 함께 섞어서 만드는 한약의 종류가 있다.

고대에는 술로 병을 치료하는 것은 보편적인 현상이었다. 약술을 만들어 질병을 예방하기 시작하면서 술을 백가지 약 가운데 으뜸으로 보았던 것이다.

동의보감(東醫寶鑑)에는 대황, 백출, 육계가지, 도라지, 방풍나무 등을 우려내어 도소주(屠蘇酒)를 만들었는데, 설날 아침에 남녀노소 모두가 도소주를 마시고 괴질이나 액운을 물리쳤다고 한다.

"한 사람이 마시면 온 집안의 전염병이 없어지고, 한 집에서 마시면 온 마을의 전염병이 없어진다."고 기록되어 있다.

현대 의학에서도 술로 약을 우려내면 약물 중의 유효 성분이 잘 용해되어 인체에 약이 쉽게 흡수된다는 연구 결과가 보고되었다. 게다가 약술은 오랫동안 보존이 가능하므로 만들어 보관해 두었다가 필요에 따라 유용하게 사용하게 되었다. 이는 약주가 역대로 내려오면서 사람들의 환영을 받을 수 있었던 이유 중의 하나이다.

약주는 장수에도 효험이 있는 것은 이미 오래 전부터 알려져 온 사실이다. 노인들의 기력을 돕는 수성주(壽星酒), 신장을 보양하고 양기를 도우며 모발을 검게 하는 회춘주(回春酒) 등은 이미 상식이 되어있다.

이시진은 〈본초강목〉에서 효험이 있는 약주 69종을 열거했다. 그 중 오가피주(五加皮酒)는 일체의 풍습(風濕) 계통의 질병을 치료할 수 있고, 근육과 골격을 장대하게 하며 정수를 채운다고 했다. 또 당귀주(當歸酒)는 혈액을 조화시켜 근육과 골격을 강대하게 하며 여러 가지 통증을 제거하고 월경을 조정한다고 기록되어 있다. 인삼주는 몸을 자양하여 기를 돕고 모든 허약 증상을 치료한다고 했고, 황주(黃酒: 중국술의 한 종류로 누룩과 차조 또는 차수수 따위로 만든 담갈색 혹은 흑갈색 술)는 근육과 골격을 강대하게 하며 정수(精髓)를 돕고 모발을 윤택하게 한다고 기록되어 있다.

대나무는 하루에 1m 이상 자라는 거대한 에너지를 품고 생성되는 식물로 지구상에서 가장 왕성한 성장활동을 하는 것으로 알려져 있다. 또한 일본 히로시마 원폭투하시 유일하게 생존했을 정도로 생명력이 끈질기다. 이러한 끈질긴 생명력과 고고함의 상징인 대나무는 예로부터 인간 생활과 밀접한 관계를 맺으며, 널리 활용되어 왔다. 허준의 동의보감에 따르면 죽력은 뇌졸중과 심신안정에 탁월한 효과가 있다고 기록되어 있으며, 민간요법에서는 대나무 수액은 중풍, 기침, 파상풍에 효과가 있고, 대나무 껍질은 구토에 효능이 있는 것으로 알려져 왔다. 또한 술 속에 넣어 활용하면 술 속에 남아있는 불순물을 제거하여 술 맛을 한층 좋게 한다.

대나무를 고아서 뽑은 기름인 죽력을 얻기란 또 얼마나 어려운가. 대나무 토막을 가득 채운 항아리와 흙 속에 파묻은 자배기의 주둥이를 맞대어 놓은 뒤 왕겨를 무덤처럼 덮고 사흘 동안 불을 지펴 고아낸다. 이만한 정성이 들어가는 음식을 찾기는 쉽지 않다.

녹두장군 전봉준은 관군에 잡혀갈 때 이 죽력고를 찾았다고 한다. 술을 먹고 고통을 잊어버리겠다는 것이 아니라, 이 술에 일본도에 다친 다리의 상처를 치유하는 효험이 있었기 때문이다. 약한 모습을 보이지 않으려는 전봉준의 기개를 돕는 술이기도 했다.

100가지 화초에 100가지 꽃을 넣은 백화주(百花酒), 대나무 기름을 받아낸 죽력고(竹瀝膏), 앵두 잎과 배 잎과 인진쑥이 들어간 잎새곡주, 개고기를 고아 넣은 무술주(戊戌酒), 밀주 단속의 고난을 이겨낸 짚가리 술, 우리식 칵테일인 과하주(過夏酒) 등 낯설지만 귀한 술이다.

백화주에 들어가는 100가지 꽃은 저마다 피는 철이 다르기 때문에 1년을 꼬박 산으로 들로 돌아다녀야 겨우 모을 수 있다. 여기에 말려 놓으면 깨알처럼 작아져 버리는 꽃도 있으니 그 양을 신경 쓰지 않을 수 없다.

잎새곡주는 머리가 맑아진다고 해서 옛날 과거를 보고 갈 때면 호리병에 담아가서 과거를 보기 전날 밤에 마셨다고 한다. 또 무술주는 노인들이 식전 또는 식후에 간장 종지 한 잔 정도를 마시면 장수에 도움이 된다. 이러한 술들은 약이 되기도 한다. 약을 마시니 과용하지 않을 것이고, 주사(酒邪)를 부릴 일도 없는 것도 당연하다.

한산 소곡주는 마시면 손끝 발끝부터 취한다고 한다. 정신은 멀쩡한데 몸이 말을 듣지 않았기에 옛 선비들은 술을 거나하게 마시고 더 맑아진 머리로 시를 읊을 수 있었던 것이다. 머리부터 취해 손과 발을 제멋대로 휘두르게 하는 지금의 술과 감히 비교할 수 없다.

여기에 더해 선조들은 '향음주례(鄕飮酒禮)' 라 해서 술의 예법을 익히기까지 했다. 손님을 맞이해 술을 대접하기까지의 동작이 102 단계로 구분될 정도였다.

중국에는 다리 달린 것은 책상 빼고, 날개 달린 것은 비행기를 빼고 못 먹는 게 없다고 한다. 중국 사람들이 비아그라 뺨친다고 자랑하며 마시는 별스러운 술이 있다. 그 중 하나가 불개미를 재료로 하여 담근 술이다. 이 술을 한 잔 마시면 그 밤을 조용히 넘길 수 없다고 한다. 개미는 자기 몸무게의 400배나 되는 것을 들고, 천배나 넘는 것을 끌고 다닌다. 그만큼 강인하고 끈기 있는 스태미나를 가지고 있기 때문이라고 한다.

개미는 오랜 옛날부터 정력 강장에 도움이 되는 식품으로 여겨졌는데, 3000년 전 중국 문헌 주례(周禮)에는 당시 주나라 황제들이 개미 유충으로 만든 잼과 같은 것을 먹었다는 기록이 있고, 당나라 때 의약서인 증류본초에는 개미는 기력을 더하고 근골을 강하게 한다고 소개되어 있다. 개미가 갖고 있는 영양성분을 분석해볼 때 사실무근이라 할 수는 없다. 땅속에서 사는 개미의 몸에는 단백질과 아미노산(18종) 외에도 몸 안의 미량원소인 아연 구리 망간 마그네슘과 아연 등 다양한 천연 미네랄 성분이 들어있다.

본래 단백질은 남성의 정력 강화에 없어서는 안 되는 중요한 요소인데, 여기에 남성 기능에 필수 성분인 아연까지 포함돼 있으니 가히 정력제로서도 손색이 없다.

개미처럼 정력제로서의 명성이 높은 또 다른 곤충은 벌이다. 말벌의 벌집을 '노봉방'이라 부르는데, 그 의학적 효능은 여러 문헌이 기록하고 있다. 동의보감이나 본초강목 등에 설명된 대표적인 효능은 해소 천식의 치료효과다. 이 외에 폐질환과 기침을 멎게 하고 위장병 신장염을 고치며 심장병 당뇨 혈압 동맥경화 피로에도 효과가 있다. 또 신경통과 간질, 불면증도 다스린다고 한다. 벌집을 통째로 굽거나 술에 담가 먹는데, 술에 담근 노봉주의 정력효과는 삼국시대로부터 전해오고 있다. 요즘 프로폴리스라는 이름으로 비싸게 팔리고 있는 벌집 성분을 선조들은 이미 알고 있었던 것이다.

술로 병을 치료하는 처방은 서양에서도 널리 시행되고 있다. 제임스 리커는 그의 저서 〈임상의학의 술〉에서 이렇게 소개하고 있다.

"호르몬을 발견하기 전, 술은 당뇨병 환자의 치료 약물이었다. 호르몬을 이용하게 된 이후에도 술은 여전히 빈번하게 사용되었다."

유럽의 많은 의사들은 식욕을 돋우는 포도주를 당뇨병 환자의 중요한 음식물에 포함시켰다. 그들의 임상실험에 의하면, 당뇨병 환자가 하루에 한 컵 정도의 포도주를 마시면 혈액 가운데의 당분은 기본치 이상으로 오르지 않는다고 한다.

몇 세기 전부터 술은 협심증 환자에게도 약으로 사용되었다. 오늘날에도 많은 의사들은 술이 질산염보다 치료효과가 있다고 생각하고 있다. 협심증은 관상동맥 경화로 통증을 유발한다. 협심증이 생길 때, 작은 잔으로 한두 잔의 위스키 혹은 브랜디, 소주 등을 마시면 일반적으로 2~3분 내로 완화된다.

1) 술은 아주 좋은 영양제이다.

백주(白酒:배갈)는 알코올 함량이 높아 음주량이 일정하게 제한되어 있으며 영양가도 제한되어 있다. 그러나 황주, 포도주, 맥주는 영양분이 풍부하다.

황주에는 당분, 텍스트린, 유기산, 아미노산과 각종 비타민이 포함되어 있어 영양가가 매우 높다. 특히 다종의 아미노산이 다른 어떤 술에 비해서 뒤지지 않을 만큼 다량으로 포함되어 있다. 소흥주(황주)는 17종의 아미노산이 포함되어 있으며, 그 중 7종은 인체 내에서 만들어내지 못하는 아미노산이다.

포도주는 포도당, 과당, 오탄당 등의 당류와 다종의 아미노산이 포함되어 있고, 비타민C와 D는 신선한 과일의 함량과 비슷하다. 그 외에도 각종의 유기산, 광물질도 포함되어 있다.

맥주는 3.5%의 알코올을 제외하고 5%의 탄수화합물, 0.5%의 단백질, 17종의 아미노산, 다종의 비타민 및 칼슘, 인, 철 등 미량 원소들이 포함되어 있다. 1ℓ의 맥주는 인체 내에서 425cal의 열량을 만들 수 있는데, 이는 계란 4개와 500g의 우유와 맞먹는다. 그래서 맥주는 사람들에게 '액체 빵'이라는 칭호를 받고 있다.

2) 적당한 음주는 소화를 돕는다.

중국의 유명한 한의학자인 강춘화 교수는 적당한 음주의 좋은 점을 이렇게 말하고 있다.

"술은 소화를 돕고, 식욕을 촉진시키며 안주를 많이 먹음으로써 영양을 증가 시킨다"

내분비를 연구하는 한 생물학자는 사람에게 적당하게 음주를 하게 한 다음 한 시간 후에 그의 체내의 췌액을 측정하였다. 그 결과 그의 체내의 췌액은 음주 전보다 훨씬 높아졌다고 보고했다.

췌액은 췌장이 분비하는 소화성 호르몬으로 인체의 건강을 돕는 유익한 물질이다. 사람들이 중년기에 들어서면서부터 소화계통의 기능이 서서히 떨어지기 시작하는데, 식사를 하기 전에 적당한 음주를 하면 췌액의 분비를 촉진시킨다. 이 췌액은 소화계통 내의 각종 소화액 분비를 촉진하여 위장의 소화와 섭취능력을 향상시킨다. 그렇기에 중, 노년층은 식사 전에 적당히 음주를 하면 소화기능의 저하를 예방할 수 있다고 한다.

3) 적당한 음주는 심장의 부담을 경감시켜 심장혈관질환을 예방한다.

미국의 미시간대학에서는 2만 명에 대한 영양과 혈압에 관련된 4년 동안의 연구 결과에서 다음과 같은 결론을 내렸다.

"음주한 사람의 혈압이 가장 높고, 그 다음으로는 술을 마시지 않은 사람들이며 적당히 음주를 한 사람들의 혈압이 가장 낮았다. 그리고 적당히 음주한 사람들의 혈액 중에는 단백질 성분이 많아 심장, 폐에 관련된 질병을 예방할 수 있으며, 동맥경화에 걸릴 위험도 가장 낮았다."

영국 정부 산하의 한 의학연구소에서는 서방 18개국을 상대로 음식물과 관련된 사망 원인을 분석하고 과일주의 소비량과 심장 혈관 질환으로 사망한 자의 비율을 조사한 적이 있었다. 그 결과 이탈리아, 프랑스 사람들의 심장 혈관 질환으로 사망하는 비율은 조사 대상국 중 가장 낮았다. 이 두 나라 국민들은 과일주의 일인당 연간 소비량이 25갤런(gallon:액체 용적 단위로 영국에서 1갤런은 4.54099ℓ 이고, 미국에서는 3.78521ℓ)이상이었다. 이와 반대로 미국인들의 사망률이 가장 높았는데 미국인들은 과일주의 음주량이 가장 적었으며, 심장혈관 환자들도 가장 많았다. 과일주를 더욱 적게 마시는 핀란드 국민들의 심혈관 질환의 발작 증상은 미국보다도 더 높다고 한다.

UN산하 세계 위생국의 통계 자료에 의하면, 전 세계적으로 심혈관 질환으로 인해 사망하는 사람들 가운데 35~44세의 남자 사망률이 60% 증가하였고, 31세 이전의 젊은이들도 15% 이상 증가했다고 한다. 이것은 심혈관 질환이 인류의 생명을 의협하는 제일의 질환이라고도 할 수 있다. 이로써 적당한 음주는 심혈관 질환 예방에 도움이 된다는 것을 의학계에서 중시하게 된 이유다.

그러면 적당한 음주는 어째서 관상동맥경화증을 예방하는가.

관상동맥경화증은 관상동맥경화성적인 심장병의 약칭이다. 이는 관상동맥 내벽에 콜레스테롤이 침점되어 관상동맥이 경화되어 혈관 공간이 좁아지거나 막혀 심근에 혈액이 결핍되어 협심증을 일으키게 된다. 이것이 심한 환자는 심근경색을 초래한다.

관상동맥경화증의 주 원인은 콜레스테롤이다. 원래 인체 내에는 일종의 고밀도 지방 단백질이 있다. 이는 혈관 내의 콜레스테롤을 운반하여 간장으로 보낸다. 거기서 다시 인체에 필요한 호르몬으로 변하고 나머지는 대변을 통해 배설된다.

적당한 음주는 체내의 고밀도 지방 단백질을 증가시켜 관상동맥경화증의 발생을 억제하게 된다. 또한 혈소판 집중을 억제하고 섬유성 단백질의 용해를 촉진시켜 혈액이 관상동맥 안에서 응고됨을 억제함으로써 혈액 순환을 돕고, 어혈을 푸는 작용을 하게 된다. 이러한 작용으로 관상동맥경화증의 발생을 감소시키는 것이다.

4) 음주는 혈액순환을 가속할 수 있어 체내의 신진대사를 효과적으로 조절, 개선한다.

중국의 한의사들은 예로부터 술이 경락을 원활하게 움직이게 하는 역할을 한다는 사실에 착안하여 술에 각종 약재를 우려서 여러 가지 약주를 만들었다. 예를 들면 호골주, 풍료주(馮了酒), 사국공주(史國公酒) 등은 관절염, 신경마비증 등의 질병을 고친다. 타박상에는 백주로 환부를 마찰하여 통증을 제거한다.

요즘 일본에서는 주욕(酒浴)이 유행하고 있다. 목욕할 때마다 욕수에 0.75kg의 특효주(特效酒:음주와 목욕을 겸용한 술)를 넣고 목욕을 한다. 이렇게 함으로써 몸을 덥게 하고 피부가 부드러워진다고 한다. 일본인들은 이 술을 '옥피부' 라 부르는데 이 옥피부는 발효한 술 찌꺼기에 발효한 양곡술을 혼합하여 여러 번 증류하여 만든 청주이다. 색이 연한 황색이고 순수한 향기를 풍기는 것이 맛도 일품이다. 여기에 염색제를 첨가하면 황주가 된다.

일본 의학자들의 연구에 따르면, 술로 목욕을 하게 되면 분해된 술 성분이 피부를 자극하여 혈액순환을 가속시킬 뿐만 아니라 신경전도에 양호한 반결합 역할을 한다고 했다. 더욱이 미주(米酒)를 제조하는 입쌀은 발효를 거쳐서 200여 종의 유익한 성분이 생긴다고 한다. 술 찌꺼기에는 원래 다량의 아미노산, 단백질, 비타민 등의 영양분이 함축되어 있어 발효한 다음의 그 영양가는 보통의 술보다 몇 배로 높아진다. 여기에 혈액순환을 돕는 알코올의 역할이 졸합되면 그 효과는 더욱 뛰어나다. 이 것이 '옥피부' 의 건강미용법의 비결이다. 주욕은 피부 환자나 신경통 환자에게 특히 효과가 좋다고 한다. 이 주욕 방법은 그리 번거롭지 않아 일본에서는 지금도 유행하고 있다.

5) 적당한 음주는 사람의 심리와 건강에 유익하다.

현대 의학에서는 많은 질병의 발생 요인이 주변의 환경이나 사람들의 심리 상태와 밀접하게 연관되어 있다고 말하고 있다. 특히 지금같이 스트레스를 많이 받는 시대에는 더욱 심하다. 이러한 시대에 적당한 음주는 사람의 정신을 유쾌하게 한다. 술은 기쁨이나 슬픔을 비롯해 감정조절을 도와주고, 우울증과 긴장감을 완화시켜 안정감을 늘려준다. 특히 쉽게 노여워하고 불만이 많은 노인들에게, 혼자서 여생을 보내거나 죽음의 두려움 등으로 고민하는 노인들어 게 일본의 양로원에서는 한 두 컵의 술로 진정제와 흥분제를 대치해 커다란 효과를 보고 있다고 한다. 술이 약주로 작용할 때는 건강에 매우 유익하다.

6) 적당한 음주는 장수에 도움이 된다.

적당히 음주를 한 사람은 술을 전혀 마시지 않는 사람보다 장수한다고 한다. 적당한 음주는 인체 내의 고밀도 단백질의 함량을 높여줌으로써 심장병을 예방하며 동맥 내의 콜레스테롤의 축적을 감소시킨다. 노인들에게 소량의 음주는 건강의 명약이다.

미국 보스톤의 한 양로원에서는 매일 오후 노인들에게 맥주를 공급했는데, 두 달 뒤에 걷지 못하던 노인들 중 스스로 걸을 수 있는 자가 21%에서 74%로 늘어났고, 진정제를 복용하는 사람이 75%나 되었는데 음주 후 진정제를 복용하는 사람들이 없어졌다고 한다. 미국의 한 생물통계학자도 이를 증명했다.

94쌍의 친 형제를 대상으로 행한 이 실험은 먼저 매 쌍의 형제들 가운데 한 사람은 적당한 음주를 하는 자였고, 한 사람은 전혀 술을 마시지 않았다고 한다. 결과는 음주자가 장수한 것으로 나타났다. 마지막에 음주하지 않은 자들이 모두 죽음으로써 이 조사는 종결되었다.

이 조사의 또 다른 결과는 장수의 주요 원인은 심혈관질환의 발생률이 낮은 데 있었다. 예전에는 음주를 하다가 금주를 한 사람도 술을 아예 마시지 않은 사람들보다 장수한다고 하였다.

적당한 음주로 장수하는 사람을 중국에서도 흔히 볼 수 있다. 중국의 유명한 한의학 박사인 강춘화 교수의 예만 보아도 그렇다. 그는 고령에도 불구하고 상해시 한의학회 명예 이사장, 국가 과학위원회 위생 고문 등을 겸하고 있다. 그는 책도 많이 저술하여 아직까지 노익장을 과시하고 있다.

그는 술에 대해 특이한 관심을 가지고 있다. 그는 젊었을 때, 술을 마시며 사색을 하고, 음주 후에 글을 쓰면 막힘없이 써내려 갈 수 있었다는 등의 많은 일화를 남기고 있다. 그는 환갑을 넘기고도 매 식사 때마다 맥주 한 병씩을 마셔 관상동맥경화증 및 당뇨병을 치료, 적당한 음주 건강론을 증명해 보이기도 했다.

왜 적당히 술을 마셔야 하는가?

중국 약학에서는 술은 수(水)와 곡(谷)의 기(氣)로서 맛이 맵고 달며 더운 기질을 간직하고 있으며 심장, 간장의 경맥으로 들어간다고 하였다. 동의보감에서도 술은 성질이 몹시 뜨겁고 맛이 쓰면서 달고 매우 독하며 이는 약기운을 잘 퍼지게 하고 온갖 사기와 독한 기운을 없앨 뿐 아니라, 혈맥을 통하게 하고 장과 위를 든든하게 하며 피부를 윤택하게 한다고 술의 효능을 설명하였다.

술은 적당히 마시면 혈맥을 잘 통하게 하고 바람과 냉을 몰아내고 비장과 위를 튼튼하게 하며 약기운을 도와서 효력을 발휘하게 한다. 술을 많이 마시고 주정을 하면 이와 정반대의 효과를 가져온다. 이시진은 〈본초강목〉에서 다음과 같이 말하고 있다.

"술을 소량으로 마시면 혈을 조화하고 원기를 돕는다. 하지만 마음껏 마시면 신경을 손상시키고 혈액을 소모하며 위장을 손상시키고 가래를 끓게 하여 염증이 발생한다."

이 말은 현대에 있어서도 마찬가지다. 음주가 좋다, 나쁘다는 음주량에 관련된다. 사람의 대뇌를 보면 소량의 음주는 대뇌의 흥분을 일으켜 즐거운 감정을 불러일으킨다. 하지만 과도한 음주는 사람을 마비시키고 의지를 잃게 하고 자제력을 상실하게 만든다. 연구에 의하면, 만약 혈액 중에 알코올 농도를 1로 보면, 간에는 1.48, 뇌척수액에는 1.59, 뇌조직 중에는 1.75가 된다. 이는 사람의 대뇌가 알코올에 대해 얼마나 민감한가를 설명하고 있다.

알코올은 사람의 상상력과 창조력을 주관하는 우뇌를 자극하며, 기억력과 자제력을 주관하는 좌뇌를 마비시킨다. 소량의 음주는 우뇌를 홍분시켜 상상력을 풍부하게 하지만 폭음은 좌뇌를 마비시켜 술주정을 하게 된다.

그렇다면 어느 정도의 양이 가장 적합한가?

의학 관계자들은 60% 백주는 하루 25ml를 초과하지 말고, 맥주는 300ml를 초과하지 않아야 한다고 한다. 70kg의 체중을 가진 사람에게 간장의 최고 에틸알코올 산화 능력은 15ml 밖에 되지 않기 때문이다.

왜 애주가들은 술을 많이 마시는가!

"대장부는 반드시 삼백 잔의 술을 마실 줄 알아야 한다."

이는 당나라 시인 이태백의 주장이다. 술을 좋아하는 사람들은 당연히 많은 양의 술을 마시게 되는데, 이는 술을 마시고 생기는 홍분과 쾌감 때문이다. 이것이 바로 애주가가 술 주위에서 떠나지 못하게 만드는 원인이다.

대뇌 혈관은 알코올에 대해 아주 민감하다. 일정하게 술을 마시면 대뇌 혈관에서는 수축반응이 일어난다. 체내의 알코올 성분의 증가에 따라 대뇌혈관의 수축정도는 갈수록 심해진다. 이로 인해 대뇌의 혈류량은 갈수록 적어지며 그 결과로 대뇌 신경원인 산소가 결핍된다. 산소의 결핍은 바로 대뇌 활동의 축소로 이어지고 기능장애가 생기는데, 이때 쾌감이 생긴다. 이런 쾌감이 생길수록 음주를 더하게 되어 술잔에서 손을 놓지 않게 된다.

술주정의 해로운 점은 무엇인가?

술을 적게 마시면 건강에 유익하고 많이 마시면 원기를 잃고 혈기를 소모하여 신장의 정기를 다쳐 열이 나고 질병이 생기며 건강을 해친다. 이는 알코올 함량에 의해 일어난다. 알코올의 함량이 높을수록 그 위해성은 커진다. 혈액 가운데 알코올 농도가 50mg 이상이 되면 즉시 주의력이 감소되고 정신이 흐려진다. 100~150mg에 도달하면 경도(輕度)의 주정 상태가 나타나고 300ml 이상이 되면 위험한 상태에 달한다. 만일 1회 음주량이 50~100g의 알코올에 해당될 때는 혈액 가운데 알코올 농도가 100~150mg에 달하게 되는데, 이때는 생명이 위험해질 수도 있다.

상해시 환경경제연구소의 한 연구 보고에 의하면 피로한 채로 독한 백주를 마셔 알코올 중독에 걸린 환자가 7년 동안에 28.5배로 늘어났으며 사망자수가 30.6배로 늘어났다고 한다.

그렇다면 주정은 인체에 어떤 위해성이 있는가.

첫째, 주정은 간장뿐만 아니라 간 기능을 손상시킨다. 과도한 음주는 간의 부담을 가중(체내 알코올은 간에 의해 산화 분해됨)하여 간세포가 손상, 변질되며 결국 간경화를 초래한다. 유럽과 미국 등에서는 알코올성 간경화 환자가 전체 간경화 환자의 50~90%를 차지한다고 한다.

장기적으로 음주하는 자는 지방질 신진대사에 영향을 주어 지방간을 초래한다. 알코올은 간세포를 변질시키며 괴사(壞死)시키고 섬유조직을 증생(增生)하게 하여 간경화를 초래한다. 현대 간경화는 25~64세의 남자들의 5대 사망원인 중의 하나가 되어버렸다.

둘째, 알코올은 인체에 대한 강한 마비작용을 일으킨다. 알코올 함량이 높은 백주나 브랜디 등 독한 술이 인체에 미치는 손상은 매우 크다. 이것은 인체 각 기관에 손상을 줄 뿐만 아니라 각종 질병까지 유발한다.

백주를 마시고 나서 5분 뒤에 알코올은 혈액을 따라 전신을 돌면서 인체의 각종 기관으로 침투한다. 짧은 시간에 많은 양을 음주할 경우 알코올중독을 일으킬 수 있다. 중독된 후 제일 먼저 영향을 받는 곳은 대뇌피질이다. 처음에는 단기적인 흥분이 일고 쓸데없는 말이 많아지며 계속하여 대뇌피질이 마비상태가 되면 언어를 상실하고 인사불성이 된다. 이것이 계속 진행된다면 생명 중추가 마비되며 심장박동과 호흡이 중지되어 사망하게 된다. 급성중독에 걸린 사람은 비록 사망하지는 않지만 감기나 폐렴 등에 잘 걸린다.

알코올은 위장을 자극함으로써 급성위염에 걸릴 수 있고 메스껍고 구토를 하게 된다. 장기적으로 술을 즐기는 사람은 만성중독에 걸리기 쉽다. 신경쇠약, 지력쇠퇴, 건망증 등의 현상이 나타난다. 두드러지게 나타나는 증상으로는 만성위장병 간지방 등이다. 의학계 보고서에 의하면 과도한 음주는 위암, 간암, 유선암, 악성 멜라닌 종양 등이 쉽게 발생된다고 한다. 또한 알코올은 정자와 난자에 독성을 가지고 있어 불임 혹은 유산이 될 수 있으며, 태아의 성장발육에 지장을 주고 태어난 뒤에도 지적능력에 지장을 주게 된다.

"한 말 술에 시 백 편(斗酒詩百篇)"이라는 말을 남긴 중국시인 이백도 그의 아들이 넷이나 있었지만 시에 대한 재능이 하나도 없었다고 한다.

도연명도 56세로 일생을 마쳤는데 술을 매우 좋아했던 탓인지 그의 다섯 아들 모두 우매하거나 무능하였다. 그는 〈책자(責子)〉라는 시에서 이렇게 썼다.

아서(阿舒)는 이미 십 육세인데
게으르기 짝이 없고,
아선(阿宣)은 글을 배우려 해도
글재간이 없어 탈이로다.
옹단(雍端)은 나이 십 삼세라
아직도 육과 칠을 못 가리며
도자는 아홉 살이어도
배와 밤에 탐만 내도다.
행운이 이렇게도 구차하려면
술이나 한 잔 마셔보자.

셋째, 생명을 단축시킨다. 술 마시기를 좋아하는 사람이 술을 마시지 않는 자보다 풍에 걸리는 비율이 세 배나 높다는 보고가 있다. 장기적으로 술을 많이 마시면 알코올 중독성 심장병이 발생하며 심한 자는 심장 박동이 비정상이 되어 심장쇠약으로 돌연사 할 수 있다.

이처럼 과도하게 음주하는 자는 혈액 중에 혈관 수축작용을 하는 카테킨아민의 농도가 높아져 혈압을 높이고 급성 알코올 중독 시 교감신경이 흥분되어 심장박동이 빨라져 혈압이 높아지므로 엷은 뇌동맥이 쉽게 파열되어 중풍을 일으키기 쉽다. 통계에 의하면 정기적으로 폭음을 하는 자의 수명은 일반인 보다 평균 30년이나 짧아진다고 한다.

장드브나라는 프랑스 사람은 140세까지 산 최장수 여성이다. 그녀는 40세부터 시작해서 100년간 손수 만든 포도주를 매일 5잔 씩 마셨는데, 이것이 장수의 비결이라고 말했다. 취재 나온 기자들에게도 자신이 담근 포도주를 마시면 장수할 수 있다고 이야기했다. 또한 하루도 빠짐없이 하루에 4km를 걸었다고 했다. 그녀는 채식만 한 것이 아니라, 닭고기와 생선도 즐기며 고급 단백질 섭취를 꾸준히 했다고 강조했다.

장드브나가 마신 포도주는 적은 양이 아니지만 규칙적으로 마시는 것이 장수에 도움이 됐다고 분석한다. 독일의 최장수 노인 헤르만 되러도 매일 리커를 몇 잔 마셨다고 인터뷰 때 자랑하는가 하면, 101세로 세상을 떠난 영국의 엘리자베스 여왕도 100세 생일날 기자와의 인터뷰에서 매일같이 몇 잔의 런던 드라이진을 마셨는데, 그것이 장수의 보약이라고 했다. 이와 같이 100세 이상 장수한 사람의 대부분은 매일 규칙적으로 음주를 즐겼다. 이렇게 규칙적으로 적당한 량을 마시게 되면 장수에 효과가 있다는 보고는 여러 차례 발표되었다.

반면, 술은 기회만 있으면 인류를 지배하려고 해왔다. 술에 지배당한 사람은 알코올 중독자, 즉 술의 노예가 된다. 알코올 중독자가 아니더라도 과음하게 되면 이성을 잃기도 한다. 그러나 술을 사랑하는 사람은 술을 지배하여 술로부터 사랑을 받고 술을 통해 건강한 삶을 영위하게 된다. 술의 사랑을 받으려면 우선 술이 무엇인가를 알아야 한다. 또 건강을 유지하기 위해서는 술과 건강의 관계도 잘 이해해야 한다.

우리나라의 음주량이 세계적으로 높다고 알려져 있는데, 과도한 음주는 지방간 뿐만 아니라 간염, 간경변증의 원인이 된다고 한다. 특히 B형, C형 간염바이러스로 만성 간 질환이 생긴 사람이 과도한 음주를 계속하면 간 손상은 더욱 가속화 할 뿐이다.

우리나라는 과도한 음주량 때문에 만성 간 질환을 앓는 사람들이 많아 국민 건강을 크게 위협할 뿐만 아니라 이로 인해 사회, 경제적 손실도

막대한 실정이라 한다. 만성간질환은 국민 전체 사망원인 중 5위를 차지하며 특히 가장 사회 활동이 왕성한 40대의 사망원인 중 첫 번째 실정이라 한다.

술은 예로부터 백약지장(百藥之長)이라 해서 올바르게만 마신다면 그야말로 약이 되는 술이지만, 술이란 원래 취하기 위해 마신다는 타성에 젖어 절제를 못하는 게 일반적인 애주가들의 습관이기에 약이 아니라 독이 되는 것이다.

술은 적당히만 마실 수 있다면 심장발작이나 동맥경화, 뇌졸중 등의 위험성을 줄일 뿐만 아니라 폐경기 여성에서 골다공증에 의한 골절의 위험도 줄여준다고 한다. 또한 적절한 술은 사회생활에 있어서 윤활유와 같은 구실을 하여 우리나라도 매년 술의 소비량이 현저하고 늘어나고 있는 것이 현실이다.

그러나 지나친 음주는 건강에 문제를 일으키며 알코올성 간 질환의 경우 마신 술의 총량이 지나치게 많을 때 발생하는데, 보통 하루 80그램의 알코올을 10년 이상 마셨을 때 간경변의 위험도가 매우 높아진다고 알려져 있다. 술의 주성분인 알코올은 간의 여러 대사기능을 저하시키는데 특히 지방산 산화분해력을 감소시켜 간에 지방이 축적되게 함으로써 지방간이란 병을 일으킨다. 상습적 음주자의 대부분에서 간을 보게 되면 간에 기름이 껴서 전반적으로 노랗게 커져 있는 것을 보게 된다고 한다.

특히 기분이 나쁠 때 술을 마시는 것은 간에 불을 지르는 것과 같다고 한다. 과유불급(過猶不及)이라는 말이 있다. 지나침은 모자람과 같다는 뜻이다. 모든 것에는 정도가 있다. 건강을 생각하여 정도껏 먹는 습관을 길들여야 할 것이다. 여러 가지 유혹을 물리치고 알맞고 즐거운 음주를 하여 술과 맞서려는 마음을 비우고 건강생활을 하는 것이 필요하다.

의방(醫方)에 보면 모든 중독 중에도 술에 중독된 것은 고치기가 힘들다고 한다. 술기운이 모든 혈맥에 통하여 온 몸에 퍼지기 때문이다. 다른 음식에 중독된 것은 고치기 쉽다. 음식물이나 약은 위에 들어가서 혹은 대변으로 나와서 그 독기를 없앨 수도 있어서, 혈맥으로 들어가지는 못하기 때문이다.

술은 무엇인가?

술은 에틸알코올(ethyl alcohol), 혹은 에타놀(ethanol)이라고 부르는 화학물질의 한 종류이다.

술과 냄새나 빛깔 및 성질이 유사한 것으로는 메틸알코올(Methyl Alcohol)이 있는데, 이를 마시면 몇 분 만에 혼수상태에 빠지게 되거나 즉사하게 된다. 이처럼 알코올은 근본적으로 독성 물질이지만 에틸알코올만은 소량에 한해서 인체에 흡수 할 수 있다.

술을 마시면 술의 주성분인 알코올이 위장에 흡수된 뒤 혈액 속으로 들어간다. 이 알코올은 간으로 운반된 뒤 분해되어 아세트알데히드란 물질로 바뀐다. 그리고 다시 아세트산과 물로 분해되어 소변으로 배설된다. 이것이 음주를 통한 알코올의 흡수, 분해 과정이다.

그런데 아세트알데히드라는 물질은 상당한 독성을 지니고 있다. 때문에 과음 등을 통해 장시간 몸속에 남아있게 되면 문제를 일으킨다. 뇌의 기능을 약화시켜 평형감각을 잃거나 말을 꼬이게 만들고, 졸음이 쏟아지게 한다.

단기기억을 저장하는 해마를 건드릴 경우 기억을 하지 못하는, 즉 필름이 끊어지는 현상을 유발한다. 구토는 독성물질을 받아들이지 않기 위한 위장의 자연스런 반응이다. 또한 얼굴이 붉어지는 것도 교감신경이 자극을 받아 피부의 혈관이 확장되면서 생겨나는 현상이다. 조금만 마셔도 얼굴이 붉어지는 사람들은 몸속에 알코올 대사에 필요한 아세트알데히드 분해효소가 상대적으로 부족하기 때문이다.

술이 단기적으로 미치는 영향

알코올은 중추신경계의 활동을 저하시킨다. 약간의 알코올을 섭취하여도 뇌의 일부 기능이 저하되어 자제력을 잃게 된다. 그 결과는 사람마다 조금씩 다르기는 하지만, 대체로 어느 정도의 안정감이나 상대에 대한 친근감이 생기고 평소보다 말이 많아진다. 이런 상태는 일차적으로 기분이 좋아지는 상태이다. 그러나 조금 더 과하게 되면 자기억제의 효과나 행동조절이 잘 되지 않고 공격적이고 난폭해지기도 한다.

어느 정도의 알코올이 신체에 섭취되면 그로 인해 심장박동이 빨라지거나, 혈관확장, 약간의 혈압하강이 있을 수 있고, 식욕을 증대시킨다든지, 위액분비를 자극하고 소변을 자주 보게 된다.

술이 장기적으로 미치는 영향

알코올의 만성효과는 내성과 의존성이다. 내성은 소위 술이 는다는 것으로 술을 마신 후에 경험하게 되는 여러 가지 효과를 계속 얻으려면 알코올의 양이 늘어나야 하는 것을 말한다. 한잔이면 취하던 사람이 어느 정도 기간이 지난 후에는 똑같은 정도로 취하려면 두 잔을 마셔야 되는 것을 의미한다. 이런 식으로 알코올에 대한 내성이 강화되다보면 결국은 알코올에 의존하게 된다.

알코올에 대한 의존을 흔히 알코올 중독이라고 한다. 알코올 의존은 갑자기 알코올을 끊을 경우 금단증상이 나타나게 된다. 금단증상이란 신체에 어느 정도의 알코올이 남아있지 않으면 손을 떨거나, 진땀을 흘리거나, 헛것을 보는 것과 같은 증상을 겪는 것을 말한다.

✿ 스스로 읊다

김 삿 갓

겨울 소나무 외로운 주막에
한가롭게 누웠으니 별세상 사람일세.
산골짝 가까이 구름과 같이 노닐고
개울가에서 산새와 이웃하네.
하찮은 세상 일로 어찌 내 뜻을 거칠게 하랴.
시와 술로써 내 몸을 즐겁게 하리라.
달이 뜨면 옛 생각도 하며
유유히 단꿈을 자주 꾸리라.

自詠 (자영)
寒松孤店裡 高臥別區人
(한송고점리 고와별구인)
近峽雲同樂 臨溪鳥與隣
(근협운동락 임계조여린)
치鉄寧荒志 詩酒自娛身
(치수영황지 시주자오신)
得月卽帶憶 悠悠甘夢頻
(득월즉대억 유유감몽빈)

❖세속에 물들지 않고 시와 술로 근심을 잊으며 자연과 함께 살아가는 풍류객의 모습을 그렸다.

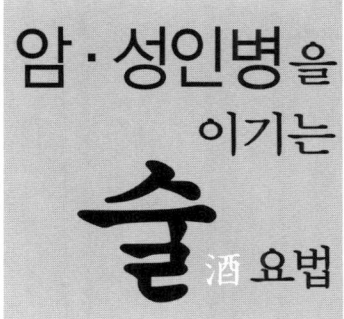

암·성인병을
이기는
술 酒 요법

제3장

술과 건강

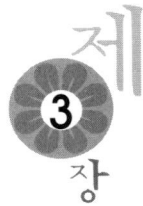

❶ 술 좋아하는 사람 중 악인이 없다

조지훈의 주도유단 (酒道有段)

술을 마시면 누구나 다 기고만대(氣高萬大)하여 영웅호걸이 되고 위인현사(偉人賢士)도 안중에 없는 법이다. 그래서 주정만 하면 다 주정이 되는 줄 안다. 그러나 그 사람의 주정을 보면 그 사람의 인품과 직업은 물론 그 사람의 주력(酒歷)과 주력(酒力)을 당장 알아낼 수 있다. 주정도 교양이다. 많이 안다고 해서 다 교양이 높은 것이 아니듯이 많이 마시고 많이 떠드는 것만으로 주격(酒格)은 높아지지 않는다. 주도(酒道)에는 엄연히 단(段)이 있다는 말이다.

첫째 술을 마신 연륜, 둘째 같이 술을 마신 친구, 셋째는 마신 기회, 넷째 술을 마신 동기, 다섯째 술버릇이다. 이런 것을 종합해 보면 그 단의 높이가 어떤 것인가를 알 수 있다.

음주에는 무릇 18의 계단이 있다.

1. 불주(不酒) : 술을 아주 못 먹진 않으나 안 마시는 사람 (9급)

2. 외주(畏酒) :술을 마시긴 마시나 술을 겁내는 사람 (8급)

3. 민주(憫酒) : 마실 줄도 알고 겁내지도 않으나 취하는 것을 민망하게

여기는 사람 (7급)

4. 은주(隱酒) : 마실 줄도 알고, 겁내지도 않고 취할 줄도 알지만 돈이 아쉬워서 혼자 숨어서 마시는 사람 (6급)

5. 상주(商酒) : 마실 줄도 알고 좋아도 하면서 무슨 잇속(利益)이 있을 때만 술을 내는 사람 (5급)

6. 색주(色酒) : 성생활을 위하여 술을 마시는 사람 (4급)

7. 수주(睡酒) : 잠이 안 와서 술을 마시는 사람 (3급)

8. 반주(飯酒) : 밥맛을 돕기 위해서 마시는 사람 (2급)

9. 학주(學酒) : 술의 진경(眞境)을 배우는 사람(酒卒) (1급)

10. 애주(愛酒) : 술의 취미를 맛보는 사람(酒徒) (초단)

11. 기주(嗜酒) : 술의 진미에 반한 사람(酒客) (2단)

12. 탐주(耽酒) : 술의 진경을 체득한 사람(酒豪) (3단)

13. 폭주(暴酒) : 주도를 수련하는 사람(酒狂) (4단)

14. 장주(長酒) : 주도 삼매(三昧)에 든 사람(酒仙) (5단)

15. 석주(惜酒) : 술을 아끼고 인정을 아끼는 사람(酒賢) (6단)

16. 락주(樂酒) : 마셔도 그만 안 마셔도 그만, 술과 더불어 유유자적하는 사람(酒聖) (7단)

17. 관주(觀酒) : 술을 보고 즐거워하되 이미 마실 수 없는 사람(酒宗) (8단)

18. 폐주(廢酒), 리반주(涅槃酒) : 술로 말미암아 다른 술 세상으로 떠나게 된 사람 (9단)

불주, 외주, 민주, 은주는 술의 진경을 모르는 사람들이요, 상주, 색주, 수주, 반주는 목적을 위하여 마시는 술이니 술의 진체를 모르는 사람들이 학주(學酒)의 자리에 이르러 비로소 주도의 초급을 주고 주졸이란 칭호를 줄 수 있다. 반주는 2급이요, 차례로 내려가서 불주(不酒)가 9급이니 그 이하는 척주(斥酒), 반주당(反酒黨)들이다.

애주, 기주, 탐주, 폭주는 술의 진미, 진경을 오달(悟達)한 사람이요, 장주, 석주, 락주, 관주는 술의 진미를 체득하고 다시 한번 넘어서 임운자적(任運自適)하는 사람들이다. 애주의 자리에 이르러 비로소 주도의 초단을 주고 주도(酒徒)란 칭호를 줄 수 있다. 기주가 2단이요, 차례로 올라가서 폐주가 9단으로 명인급이다.

그 이상은 이미 이승 사람이 아니니 단(段)을 땔 수 없다.

조지훈은 주선 중의 주선이었다고 한다. 통금은 안중에도 없었고, 야밤에 주당들의 집을 습격, 대작하다가 새벽에 귀가하기가 예사였다. 그는 밤새 눈 한번 붙이지 않고 통음을 해도 자세를 흐트리지 않았던 것으로 알려졌다.

제 돈을 써가면서 제 술 안 먹어준다고 화내는 것이 술뿐이요. 아무리 과장하고 거짓말해도 믿지 않은 것은 술 마시는 자랑뿐이다. 인정으로 주고 인정으로 받는 거라 주고받는 사람이 함께 인정에 희생이 된다. 흥으로 얘기하고 흥으로 듣기 때문에 얘기하고 듣는 사람이 모두 흥 때문에 진위를 개의하지 않는다. 술을 마시는 것이 아니라 인정을 마시고, 술에 취하는 것이 아니라 흥에 취하는 것이 오도(悟道)의 자랑이거니와 그 많은 인정 속에 술로 해서 잊지 못하는 진정 가화 두 가지를 지니고 있다.

술 좋아하는 사람 쳐놓고 악인이 없다는 것은 그만큼 술꾼이란 만사에 악착같이 달라붙지 않고 흔들리기 때문이다.

❷ 술 마실 때의 6가지 심득률(心得律)

술은 잘 마시면 약이요, 잘못 마시면 독이다. 술을 마실 때의 예의를 주도(酒道) 혹은 주례(酒禮)라고 한다. 유교문화의 영향을 받은 우리나라는 예절에 대해서 매우 엄격했다. 제사를 지내면서 술은 선조에 대한 제물의 하나로 초헌(初獻), 아헌(亞獻), 종헌(終獻)으로 3회 봉헌하게 되어있다. 또 샤머니즘 풍습이 남아있는 지역에서는 술에는 사기(邪氣)를 물리치는 힘이 있다고 믿어왔다. 무녀는 자신이 마시거나 흙에 붓기도 하여 귀신이나 병균을 물리치기도 했다. 즉 술은 사람을 재난으로부터 지켜주는 힘이 있다고 믿어왔던 것이다. 또 농가에서는 농사일을 하기 전에 농주를 마시는 것도 술을 제물로 받쳐 한 해의 풍년을 기원했던 것이다.

가정에서 술을 마실 때 가장의 허락 없이는 마시지 못했고, 어른들 앞에서는 음주를 삼가는 것이 원칙이었다. 그리고 어른들 앞에서 마실 때는 얼굴을 왼쪽으로 살짝 돌려서 마시는 것이 예법으로 전래되었다. 손님 접대를 하기 위한 술과 음식을 대접할 때 남성 객에 대해서는 여성이 상을 내올 수는 없었고, 술을 따르는 일도 없었다. 술과 음식을 대접하는 남성이 상을 가지고 가서 술도 따랐던 것이다.

공자의 논어에서는 술을 마실 경우 양을 미리 정해 놓고 마시지는 않으나 소란을 피울 정도로 많이 마시지는 않는다고 했고 또 향리(鄕里)의 사람들과 술을 마실 때는 지팡이를 짚은 노인이 나가면, 그제서 나갔다고 했다.

향음주례(鄕飮酒禮)에서는 술과 음식을 너무 질펀하게 하지 아니하며 안주는 자기의 접시에 덜어다가 먹었던 것이며, 술잔을 돌리되 반드시 깨끗한 물에 잔을 씻어서 술잔을 채워 권하여 존경심과 친밀감이 전달되도록 한다. 술좌석에서 잔이 한바퀴 도는 것을 한 순배(巡杯)라고 하는데, 술이란 대개 석 잔은 훈훈하고, 다섯 잔은 기분 좋고, 일곱 잔은 흡족하고, 아홉 잔은 지나치므로 일곱 잔 이상은 권하여 돌리지 않았다.

술을 마시는 데 있어서 한국과 일본의 예법은 조금씩 달랐다. 한국에서는 나이 어린 사람이 어른에게 술을 올리는 것을 헌주(獻酒)라고 하는데 반해 일본에서는 윗사람이 아랫사람에게 술잔을 내려주었다. 그래서 일본인 연회석엘 가면 아랫사람들이 윗사람을 찾아가 술을 간청하는 광경을 볼 수 있다. 이런 풍습은 대부분 없어졌다고 하는데, 일본의 잔주고받기[헌작(獻酌). 겐샤구]라는 것은 원래 하향, 즉 윗사람이 아랫사람에게 특별이 내리는 술로 받아 마신 다음 다시 술잔을 올리는 잔 돌리기이다. 물론 같은 또래끼리도 주고받기는 하지만 이 때에서 잔 씻기[배세(盃洗), 하이센]라는 게 있어서 형식적이나마 잔을 물에 씻고 돌리게 되어 있다.

반면에 우리의 경우 윗사람에게 다투어 잔을 올리고 윗사람은 잔을 안 올리면 불쾌하게 생각하는 수도 있다.

술자리는 때와 분위기를 가리고 이에 알맞은 예의를 갖추는 일이 필요하다.

첫째, 기뻐서 마실 때는 절제가 있어야 하고,

둘째, 피로해서 마실 때는 조용하여야 하고,

셋째, 점잖은 자리에서 마실 때는 품위가 있어야 한다.

넷째, 난잡한 자리에 마실 때는 금약(禁約)이 있어야 하고,

다섯째, 새로 만난 사람과 마실 때는 정숙하고 진솔해야 하며,

여섯째, 잡객들과 마실 때는 재빨리 꽁무니를 빼야 한다.

　이 6가지의 심득률(心得律)은 바로 자리의 분위기, 또는 몸의 컨디션을 가리는 중요한 명심사항이다.

　술자리에서는 대화가 자연스럽고 부드럽게 풀리기는 하지만 자칫 감정이 격해지기 때문에 이야기를 주고받기에 가장 신경이 쓰인다.

　이태백(李太白)의 〈춘야연도리원서(春夜宴挑李園序)〉에도 '유상말사(幽賞末巳), 고담전청(高談轉請)' 이라고 나와 있다. 시정(市井)의 이해관계나 출세, 시국의 정치의 비판 같은 것은 고상한 화제에도 들지 못하는 것이다. 되도록이면 그런 것은 피해 좌석을 부드럽게 화기 넘치는 분위기로 이끌어가는 노력이 필요하다.

　알코올을 남용하다 보면 술을 마시다 욕을 하거나 폭력을 휘두르는 등 부적절한 행동을 할 수도 있고, 오히려 이러한 행동들 때문에 좋았던 인간관계가 깨지고 사회적으로 불이익을 당하게 될 수도 있기 때문이다.

❸ 적당한 음주는 뇌졸중을 감소시킨다

　만물의 영장이라고 할 수 있는 인간은 학습 및 기억도 특수한 사고능력을 갖추었다. 모든 동물들이 다 두뇌를 가졌는데, 어째서 오직 인간만이 탁월한 두뇌의 기능을 가져 찬란한 문화적 행동을 할 수 있는가 하는 의문에 대해 현대과학에서도 많은 연구가 되고 있다. 알코올을 조금 마시면 처음에는 중추 및 말초신경이 흥분되고 위산 분비가 촉진된다. 또 도파민이라는 신경전달물질이 분비되어 기분이 좋아지게 된다. 그러나 술을 과음하거나 장기간 남용 또는 과용하면 술이 불행하게도 뇌세포 파괴를 촉진시켜 우리 뇌의 기능을 억제시킨다. 그렇지 않아도 정상적으로 매일 십만 개씩 뇌세포가 자동 사멸하는데, 알코올을 다량 마시면 더 많은 뇌세포가 죽는다. 학업이나 기억 또는 사고능력 모두 저하되는데 이들의 저하는 알코올의 농도에 정비례하여 나타난다고 한다. 알코올을 과음하면 취중에 무슨 이야기를 하고 행동을 했는지를 기억할 수 없다.

소위 필름이 끊기는 현상이 나타나는데 가끔 형사적 또는 민사적인 재판과정에서도 알코올성 중독환자라고 병적인 원인을 내세워 해당원고를 변호하여 실형이나 감형의 혜택을 보는 것을 신문이나 방송 등을 통해 들을 수 있다. 실례로 일시적으로 술에 취하게 되면 좌우 평형감각이나 거리 감각이 둔화 또는 없어지고 언어구사의 억제, 사고 및 판단능력이 저하 내지는 격감한다. 그래서 여러 가지 교통사고, 안전 및 상해사고의 원인이 되고 심지어는 방화, 살인, 강간, 폭행 등의 강력한 형사범죄를 유발하게 된다.

술을 장기간 복용하면, 특히 알코올 중독자의 경우에는 뇌의 정상구조에도 영향을 주어 알코올성 치매, 소뇌 퇴화 및 베르닉-코르사코프 (Wernicke-Korsakoff) 라는 정신병을 일으킨다. 특히 사람의 경우 뇌의 단층촬영이나 핵자기공명술로 뇌의 구조를 조사해 보면 알코올 중독환자들의 대부분은 정상적인 대조군에 비하여 활동적인 뇌의 부피가 훨씬 감소되어 있다는 보고가 많이 있다. 또한 알코올성 치매는 성인 치매 중 약 10%를 차지하는데, 그 증상은 노인성 치매와 비슷하게 심한 기억 상실증세를 보인다. 특히 최근에 얻은 정보에 대한 기억이 현저히 떨어진다. 이들 뇌의 구조의 축소와 기능감소는 유전적인 요인과 알코올 과다 소비로 인한 영양실조에 의해 좌우된다고 알려져 있다.

현재는 신경세포학의 발달로 동물실험이 가능해졌고, 또 많은 신경과학자들은 세포 배양을 통해 여러 뇌세포들이 알코올에 의해 어떤 경로로 파괴되는지 그 원인 규명을 하고 있다.

최근 연구에 의하면, 학습과 기억에 관여하는 뇌의 히포캄푸스(hippocampus) 조직에 알코올 유도성 CYP2E1이 많이 유발되어, 과산화반응을 일으켜 이들 뇌세포들이 사멸한다는 주장도 있다. 정확한 원인 규명을 하면 앞으로는 국민에게 계몽도 할 수 있고, 때로는 치료약도 개발하여 국민 건강에 도움을 줄 수 있을 것 같다.

몸의 건강을 위해 운동이 필요하듯 기억력도 신경세포를 자극하는 두뇌운동이 필요하다. 생활 속에서 그다지 힘들이지 않고 할 수 있는 기억력 증진 생활습관을 소개한다.

먼저 충분한 수면을 취하는 것이 좋다. 수면이 부족하면 두뇌의 기능이 떨어져 기억력이 감퇴한다. 신체리듬이 정상적으로 활동하지 못하기 때문에 집중력이 줄어든다.

기억력 향상을 위해선 충분한 수면과 운동을 하면서 규칙적인 생활습관을 유지하는 것이 바람직하다. 뇌는 산소와 영양분 공급이 활발해야 한다. 규칙적인 운동은 바로 뇌에 그런 역할을 해주기 때문에 기억력을 증진시킨다.

운동할 때는 즐거운 마음으로 하고 운동시간이 길지 않더라도 매일 꾸준하게 하는 것이 좋다. 운동할 때 짜증을 내거나 우울한 기분으로 한다면 남성호르몬이 결핍되어 뇌의 운동을 저하시키기 때문에 즐겁게 하지 않으면 하지 않은 것만 못하다.

기억력 감퇴를 막으려면 술과 담배 또한 멀리해야 한다. 담배의 니코틴은 신경세포를 마비시키고 죽이므로 기억력 감퇴에 치명적 손상을 가할 뿐 아니라, 혈관을 파괴하고 혈류량을 감소시켜 뇌세포로 들어가는 산소량을 줄여 뇌세포를 죽게 만든다. 담배 한 개비에 5천개의 뇌세포가 죽는다고 하는 만큼 건망증을 막으려면 담배를 끊는 게 좋다. 술 또한 과음을 하게 되면 뇌의 기능을 떨어뜨려 집중력과 기억력 감퇴를 불러오는 원인이 된다는 것을 잊지 말아야 한다.

가급적 손발을 많이 사용해 말초신경을 자극하는 것도 건망증을 퇴치하는 좋은 방법이다. 사과를 깎으면 머리가 좋아 진다는 말이 있다. 사과껍질을 일정하게 벗기기 위해 생각과 동작이 동시에 이뤄져 뇌의 운동이 활발해지면서 집중력과 기억력이 향상된다는 것이다.

또 독서·바둑·장기·게임 등 두뇌에 지적인 자극을 가해주는 여가활동을 자주 해주면 뇌의 용량이 커져 기억력 감퇴를 줄인다고 한다. 독서의 경우 앞뒤 부분을 서로 연결해야 내용이 이해되는데 지난 기억을 떠올리고 현재의 시각적 정보를 첨가하는 과정에 뇌의 저장능력이 늘어난다는 분석이다.

규칙적인 식사와 균형 잡힌 영양을 섭취하면서 뇌에 좋은 음식을 섭취하는 것도 빼놓을 수 없다. 고등어와 같은 등 푸른 생선은 뇌의 형성을 돕는 DHA와 오메가 지방산이 풍부해 뇌 기능을 좋아지게 한다. 레시틴이 풍부해 두뇌발달을 돕는 된장과 청국장은 뇌의 에너지원이 되는 당질이 풍부해 두뇌회전을 빠르게 한다.

또 학습능력을 높여주는 보리를 많이 섭취할 것을 전문가들은 권한다. 감자와 고구마도 마찬가지. 감자와 고구마 전분의 비타민은 과일과 달리 전분으로 쌓여 있기 때문에 찌거나 삶아도 영양 손실이 없으며 특히 당질, 비타민이 풍부해 두뇌 영양공급식품으로 그만이다.

건망증이 심할 경우에는 메모습관을 가져야 한다. 메모할 때 자연히 주의를 기울이게 되고 희미한 기억을 되살려주어 불필요한 실수를 막아주기 때문이다.

신경세포를 자극해주는 음악을 생활속에서 자주 접하는 것도 좋은 방법이다. 피아노를 치면 우뇌 피질을 자극하고 대뇌운동을 활발하게 만들어 기억력과 학습능력이 향상된다.

클래식음악이나 타악기 연주를 자주 듣는 것도 기억력에 도움을 주는 좋은 취미활동, 음악 및 영화감상은 감성의 뇌를 자극 뇌파 중 두뇌활동에 좋은 알파파를 증가시켜 준다고 한다.

뇌졸중은 우리나라에서 암 다음으로 많은 사망원인의 하나이다. 뇌졸중과 심근경색증은 모두가 동맥경화증에 의해 발병한다. 세계의 여러 의학자들은 음주와 뇌졸중에 관한 연구를 계속 해왔다. 그 결과 적당한 음주는 건강한 사람들일 경우, 뇌졸중을 예방한다는 사실을 알게 됐다.

뇌졸중에는 두 가지가 있다. 하나는 뇌의 혈관이 동맥경화증에 의해 파손되어 뇌혈관이 터져서 출혈하는 경우다. 이것을 '뇌출혈' 이라고 한다. 또 하나는 파손된 뇌의 혈관에 먼지가 쌓여서, 혹은 혈액의 응고로 막혀버려 뇌의 일부분에 혈액순환이 정지되어 산소의 공급을 못 받아 뇌 조직이 썩어 가는 것이다. 이것을 '뇌경색' 이라고 한다. 동서양을 막론하고 뇌경색이 뇌출혈보다 빈번하게 발생한다.

과음을 하게 되면 건강에도 해가 되겠지만, 주량의 다소를 막론하고 음주는 무조건 뇌졸중을 일으킨다고 생각하는 것은 잘못이다. 최근의 조사

연구에 의하면 과음은 뇌졸중의 찰생을 증가시키지만 적당한 음주는 오히려 감소시킨다.

미국의 하버드 대학교 의과대학의 연구결과 술을 마시지 않는 사람들에 비해 약간만 음주를 해도 뇌경색은 감소됐으며 하루 한 잔 이하(15g)를 마셨을 때 무려 70%나 감소하였고, 한 잔 이상했을 때는 50%나 감소했다. 이 결과는 적당한 음주가 뇌경색 예방 효과가 있다는 것을 증명하는 것이다. 뇌경색 예방을 위한 음주의 효과는 상상을 초월할 정도이다.

그러나 세계의 모든 학자들의 연구결과가 모두 동일하지 않다. 대부분의 학자들은 적당한 음주가 뇌경색을 예방하고 있다고 한 반면, 어떤 학자는 아무런 영향을 주지 않는다고 보고한 바도 있다.

사람의 뇌세포는 30세가 넘으면 격감하며 손상된 뇌세포는 재생되지 않기 때문에 기억력이 감퇴한다. 유전과는 무관한 건망증은 스트레스와 긴장이 지속될 경우 뇌세포의 피토를 촉진시켜 심해진다고 한다. 피로와 수면도 집중력을 저하시켜 기억력을 약하게 만드는 요인이다.

❹ 남성호르몬인 테스토스테론이 감소되는 원인은 음주?

술은 인간의 감성을 풍부하게 하고 흥분 시키므로 술의 힘으로 성욕을 증가시키려고 하는 사람들이 있다. 그리스의 시사풍자가 아리스토파네스는 '술은 사랑을 싹 틔우는 우유'라고 비유했고, 극작가 에우리피데스가 '술이 없는 곳에는 사랑도 없다'고 했듯이, 술과 성은 끈끈한 관계를 가진 것으로 인정되어 왔다. 술이 성에 이용되는 것은 알코올이 중추신경을 자극하여 이성적인 억제가 풀리고, 일시적인 자신감과 가벼운 흥분이 성에 대한 관념적 사슬을 끊어서 자유롭게 할 수 있다고 믿어왔기 때문이다. 그러나 중요한 사실은 일시적으로 술을 이용해 성적 쾌락을 높일 수는 있지만, 상습적인 과도한 음주는 본질적으로 성 능력을 감퇴시킨다는 것이다.

술이 긴장을 완화시키는 것을 이용해서 조루개선에 권유되기도 하지만 혈중 알코올 농도가 높아지면 급성적으로 중추 신경 마비에 의한 발기장애가 오며 사정 때 쾌감을 못 느끼는 불행을 겪게 되기도 한다.

정력을 중요하게 여기는 남성이라면 술을 자제하는 것에 대해 진지하게 고민해봐야 한다. 특히 술을 마시면 성욕이 강해져 과음 후 부부생활을 하게 되면 정력에 더욱 치명적이라는 사실에 주목해야 한다.

술을 마시면 성욕이 일어나서 성기능에 도움이 된다고 생각하는 사람이 있는가 하면 술을 너무 많이 마시면 성욕이 없어진다고 하는 사람도 있다. 적당한 술은 흥분제로 역할을 하지만 지나치게 마시면 성기능장애를 일으키는 것이다. 보통 알코올 중독자나 술을 지나치게 좋아하는 사람은 으레 성기능장애가 따르게 마련이다.

임상자료에 따르면 알코올 중독자인 남성의 50%, 여성의 25%가 성기능장애를 겪는 것으로 나와 있다. 특히 만성 알코올 중독자인 남성의 경우 성욕감퇴 증상이 뚜렷이 나타난다. 그 가운데 40% 정도는 발기부전이 나타나고 5~10%는 성교할 때 사정장애를 일으킨다.

과음은 비장과 위장, 간을 손상시키게 된다. 이렇게 장기가 손상되면 음경으로 내려가는 정기가 습열로 인해 막힌다. 신장의 정기가 음경으로 내려가 습열형 발기부전이 된다. 신장의 정기가 음경으로 내려가지 못하게 되면 소변에 변화가 온다. 소변색이 붉고 소변을 볼 때 따갑기도 하고 소변을 힘없이 자주 보기도 한다.

내분비 호르몬은 신체의 한 부분에서 합성되어 내분비계를 통해 다른 곳으로 운반되어 그곳의 세포나 조직의 기능을 조절하는 생체 신호전달 물질이다.

내분비기관으로는 뇌에서는 시상하부와 뇌하수체를 열거할 수 있고, 기타 갑상선, 부신피질, 성호르몬, 췌장 및 부갑상선이 있는데 각각 고유한 호르몬을 분비한다. 이들은 화학성상이나 단백구조가 다르고 또 기능도 완전히 다르다. 우리 생체가 정상으로 유지되려면 이들 내분비계에서 분비되는 호르몬의 양과 시간이 적절히 조절되어 분비가 되고 또한 대상세포도 이들 각각에 대한 수용체가 분포해 있고, 세포내 신호 전달 체계가 잘 운용되어야 한다. 만약 이들 과정 중 한 군데라도 이상이 있다면 갑상선 항진증, 당뇨병 등 우리가 흔히 듣고 보는 여러 질병으로 나타난다.

알코올을 장기간 과음하면 이들 내분비 세포들에 나쁜 영향을 주어 상기한 여러 호르몬들의 생합성, 분비 및 신호 전달과정에 영향을 미쳐 여러 병을 초래할 수 있다.

이미 전기한 대로 알코올성 췌장염은 췌장에서 분비하는 소화효소는 물론이고 혈당을 조절하는 인슐린의 분비를 비정상화시켜 고당뇨 또는 혈당치를 떨어드린다.

급히 과음하였을 경우에는 6~36시간 안에 현저한 저혈당을 유발하여 심각한 뇌의 손상을 가져올 수 있다. 왜냐하면 우리의 뇌는 다른 조직과 달리 3대 영양소 중 오직 탄수화물만 영양소로 사용하는데, 영양분인 포도당(탄수화물의 일종)의 공급이 저하되면 뇌의 기능저하는 물론 영양결핍으로 뇌세포가 사멸할 수도 있기 때문이다. 일단 뇌세포가 죽으면 재생가능성이 희박하기 때문에 문제가 된다.

알코올을 장기 복용하면 남성호르몬인 테스토스테론의 생합성에 관여하는 효소의 역사를 감소시켜 테스토스테론의 농도를 감소시킨다. 알코올중독에 걸리지 않은 정상 성인을 4주간 음주시키면서 연구 조사한 결과에 의하면 알코올을 5일만 계속 음주해도 테스토스테론의 농도가 감소하고 그 이후에도 계속 감소한다고 한다.

남성호르몬은 30세 이후부터 1%씩 감소하기 시작한다. 과도한 음주나 흡연, 스트레스, 고혈압과 당뇨, 고지혈증 등의 질환이 남성호르몬 감소에 영향을 끼치기도 한다. 알코올에 의해 남성 호르몬이 감소, 결핍되는 이유는 독성 물질인 알코올과 간 분해 산물인 아세트알데히드가 세포의 미토콘드리아를 침식하여 파괴한다. 또한 고환에서 남성호르몬이 만들어지려면 효소가 필요한데, 과도한 알코올이 끊임없이 간을 침투한다면 이 효소는 간장이 이를 해독, 대사 시키는데 쓰이게 되어 부족현상이 일어난다. 따라서 남성 호르몬인 테스토스테론이 생산되지 못하게 되므로 남성호르몬이 감소되는 것이다. 뿐만 아니라, 뇌에서 분비되는 성호르몬을 자극하는 고나도크로겐의 농도도 감소되는데, 이런 현상은 동물실험에서도 잘 증명되어 있다. 따라서 장기간의 음주는 성기능이나 성욕을 감퇴시키고 고환의 크기를 작아지거나 또는 기능이 쇠퇴하여 정자의 생산이 격감하고 불임증을 유발한다. 많은 경우에 남성호르몬이 적어짐에 따라 상대적으로 여성 호르몬인 에스트로겐의 농도가 높아져 턱수염이 없어지고 유방이 커지는 등 심한 여성화 현상을 나타낸다.

발기부전의 원인 중 하나도 과음이다. 실제 세계 비뇨기학회의 연구 결과에 따르면 알코올 중독자의 발기부전 발병률이 보통 사람의 6배라고 한다. 과다하게 알코올이 공급되던 음경을 팽창시키는 신경전달물질 분비에 이상을 초래해 음경이 정상적으로 팽창되지 못하고 따라서 압력차도 크지 않아 동맥을 통해 공급되는 혈류량이 줄어들게 된다. 들어오는 혈류량이 적고 팽창이 제대로 안되므로 혈류가 새어나가는 정맥을 막지 못해 결국 들어온 혈류마저 그대로 빠져나가 바람 빠진 음경이 된다.

결과적으로 과도한 알코올 섭취는 수태능력의 저하, 성 욕구 감퇴, 무정자증, 발기 불능, 불임, 고환 퇴화와 위축, 남성의 여성화 현상(남성호르몬의 저하로 인한 여성형 유방)을 유발할 수 있다. 전문학자의 연구에 의하면 술을 대량 그리고 장기간 마신 사람들에게서 테스토스테론(Testosteron)과 안드로겐(Androgen) 및 고나도트로핀(Gonadotropin) 등의 성호르몬이 감소 되었는 것을 확인했다고 한다.

테스토스테론과 안드로겐은 고환에서 생성되는 것으로, 남성호르몬으로 불리는 테스토스테론은 음경발기에 관여하고, 안드로겐은 남성의 2차 성징을 조절한다.

성선 자극 호르몬인 고나도트로핀은 뇌의 시상하부 안의 뇌하수체에서 분비되며 남녀의 모든 성호르몬과 생식호르몬을 조절한다. 이러한 남성호르몬이 결핍되거나 감소되면, 임포텐스(Impotence, 발기부전)와 고환위축이 오게 되며 상대적으로 여성 호르몬인 에스트로겐(Estrogen)이 증가하여 남성에게 수염이 없어지고 유방확대 등의 여화 현상이 생기는 것이다.

음주는 여성 호르몬의 합성, 대사나 조절에도 영향을 미친다. 갱년기 전의 여성이 과음을 하면 월경이 중지되고, 비주기적인 월경이 나타나며, 규칙적인 배란이 안 일어나고, 갱년기가 빨리올 수 있고 자연 유산할 확률이 높아진다. 이 경우 알코올이 직접 난소의 기능을 약화시켜서 나타날 수도 있고 간접적으로 알코올성 간 췌장의 기능저하나 영양결핍으로 기인한다고 보도되어 있다.

폐경기 이후에는 정상인의 경우 에스트로겐의 부족한 현상으로 심혈관계 질환이 높아지고 허리가 굽으며 뼈의 밀도가 없어지는 골다공증이 많이 나타난다. 폐경기 이후의 여성이 음주를 하면 테스토스테론에서 에스트로겐이 더 많이 만들어져 에스트로겐의 농도가 높아지면서 좋은 효과를 볼 수도 있다. 이런 좋은 효과 때문에 임상적인 연구가 많이 진행되었는데, 현재는 1주일에 3~6잔정도 마시면 장기간 음주에 의한 간 질환 또 에스트로겐에 의한 유방암의 위험 없이 심장마비 증의 관상 동맥 계 질환을 예방할 수 있다고 한다. 그래서 미국 국립알코올연구소에서는 임산부를 제외한 여성의 경우 하루에 1잔을 적극 권장하고 있다.

술과 인연을 끊고 살기 힘들다고 결론을 내린 남성이라면 정력도 돌보면서 술도 마실 수 있는 방법을 택하는 편이 낫다. 예로부터 약술은 질병을 예방하고 정력을 높이며 장수하는데 좋은 것으로 여겨져 왔다. 그 중 하나가 독계산주이다. 사상자·육종용·오미자·토사자·원지 등 한약재에 소주, 설탕을 넣고 숙성을 시켜 잠자기 전에 한 잔씩 마시면 성기능 감퇴와 남성호르몬 분비를 촉진시킨다.

이 약술을 오래 먹으면 몸이 가벼워지고 골수가 튼튼해져 장수에 좋다. 육종용은 양기가 부족해 흥분하지 못하는 남성에게 좋은 것으로 중국의 양귀비와 궁녀들이 은밀하게 애용했다고 한다. 이처럼 독계산주는 신장의 음기와 양기 부족으로 인한 성기능장애에 효과적이다.

또한 일주일에 5일 이상 꾸준히 운동하고 술과 담배를 줄이는 것이 좋다. 그리고 스트레스를 해소할 수 있는 자기만의 방법을 찾아 항상 마음을 편안하게 가지도록 노력한다. 신선한 야채와 과일, 콩 단백질 등을 많이 섭취하고 설탕이나 소금, 인스턴트식품은 되도록이면 피하는 것이 좋다.

❺ 스트레스로 인한 음주는 중독증으로 발전할 수 있다 ✿✿

술은 최고의 음식이며 최고의 문화로 술은 비와 같다고 비유했다. 진흙 속에 내리면 진흙을 어지럽게 하고, 옥토에 내리면 그곳에 꽃을 피우게 한다고 했다.

마음이 울적해서 한 잔, 잊기 위해서 한 잔씩 마시는 것은 대부분이 외부의 스트레스를 잊어버리려는 의도에서 시작하여, 기분전환을 꾀하고 있다. 실제 소량의 알코올 음주는 사람이나 실험동물에서 모두 기분을 좋게 하여 여러 스트레스 요인을 잠시나마 잊게 한다. 그러나 장기간 또는 과음이나 폭음을 하면 알코올 자체가 스트레스 반응에 관여하는 조직들(시상하부, 뇌하수체부신)에 직접 작용하여 이곳들의 호르몬분비를 증가시켜 스트레스를 더욱 심하게 한다.

사람마다 스트레스에 대한 반응도 다른데, 이들 역시 유전 또는 훈련과 교육에 의해 달라진다. 그러나 공통적으로 대개 나쁜 방향으로 나타난다. 환경이나 유전적인 자극을 받으면 거의 모든 조직에서 스트레스 반응이 나타난다. 식욕이 감퇴하고 목이 마르며 열이 나고 주의력과 집중이 떨어지고 기분이 바뀐다. 또한 위산이 과다 분비되고 근육이 파괴되어 약해지고 저장되어 있던 지방이 분해되어 결국 몸이 마르게 된다.

과음을 하게 되면 가장 먼저 습열, 담과 같은 몸에 필요 없는 성분이 축적되어 비위나 간 등을 손상시켜 여러 가지 질병을 일으킨다.

특히 일상생활을 하면서 어려운 일에 부딪치면 알코올 의존성이 높아지고, 술을 다년간 과음하면 알코올 의존증(알코올중독증)이 생긴다. 이것이 음주자의 비극이다. 그런데 알코올 의존자는 알코올이 혈액 속에 하루 종일 24시간 존재하는 것을 전제로 한다. 우리나라 사람이 하루에 알코올 150g(소주 두 병 이상)을 마시면 간이 술을 열심히 분해 처리해도 체내에서 종일토록 알코올이 사라지지 않는다. 이런 날이 계속 되면 알코올 의존증으로 진행된다. 그런데 과음을 좀 하더라도 정기적으로 일주일에 2일간 금주를 하면 알코올 의존증으로 진행되지 않는다. 일단 알코올 중독성을 치료했다 하더라도 또 다른 스트레스를 받으면 음주를 다시 하기 시작하는 음주 재발현상이 정비례로 나타난다.

그래서 평소 스트레스를 많이 받는 사람이면 술에 의존하지 말고 가족이나 전문 심리상담관이나 정신과 의사들의 도움으로 스트레스를 이기는 훈련이나 정신적, 심리적 후원과 보호가 꼭 필요하게 된다.

만성적인 피로상태나 술과 담배, 심한 정신적인 스트레스 등을 극복하기 위해서는 규칙적인 운동과 적절한 휴식이 가장 큰 보약이다. 운동을 통해 효과를 얻기 위해서는 무엇보다 중간에 포기하지 않고 꾸준히 해야 한다. 운동 효과로는 우선 삶의 질이 좋아진다. 규칙적으로 운동하는 사람들은 운동을 하지 않은 사람에 비해 매사에 긍정적이고, 기분이 상쾌하며, 일상생활에서 피로를 덜 느낀다. 우울증이 적고, 스트레스가 완화되며, 활기찬 사회활동을 하는 특징도 가지고 있다.

특히 운동은 심혈관계 질환을 예방하거나 치료하는 데 탁월한 효과를 지닌다. 혈관벽의 탄력성이 개선돼 혈액 순환이 좋아지고 혈액 속에 혈전을 만드는 인자들을 낮춘다. 또한 심장의 펌프기능을 향상시키고 부교감 신경의 작용을 증가시켜 맥박을 정상 범위 내에서 안정시키며 심장 부담을 덜어준다고 전문가들은 말한다.

❻ 하루 20g 이상의 알코올을 섭취할 경우, 대장암 및 직장암의 위험성이 있다

음주를 하면 몇몇 종류의 암이 발생할 확률이 높아진다. 그러나 우리 인류는 수천 년 전부터 음주를 해왔고 오늘날도 전 세계 인구 대다수가 음주를 하고 있다. 이런 이유로 음주문화를 즐기는 사람들에게 금주하라는 것은 불가능한 일이다.

오늘날 우리는 날로 심해지는 환경오염에 의해 암 발생을 유발시키는 발암물질 속에서 살아가고 있다. 자동차에서 내뿜는 배기가스가 폐암을 유발시킨다는 것은 모두 잘 알고 있는 사실이다. 또 농작물에 뿌려진 농약도 간암의 발생원인이 될 수 있다.

과음이 암을 유발시킨다는 관찰은 이미 90여 년 전에 발표됐다. 그러나 현재 새로운 조사에 의하면 과음하지 않고 적당량의 음주를 한 사람이 금주자보다 장수하고 있다는 사실이다.

실험동물에서는 알코올 음주 자체가 직접 암을 일으킨다는 연구결과는 거의 없다. 그러나 알코올이 간접적으로 발암을 돕는 발암촉진제라는 사실은 잘 보고되어 있다.

사람의 경우 주거행동 방식이나 취미가 다르고 식사의 패턴과 주거환경이 각기 다르지만, 암의 발생 빈도와 음주량과는 어느 정도 상관관계가 있다. 특히 구강암과 식도암의 경우는 음주량과 암의 발생빈도가 정비례한다. 그러나 위암, 췌장암, 대장암 등 소화기 영역의 암의 발생은 알코올과 관련이 약간 있거나 혹은 없는 것으로 보고되어 있다. 간암의 경우 알코올은 한 가지 중요한 요인으로 알려져있다. 이 경우 간암바이러스(현재A, B, C, D, E, F, G형까지 밝혀졌음) 존재여부가 가장 중요한 원인이 되고, 알코올이 중요한 보조역할을 하는 것으로 알려졌다.

구미 여성에게 가장 많은 유방암에는 알코올 음주가 여성 호르몬인 에스트로겐을 상승시켜 약간의 상관관계가 있다고 한다. 그러나 여성에게 생기는 다른 암들(자궁경부암, 난소암)과 음주는 무관하다고 알려져 있다. 알코올이 발암의 중요요소로 작용하는 기준은 아직도 잘 규명이 안 되었지만 다음과 같은 몇 가지 주장이 있다.

첫째, 알코올은 유기용매로 작용하거나 세포막의 유동성을 변화시켜 여러 종류의 발암물질들의 세포막 통과를 용이하게 한다.

둘째, 알코올 음주 시 증가되는 알코올 유도성 P450효소(CYP2E1)가 알코올뿐만 아니라 여러 발암물질들을 대사하여 더욱 독성이 강한 대사산물로 만들어, 이들이 돌연변이나 암을 일으키는 물질로 작용한다.

셋째, 알코올 음주 시 흔히 수반되는 필수 영양분들의 소화 및 흡수장애로 항산화 또는 항암물질들의 저하에 기인한다.

넷째, 음주가 생체 내 면역기능을 현저히 감소시켜 질병 감염이나 발암이 쉽게 일어난다.

다섯째, 알코올과 흡연 또는 다른 약물과의 상호 상승작용을 들 수 있다. 임상통계적으로 담배와 음주의 상승작용은 여러 종류의 암이 발생하기 전에 확인된 바 있는 중요한 요인이다.

마지막으로 위에 열거한 여러 요인들이 동시에 또는 연계적으로 작용하여 암과 같은 비가역적 말단질병이 생성되지 않을까 하는 학설이 있다.

브레스라우 박사 등이 처음으로 맥주를 마시는 사람들에게서 직장암의 발생률이 증가한다고 발표한 이래 많은 학자들이 음주와 대장암의 관계를 조사했다. 여러 학자들의 조사결과가 일치하지는 않았으나 10~40g의 알코올을 매일 맥주로 마셨을 때 직장암의 증가율이 높아졌다. WHO의 전문 위원들은 하루 20g 이상의 알코올을 섭취한 경우 대장암 및 직장암의 증가 위험성이 있다는 데 의견의 일치를 봤다. 또 하루에 8잔 이상(소주 두병 이상)을 마신 과음한 사람일 경우에 전립선암이 발생할 위험성이 약 2배로 증가했다. 이때 맥주와 증류주를 마신 경우 동일한 증가율을 보였으나 포도주를 마신 사람에게서는 증가하지 않았다.

❼ 만성 췌장염의 원인은 과음이다

간이나 심장이 하는 일에 대하여는 잘 알려져 있지만 췌장이 우리 몸의 어디에 위치하고 있으며 무슨 역할을 하는가에 대해서 알고 있는 사람은 적다. 췌장은 위의 뒷면 척추 가까이 붙어 있으며 머리 부위, 몸체

부위, 꼬리부위로 나뉘어 있는 크기 90g 정도의 장기이다.

췌장은 우선 우리가 섭취한 음식, 특히 단백질의 소화에 필요한 효소인 트립신을 만들어 십이지장에 보내는 일을 한다. 그 외에도 지방분해효소인 리파아제, 탄수화물 분해효소인 아밀라아제 등도 분비한다. 이 효소들은 비로소 십이지장에서 활성화되어 위를 통과하여 들어온 음식, 그중에서도 특히 단백질과 지방을 소화시킨다. 물론 탄수화물의 소화에도 관여한다. 그러므로 췌장 기능에 이상이 있으면 소화 작용이 원활하지 못하다.

췌장은 성인병의 하나인 당뇨병과 밀접한 관계가 있다. 췌장이 혈당치를 조절 하는 인슐린이라는 호르몬을 만들어 내는데, 그 기능이 악화되면 당뇨병이 생긴다.

급성 췌장염은 육류 또는 동물성 지방을 많이 섭취하는 유럽에서는 60~70%가 담석증에 의해 발병한다. 서구인은 대체로 콜레스테롤이 많은 음식을 섭취하기 때문에 담낭에 돌이 잘 생긴다. 그 돌이 담관을 지나 장으로 흘러나오는 도중 담관과 장이 연결된 곳에서 걸릴 수가 있다. 이럴 경우 답즙이 담관에 고여 췌관(췌장에서 소화약을 만들어져 십이지장으로 흘러나오는 통로)으로 역류하여 췌장염을 일으킨다. 또한 나머지 30% 정도는 알코올의 과음에 의해 발병한다.

술을 과음하는 경우, 특히 기름진 음식과 함께 폭음하거나 술을 오랫동안 마셔 온 애주가들이 어느 날 상당량의 술을 마셨을 때 급성 췌장염이 발병하는 경우가 50% 이상이다. 그 외에 사고, 특히 교통사고 등에 의한 췌장이 손상되거나 내시경 검사 후나 수술 시에 췌장이 손상되어 췌장염이 발병하는 경우도 드물지 않다.

장기간 음주를 하면 당뇨병과 비슷한 증상을 유발한다. 전형적인 당뇨병인가 하고 진료를 해보면, 알코올성 급성 또는 만성 췌장염으로 밝혀질 때가 많다. 한 연구에 의하면 미국인의 경우 췌장염 환자의 약 65%~70% 정도가 알코올 음주에 관련되는 것으로 보고돼 있다. 결국 췌장 내에서 생성, 분비되는 소화효소나 인슐린 같은 호르몬의 분비에 이상이 생겨, 체내 당분조절이 잘 안돼 당뇨병 증상이 나타난다. 이 경우 알코올 도는 아세트알데히드가 췌장 내의 랑게한스섬 세포를 직간접적으로 파괴시킨다는 주장이 있다.

한편 앞에서 언급한 대로 알코올에 의한 간 기능의 약화로 간에서 형성되는 췌장효소의 억제제들의 생성저하로 췌장의 분해효소가 많이 분비되어 만성췌장염을 일으킬 수 있다는 보고도 있다. 자주 반복되는 만성췌장염의 경우 알코올에 의한 영양분의 흡수장애에 기인할 수도 있는데, 이 경우에도 여자들이 남자보다 더 잘 걸린다는 연구보고가 많이 있다.

일반적으로 알코올에 의해 급성 췌장염이 발병하는 경우는 80% 이상이 젊은층 남자이고, 담석증에 의해 발병하는 경우는 중년 또는 고령층의 부인이 대부분이다.

술이 췌장염을 발생시킨다는 점에 관해서는 한동안 여러 학자들 사이에 의견이 분분했다. 옛날에는 과음하면 췌장의 소화액이 소장으로 흘러들어가는 곳(이것을 오디씨 괄약근이라고 함)이 변형되면서 막히게 되어 소화약이 흘러나가지 못하고 췌장 내에 정체되어 발병한다고 보기도 하고, 술에 의해 췌관에 생성된 작은 단백질 덩어리가 관을 막아 버림으로써 발생한다고도 했다. 최근에는 알코올이 직접 췌장세포에 작용하여 세포 내의 소화효소를 너무 빨리 활성화시켜 췌장염을 일으킨다고 보는 것이 일반적이다.

원래 췌장효소는 우리 몸의 십이지장 내에서 위로 들어온 음식에 의해 활성화되어 주로 단백질과 지방을 소화시킨다. 그런데 그 효소가 췌장 내에서 활성화되면 음식물 속에 들어있는 단백질을 소화시키는 대신 췌장 자체를 소화시키게 된다. 그래서 이 염증을 자가소화작용에 의한 발병이라고도 한다. 즉 자기가 만든 소화효소에 자기 자신이 소화되어 파괴된다는 뜻이다.

급성 췌장염은 환자가 도저히 참기 힘들 정도의 복통을 일으키며 시작된다. 주로 왼쪽 상복부에 통증이 심하여 그것이 왼쪽 등 쪽으로 퍼진다. 즉시 진통제를 주사하지 않으면 도저히 통증을 견디지 못한다. 동시에 구토증이 심하고 토하기도 하며 환자는 순식간에 쇼크에 빠진다. 그 후 콩팥과 폐의 기능에 이상이 올 수 있으므로 시간을 다투어 입원하여 전문의의 치료를 받아야 한다. 그러나 음주에 의해 발병한 경우는 담석에 의한 경우보다 그 증상이 약하다.

급성 췌장염이 의심되는 경우, 즉 견디기 어려운 통증이 상복부에 발생하면 우선 즉시 입원하는 것을 잊으면 안 된다. 절대로 입으로 음식을 섭취해서는 안 되고 모든 영양분을 주사로 섭취해야 한다. 입을 통해 음식을 공급하게 되면 췌장의 소화액 분비를 더욱 자극하여 그것이 췌장 밖으로 나오지 못하므로 췌장 내에 머물러 췌장을 더 파괴한다. 입원 치료로 급성 췌장염이 안정상태로 들어가도 다시 재발하지 않도록 금주하고 과식하지 않도록 해야 한다. 급성 췌장염이 가볍게 진행되면 만성으로 되는 경우도 적지 않기 때문이다.

만성 췌장염의 원인은 음주라고 해도 과언이 아니다. 만성 췌장염에서 가장 자주 볼 수 있는 증상이 왼쪽 상복부의 통증이다. 물론 그 통증은 왼쪽 등 쪽으로 퍼진다. 급성 췌장염처럼 심하지는 않으나 통증이 간헐적으로 생기며, 환자의 70%는 맨 처음 이 통증으로 만성 췌장염을 의심하게 된다. 이런 췌장염을 방지하기 위해서는 평소 과음하지 말아야 할 일이다.

❽ 술과 흡연을 함께 하면 암 발생률이 20배로 증가한다

음주 시 흡연하는 사람이 적지 않은데 문제는 주량이 많아질수록 피우는 담배의 개수도 많아진다는 것이다. 담배가 위염을 악화시키는 것은 누구나 다 아는 사실이다. 과음을 했어도 1차 주량을 줄이면 증상이 경감되어 건강이 좋아지게 되지만, 흡연을 함께 할 경우에는 건강이 쉽게 회복되지 않는다. 그러니 음주와 흡연을 동시에 한다는 것은 건강을 포기한 것과 마찬가지다.

미국 국립암연구소의 조사에 의하면 미국에서 구강암 및 후두암 환자의 80% 이상이 음주와 흡연을 동시에 했다고 한다. 그 중 40%는 알코올 중독자였다. 이때 암 발생 원인이 과음에도 있지만 그보다 더 큰 문제는 흡연이었다.

음주와 흡연이 미치는 영향을 조사한 바에 의하면 흡연을 하지 않은 사람에게서는 하루 3잔까지 매일 마셔도 암의 발생이 증가하지 않았으나, 담배를 하루 10개비 정도 피운 사람에게서는 매일 술을 3잔 밖에 마시지 않아도 암의 발생은 흡연하지 않은 사람보다 8배나 증가했고, 담배를 하루에 40개비 피운 사람에게는 20배나 증가했다. 결국 구강 및 후두암의 발생에 음주보다는 흡연의 영향이 크다는 것을 알 수 있다.

간은 체내에 들어온 독성물질을 해독하고 처리할 수 있는 공장이나 마찬가지이다. 그런데 음주와 흡연을 함께 할 경우, 간은 금방 피로해지고 해독하는데 한계를 느끼게 된다. 니코틴은 알코올에 잘 용해되므로 평상시보다 더 많은 니코틴이 체내에 흡수된다.

음주를 하지 않을 때 피우는 담배의 니코틴은 30% 정도가 흡수되지만, 술을 마시고 있을 때는 거의 100%가 흡수된다고 한다. 알코올 분해 하는 일로도 간은 무리하게 가동하고 있는데, 니코틴까지 들어와 공격한다면 간은 담배의 독성까지 분해할 수 있는 힘을 잃게 된다. 그렇기 때문에 음주를 하면서 흡연을 하면 서로 상승작용을 일으켜 각종 암이 발병할 확률이 높아지는 것이다.

심장이나 폐, 구강, 식도 등의 질환은 흡연만 한다면 7배로 발병 확률이 생기고, 음주만 하면 6배, 음주와 흡연을 동시에 하게 되면 무려 40배 가까이 발병 확률이 높아진다.

구강암은 흡연하는 사람에게 발병 확률이 그렇지 않은 사람보다 적게는 4배에서 크게는 15배까지 높은 것으로 나타났다. 또 하루 두 갑 이상 피우고, 술을 많이 마시는 사람은 안 하는 사람에 비해 40배 가깝게 발생률이 높은 것으로 조사되었다.

또 식도암은 매일 1갑 이상의 흡연과 소주 한 병 이상의 음주를 30년 이상 계속 한 경우, 발병 확률의 위험도가 29.9배로 나타났다. 그리고 매일 1갑 이상의 흡연과 소주 한 병 미만의 음주를 30년 이상 계속한 경우는 7.1배, 반 갑 이상의 흡연과 소주 한 병 이상의 음주를 30년 미만

한 사람은 26.6배로 나타났다.

　비 흡연자의 경우, 매일 소주 한 병 이상의 음주를 한 사람은 8.2배, 소주 한 병 미만을 마신 사람은 4.1배로 흡연을 하지 않더라도 매일 술을 마실 경우 그렇지 않은 사람보다는 식도암 발병 확률이 높았다.

　후두암의 경우에도 음주와 흡연을 함께 하면 병에 걸릴 위험이 15배나 높았다. 매일 두 갑씩 20년 간 담배를 피운 사람은 전혀 피우지 않은 사람에 비해 평균수명이 15년이나 짧다는 조사결과가 나왔다.

　영국에서는 40~64세의 남자를 대상으로 10년간 관찰한 결과 음주와 흡연을 동시에 한 사람은 흡연을 하지 않고 음주만 한 사람에 비해 조사기간 중의 사망률이 2배나 되었다고 한다. 폐암 및 소화기계통 암 환자의 60% 이상이 흡연을 하는 대주가라는 보고가 있을 만큼 술과 담배는 같이 할 때 매우 위험해진다.

　소량의 음주는 동맥경화증을 예방하는 HDL을 증가시킨다고 하지만, 이때 흡연을 하면 오히려 HDL이 감소하고 니코틴, 일산화탄소에 의해 심장이 부담을 느끼게 된다. 결과적으로 흡연은 알코올보다 더 나쁜 결과를 초래하는 것이다. 그것은 건강 전반에 걸쳐서 문제를 야기 시키므로 그 폐해(발기부전 및 각종 암 발생)가 심각하다고 할 수 있다. 담배가 좋지 않은 영향을 미치는 것은 바로 혈액의 산소운반능력을 떨어뜨리는 일산화탄소가 들어 있기 때문이다.

　흡연은 각종 암의 발생 확률을 높여 위험하지만, 이 밖에도 순환기에도 나쁜 영향을 끼친다. 흡연은 혈관의 직경을 좁게 만드는 효과가 있으므로 그 혈관에 의해 혈액순환 및 공급을 나쁘게 만드는 것이다. 동맥경화가 있는 사람에서는 치명적일 수 있는 매우 해로운 작용이다.

구강 및 식도암의 경우도 장기간의 음주는 비음주자들보다 16배 정도 발암확률이 높아진다. 술을 마시게 되면 위장관으로 가서 흡수되기 전에 가장 먼저 접촉하는 신체 부위가 구강과 식도이다.

알코올 도수가 비교적 낮은 맥주(4~6%)나 와인(10~12%) 정도는 괜찮겠지만 알코올도수가 높은 소주, 위스키, 고량주 등을 물에 희석하지 않고 그대로 마시면 구강 점막이나 식도를 싸고 있는 표피층(상피층)에 강한 자극을 주고 탈수현상을 일으킨다. 심하면 접촉부위가 벌겋게 달아오르고 염증도 유발시켜 아프게 된다. 여기에 흡연을 하게 되면 불을 지르는 것과 마찬가지다.

장기간 많은 양의 술을 마시면 구강, 식도의 표피세포에 존재하는 CYP2E1의 양을 증가시킨다. 질소를 함유한 음식물 중 일부는 체내에서 발암물질인 나이크로사민 계열 화합물질들로 변할 수 있는데, 이들 나이트로사민 화합물들은 CYP2E1 효소에 의해 대사를 받아 우리 몸의 핵산과 반응하여 돌연변이를 일으킨다. 특히 세포조직에 복구하는 기능이 떨어지면 암으로 진행될 수 있다.

1993년 보고된 일본인들의 역학조사에 따르면 구강 및 식도암의 경우, 장기간의 음주는 비음주자들보다 16배 정도 발암확률이 높아진다고 보고되어 있다. 정확한 이유는 알려져 있지 않으나 간이나 다른 조직에 비해 구강 및 식도에는 유해산소를 중화시킬 수 있는 여러 항산화제나 복구에 관여하는 효소들이 적어 발암이 가능할 것이라고 추정된다.

이 경우에 술과 담배를 장기간 계속하게 되면 이들 부위의 발암확률이 더욱 높아진다는 연구논문이 많이 있다. 술과 담배를 많이 하는 한국인들도 건강상 다시 한 번 검토해 보아야 할 문제이다.

참고로 운동이 담배를 끊게 하는데 많은 도움이 되므로, 담배를 끊고 싶다면 필히 운동을 병행하는 것이 좋다. 통계적으로 운동을 하지 않는 사람에 비해 끊을 확률이 두 배나 높기 때문이다.

❾ 잘 정제되지 않은 주정은 몸을 붉게 만들고 두통을 일으키기 쉽다

　알코올은 소화되지 않고 혈류를 통해 세포나 위와 간을 포함한 각 신체조직 속으로 흡수된다. 혈류를 통해 간에 운반된 알코올은 이 곳에서 알코올 탈수소효소(ADH)에 의해 산화되어 아세트알데히드가 되고, 또 알데히드 탈수소효소에 의해 다시 산화되어 식초산으로 변한다.

　식초산으로 변한 알코올은 각 조직에 운반되어 이곳에서 산화(대사)되어 이산화탄소와 물로 변한다. 일부(약 20%정도)의 술은 간의 마이크로솜(소포체)에 많이 존재하는 알코올 유발성 사이토크롬 P450(CYP2E1)에 의한 효소에 의해 대사를 받아 아세트알데히드를 거쳐 식초산으로 대사되기도 한다.

　간에서 대사 받지 않은 알코올은 혈중에 남아 있다가 숨(호흡기), 피부 또는 소변으로 배출된다. 이 과정에서 처리되지 않은 아세트알데히드는 체내를 순환하면서 세포를 자극시켜 붉게 충혈 되고 두통을 일으키기 쉽다.

　한국인을 포함한 동양인들(중국, 일본인을 포함하여 약20~40%)에게는 ADH나 ALDH 효소에 유전적으로 다른 돌연변이가 존재한다. 특히 아세트알데히드의 대사에 관여하는 ALDH2 효소 중 글루타민산이 라이신이라는 아미노산으로 돌연변이가 되어 이 효소의 역할이 현저히 감소한다. 이들은 술을 한 잔만 해도 아세트알데히드가 축적되어 말초혈관의 확장작용으로 얼굴이 홍시처럼 붉어지는 홍조증을 나타낸다.

이런 사람들의 경우, 주위의 강압적인 분위기 때문에 알코올을 더 마시게 되면 생체에 유독한 아세트알데히드가 축적되어 생체 내의 고분자 단백질과 반응하여, 그들 고유의 기능을 저하시키는 악영향을 미친다고 알려져 있기 때문에 더욱 조심하고 건강에 주의를 필요로 한다.

일본의 경우 알코올성 간 질환 환자들의 ALDH2 유전자 분포를 조사한 연구논문들이 많이 있다. 이들 조사에 의하면 알코올성 간 질환 환자들의 대부분(85%이상)이 정상 ALDH2 유전자를 갖고 있고, 일부(15%정도)는 정상, 비정상 유전자 한 개씩을 갖고 있는 이형(異形)이었다.

재미있는 사실은 알코올성 간질환자들은 비정상 유전자 2개를 가지고 있는 동형(同形) 유전자를 가진 사람은 없었다. 아마 정상 ALDH2 유전자를 갖고 있는 사람은 음주 후 얼굴이 빨개지지 않고 거부감을 느끼지 않아 술이 세다고 자부, 술을 많이 마시게 되어 결국은 알코올성 간 질환을 앓고 있다고 생각한다.

그 반면 비정상 ALDH2 유전자를 가진 사람은 술을 조금만 마셔도 얼굴이 빨개지고 구역질 등 거부반응이 나타나, 술을 덜 먹게 되어 결국 알코올성 간 질환에 걸리지 않는다고 한다. 그런데 ALDH2비정상 유전자는 알코올에 대해 조직손상을 방지하는 기능을 갖고 있다고 주장되어 왔다.

대사증후군은 소리 소문 없이 찾아온다. 이는 특정한 부위가 많이 아프다든가 하는 것이 아니라 서서히 증세가 진행된다. 환자가 이를 알아

챘을 때는 이미 상당부분 진행된 것으로 보면 된다.

그렇다면 과연 대사증후군 증세가 나에게 나타나는지를 집에서도 손쉽게 알아보고 이에 대비할 수 있는 길이 절대 없는 것일까. 대사증후군은 바로 뱃살과 큰 관련이 있다는 사실. 대사증후군 증세의 대부분은 묵직해진 뱃살에서 비롯된다. 바로 기름진 내장이 원인이다. 흔히 복부비만이라고 하는 내장에 지방이 쌓이는 증세는 보기보다 훨씬 위험하다.

대사증후군을 비롯해 이후 당뇨병 심장병으로까지 발전할 수 있기 때문이다. 넉넉하게 나온 뱃살은 이제 더 이상 인격의 상징이 아니다.

최근 나온 연구 결과들은 내장지방형 복부비만이 대사증후군과 직접적인 연관이 있다고 설명하고 있다. 내장지방은 인슐린 저항성과 같은 당 대사뿐만 아니라 혈중 중성 지방치 증가, HDL 콜레스테롤 저하 등 이상 지혈증을 초래한다.

사실 대사증후군은 체중 그 자체와는 큰 연관이 없다. 체중보다는 내장 비만으로 인해 나타나는 묵직한 뱃살과 관련이 있으므로 허리둘레를 틈틈이 체크하는 것도 대사증후군 여부를 판별할 수 있는 좋은 예방법이 될 수 있다.

정상체중이라도 복부비만은 있을 수 있다. 특히 체형이 정상적 혹은 다소 마른 체형이라도 복부가 유난히 나왔다면 이를 관리하는 것이 필요하다.

술을 한꺼번에 마시면 대사가 완전히 이루어지질 않아 나쁜 영향을 줄 뿐만 아니라 빨리 마시는 만큼 술을 더 많이 마시게 된다. 천천히 마시면서 이야기를 많이 하면 술도 덜 마시고 칼로리도 상당히 소비될 수 있다. 술을 마신 후 수분을 많이 섭취하면 체내의 알코올을 묽게 해주고 배뇨를 촉진시켜 주는 것도 도움이 된다.

그러나 담배를 피우면서 마시는 것은 자제해야 한다. 담배의 니코틴 성분이 알코올과 함께 간으로 이동해 아세트알데히드 분해를 방해하기 때문에 더 심한 숙취를 가져올 수 있다. 또 술, 담배 모두 해독이 필요한 것이므로 한꺼번에 우리 몸에 들어오면 매우 해롭다

어찌되었던, 자주 과음을 하게 되면 대사증후군의 위협으로부터 벗어날 수 없다. 당뇨병 혈관질환 등 무서운 병을 한꺼번에 몰고 올 수 있는 대사증후군 위협에서 벗어나려면 어떻게 해야 할까. 아쉽게도 대사증후군을 치료할 수 있는 뚜렷한 방법은 아직 밝혀지지 않고 있다. 때문에 대사증후군이 오기 전에 예방하는 방법밖에 없다.

예방법 중 가장 효과적인 방법은 바로 운동이다. 비만한 사람이 규칙적인 운동을 통해 체중 을 줄이게 되면 신체의 인슐린 저항성이 개선될 뿐 아니라 이와 동반된 당뇨병이나 고혈압, 고지혈증 등의 증상도 호전될 수 있다는 것이 연구 결과를 통해 증명된 바 있다. 이를 통해 허리둘레를 줄이면 내장비만의 위험성도 감소하고 이에 따라 대사증후군에 걸릴 확률도 줄어든다.

체중을 5~10% 정도 줄이면 내장 지방이 약 30% 감소된다. 이를 위해 운동을 생활화하고 술과 담배를 줄이는 것이 대사증후군을 피해갈 수 있는 지름길이라고 한다. 이를 통해 칼로리를 감소시키고 저지방을 유지해 복부비만을 방지할 수 있다. 규칙적인 운동이 병행돼야 함은 물론이다.

음주 후에는 알코올 대사를 촉진시키는 콩나물국이나 조개국, 비타민이나 무기질이 많이 들어있는 이온음료나 과일주스 등을 마시는 것도 좋다.

낮은 도수의 술은 높은 도수보다 쉽게 배가 불러 과음하기가 곤란하다. 하지만 독한 술은 고칼로리임에도 불구하고 자칫하면 과음으로 이어져

칼로리 섭취가 많아질 수 있다. 또한 낮은 도수의 술은 주로 칼로리가 크게 높지 않은 안주와 어울리므로 비만의 위험을 상당 히 줄일 수 있다.

말 많은 사람일수록 칼로리 소모가 높다. 그리고 열심히 얘기하다 보면 술도 천천히 마시고 안주도 급히 먹지 않게 된다. 술이 어느 정도 깼다면 한 두 정거장 전에 내려 집까지 걸어가도록 한다. 먹은 열량을 지방으로 만들기 전에 바로 열량을 소모해주는 것은 좋은 선택인 것 같다.

또 술과 안주를 많이 먹은 다음날의 식사는 가볍게 한다. 그리고 몸 컨디션을 회복시키고 칼로리 균형도 맞출 수 있도록 운동을 한다. 운동을 하지 않더라도 택시 대신 버스나 지하철을 타거나 걸어가는 등 일상생활 속에서 활동량을 늘리도록 신경을 써야 한다.

❿ 간은 한 시간에 7g의 알코올을 분해한다

많은 사람들이 술을 마시면 간이 손상된다는 생각을 갖고 있다. 그러나 간은 생각보다 강인한 장기이다. 우리가 매일 섭취하는 음식물은 위나 장에서 소화된 후 흡수되어 제일먼저 통과하는 곳이 간이다. 흡수된 모든 음식물은 간에서 저장해두었다가 각 기관에 공급한다. 따라서 해가되는 물질(독이나 세균)이 간으로 들어가게 되면 직접적으로 간을 손상시키기도 한다.

간은 우리 몸에서 가장 큰 장기로 우상복부에 존재한다. 여러 세포들이 모여 우리 몸에 필요로 하는 각종 영양분의 대사는 물론 외에 필요한 에너지를 공급하고 독성물질들을 결합하고 또 해독시키는 종합적인 화학

공장인 셈이다.

　간에서는 담즙산을 분비하여 지방산의 분해 및 흡수를 돕고, 여분의 탄수화물과 비타민을 저장하고, 혈액의 단백질을 합성하고, 생체막 구성에 필요한 콜레스테롤을 합성한다. 이러한 다양한 기능을 갖고 있는 간에 이상이 있으면 황달, 빈혈을 수반한 여러 가지 부작용이 나타난다.

　간은 다른 장기와는 달라서 파손되어도 통증을 주지 않는다고 한다. 그래서 손상여부를 알 수가 없다. 따라서 음주자가 매일 과음을 하여 간세포가 손상되어도 통증이 없기 때문에 연일된 과로나 술로 간을 혹사시키기도 한다. 이렇게 손상된 간은 얼마가지 않아 모두 파괴되어 제 기능을 상실하게 되는 것이다. 그러나 간은 강한 재생능력이 있다. 간은 약간만 손상되어도 재생능력이 강해 원상으로 회복된다. 우리 몸의 장기 가운데 강한 재생능력을 가지고 있는 것은 간뿐이다. 손상된 간은 제거하고 15%만 남겨두어도 몇 개월이 지나면 원래 크기로 자라난다.

　설혹 과한 음주에 의해 간의 일부가 손상되어도 며칠간 술을 마시지 않으면 다시 회복이 되는 것이 간의 특성이다. 일주일에 이삼일 정도는 금주하는 것이 간을 보호하는 약보다 효과가 있다고 한다.

　간이 재생된다는 사실은 그리스 신화에서도 볼 수 있다. 인간을 사랑한 프로메테우스는 제우스의 불을 훔쳐 인간에게 주었다. 이에 노한 제우스는 프로메테우스를 카프카스 산의 바위에 묶어두고 독수리로 하여금 간을 파먹게 한다. 낮에 간을 파 먹힌 프로메테우스의 간은 밤이 되어 재생된다. 결국 프로메테우스는 죽지 못하고 지독한 고통 속에서 생명이 연장된 것이다. 이로 미루어 볼 때 고대 그리스에서는 이미 간의 재생에 대해 알고 있었다.

그러므로 과음했을 때 간이 손상되면 어쩌나 하는 조바심을 가질 필요는 없다. 다만 며칠간 금주하여 간이 재생될 수 있는 시간적 여유를 주는 것만 잊지 않으면 된다.

음주에 의해 간이 손상되는 첫 단계의 변화가 지방간이다. 지방간은 술만 끊으면 완치되기 때문에 크게 염려되는 간 질환은 아니지만, 간경화증에 이르면 완치되지 않고 점점 악화되어 생명이 위험하게 되는데 조사에 의하면 하루 소주 두 병 정도에 해당되는 술을 8년 간 마셨어도 간경화에 이른 사람은 거의 없었다고 한다.

그러나 알코올 의존증 환자 중 15년 이상 과음한 사람이 간경화증으로 진행된 자는 전체 조사자의 절반이었고, 지방간이 된 사람은 27%정도였다. 하지만 술에 의해 간이 손상되는 정도는 개인차가 있다. 대부분의 간은 수년간의 과음부담을 이겨낼 수 있는 반면, 아주 극소수는 몇 년만 과음해도 간경화증에 이르는 경우도 있기 때문이다. 평상시 음주할 때 지방간이나 바이러스성 간염환자가 아니라면 간에 대해서 너무 걱정할 필요가 없다.

따라서 간이 건강할 경우 적당량의 술을 마시면 심장질환, 당뇨병의 예방이 되니 가능한 그 효과를 볼 수 있는 음주생활은 장수의 비결이 된다. 간은 한 시간에 7g의 알코올을 분해한다고 한다. 아무리 간이 재생능력이 뛰어나다 해도 쉬는 시간을 주지 않으면 쓰러지게 마련이다. 일주일에 하루 이틀 술을 마시지 않고 나머지 5~6일 적당량의 음주를 하면 하루도 쉬지 않고 적당량의 음주를 할 때보다 상상을 초월할 정도로 전체 사망률과 심장병에 의한 사망률이 감소한다.

그러나 일주일에 금주일을 너무 많이 두면 통음이 되기 쉽다. 일주일에

5일 정도 금주하고 2일 정도 과음을 할 경우는 건강을 위해서는 좋은 방법이 아니다. 일주 일에 규칙적으로 2일 정도 약간 많은 양의 술을 마실 때는 건강에 더 해가 될 수 있다. 음주량이 적을 때는 별 문제가 되지 않지만, 소주 반병을 초과할 때는 통음에 가깝다. 이런 통음은 건강에 엄청난 해가 될 수 있다. 그런 이유로 매일 식사 때 음주를 하며 일주일에 하루 이틀 정도 금주하는 것이 바람직한 음주법이다.

알코올성 지방간이 있는 사람이 여러 날 폭음하면 알코올성 간염이 된다. 따라서 자주 음주하는 사람은 정기적으로 간 검사를 받는 것이 좋다. 간은 손상이 가도 전혀 통증이 없기 때문이다.

지방간이 쌓이게 되면 간경화로 옮겨가기 쉽다. 알코올성 간염 또는 간경화증은 매우 심각한 간 질환이니 음주를 하더라도 절대 이 상태까지 이르게 해서는 안 된다. 따라서 주치의가 지방간이 있다고 알려주면 이유여하를 막론하고 지방간을 완치시킬 때까지는 금주해야 한다. 금주만 한다면 술에 의한 간 질환 환자는 대부분 치료 된다고 한다.

술을 마시지 않는 사람에게 지방간이 있다면 그것은 대부분 비만에 의한 질환이다. 그렇지 않다면 바이러스성 간염을 앓고 있는 경우도 있다. 이럴 때 술을 마시게 되면 간에 많은 부담을 주게 되고 간세포를 손상시켜 간은 회복하지 못하고 간경화증으로 진행되어 간 기능을 상실할 수 있다.

어떤 경우에는 알코올성 지방간이나 간염을 거치지 않고 직접 간경화증으로 진행되어 사망을 초래할 수도 있다. 알코올성 지방간의 경우는 약간의 열을 나타내며 황달이나 복부에 통증을 수반하는데 때로는 사망을 초래할 수도 있다.

제 2차 세계대전 중 독일군의 점령하게 있던 프랑스인들은 평소 즐기던 와인의 소비를 줄여야 했다. 전쟁이 끝난 후, 전쟁 전후 및 중간의 알코올성 간질환자 또는 발병수를 조사해 보니 알코올 소비가 적었던 전쟁 중에 이 질환이 가장 적었고, 전쟁 전후에는 많이 발병한 것으로 집계됐다. 분명히 알코올이 간에 직, 간접적으로 영향을 미친다는 사실을 입증해 주는 역사적인 일례이다.

최근 미국과 영국의 각각의 연구결과를 보면 알코올성 간염환자들의 혈청 중에 조직괴사인자라는 단백질의 유무에 따라 이들 환자의 생사를 예측할 수 있다는 보고도 있다. 아직도 이 조직괴사인자가 어떻게 사망하고 연결되어 있는지는 모르지만 알코올성 간염환자들은 좀더 정확한 진단을 받을 필요가 있다.

그러면 어떻게 음주가 간의 병을 유발하고 기능을 저하시킬까 하는 의문이 생긴다. 아직도 정확히 밝혀지지는 않았지만 최근의 연구결과에 의하면 여러 학설이 있다. 알코올 대사시에 이용되는 NAD와 생성된 NADH-H+의 상대농도가 바뀌어 지방산 합성의 증가와 간세포 내로의 지방이동을 증가시켜 지방간을 유발시킨다. 또 음주를 하고 있을 때 유발되는 CYH2E1의 효소에 의해 불안정한 산소분자들과 강한 반응을 일으켜, 결국 세포에 유독한 과산화지질을 많이 형성시켜 세포 사멸을 초래한다. 또 필수 영양분들의 흡수를 억제하여 생체 내 항산화제의 농도가 낮아져 생체 내 산화와 환원 간에 평형이 깨지게 된다. 한편 장내 존재하는 세균의 세포막을 깨뜨려 독성이 있는 지질탄수화물들을 많이 생성한 후 결국 세포독성이 있는 조직괴사인자, 인터루킨-1, 인터루킨-6 같은 사이토카인을 분비하여 간세포를 죽인다고 한다. 이와 동시에 알코올대사에 의해 생성되는 아세트알데히드의 농도가 높아져서 세포내 단백질과 반응하여 이들의 기능을 저하하거나 자가 면역체로 작용, 자가 면역반응을 일으켜서 간의 염증 또는 간경화증이 유발된다고 보고되어 있다.

장기간에 걸쳐 과음을 해야 알코올성 간염이나 간경화증이 생기는 이유는 아마도 다른 성인세포에 비해 간세포 특유의 재생능력 때문에 간세포가 죽어도 다시 살아나고, 또 아픈지도 모르고 지나치기 때문일 것이다. 또 다른 이유는 상기한 여러 요인들이 동시에 또는 연계적으로 작용하여 간세포재생으로 모르고 있다가, 돌이킬 수 없는 정도의 악영향을 미쳐 간염이나 간경화증이 나타나지 않을까 하는 주장들이 많이 있다.

⑪ 술을 마신 다음날 적당한 운동은 해독에 도움이 된다

음주 후에는 무조건 쉬어야 간도 쉰다고 여기지만, 운동을 함으로써 혈류 재분배를 통해 독소를 배출하는 것이 간에도 훨씬 도움이 된다.

적절한 양의 음주는 술을 안 마신 경우보다 관상동맥 질환에 좋다는 보고가 많이 있다는 것은 앞에서도 설명한 바다 있다. 그러나 장기간 과음을 계속하면 심근, 골격근, 평활근 등의 약화와 마비를 가져온다. 실제 장기간 과음을 하면 심근 경색증, 고혈압, 부정맥, 그리고 뇌졸중이나 중풍 등의 장애를 가져온다. 그래서 청소년 또는 대학 신입생환영회나 파티에서 술을 갑자기 많이 마신 후 사람이 사망하는 경우가 있다. 돌연사한 이들의 사인을 보면 대개 술에 의한 심장마비나 호흡정지로 나타나

있다. 음주 후 수반되는 영양실조로 과량 음주는 골격근의 주요 단백질인 마이오글로빈을 파괴하여 간혹 근경련 및 통증을 일으킨다. 장기간 음주한 자들의 소변에 이런 단백질이 검출되는데 이는 골격근의 파괴 및 악화를 의미한다.

직업 운동선수들 중에는 자랑삼아 술을 많이 드는 선수들이 많은데, 선수들의 경기력 향상과 경력을 잘 관리하려면 주량을 줄여야 한다. 또한 장기간 음주를 하면 남성 호르몬의 감퇴로 남성고환이 줄어들고, 성 의욕도 없어진다. 이때 남성성기의 근육이 약화되어 발기부전을 유발할 수도 있다. 아직도 왜 과량의 술이 심장 및 기타 근육에 나쁜가 하는 정확한 이론은 정립되어 있지 않지만, 과음하는 것은 좋지 않다는 것은 확실한 것이다.

미국 Lange박사의 십여 년에 걸친 연구결과에 의하면 알코올이 음주 시 유리되는 지방산과 결합하여 득성을 만든다고 하여, 세포 내 단백질의 생성과 합성을 막고 세포의 기능저하를 일으킨다고 한다. 이론이 어찌되었든 잦은 음주를 하는 사람들은 실제 근육질환에 걸릴 확률이 정상인에 비해 4배 정도 높다고 한다. 평소 뇌혈관 질환(중풍)이 많고 술을 많이 마시는 편인 우리 한국인들도 다시 한번 심각히 고려해 볼 문제이다.

또한 술을 많이 마시는 사람이면 잘 발달된 근육을 가지기를 기대하기는 어렵다. 알려진 사실들을 보면 알코올 유발성 근육장애는 근육위축과 같은 유전적인 근육장애보다 더 흔하다는 것이다. 자주 알코올을 오래 섭취했던 사람들 중 다수는 알코올성 골격근 질환에 걸려 있다고 한다. 알코올의 분해 물질인 아세트알데히드는 근육의 RNA 수치와 단백질 합성을 방해하는 것으로 보인다.

의학자들은 직장인 뱃살의 주범은 술이라고 입을 모으고 있다. 지금까지는 술자리에 초점이 맞춰져 있었다. 즉 술자리에서 안주를 푸짐하게 먹게 되는데다 알코올이 뇌의 식욕억제 기능을 방해하기 때문에 더욱 무엇인가 먹게 된다는 것이다. 또 안주를 먹지 않아도 과음하면 인체는 근육에서 아미노산이나 지방을 끄집어내 에너지원으로 쓰기 때문에 근육이 부실해지며 단기적으로 체지방은 빠져도 몸 속 지방의 비율은 더 높아진다는 설명이다.

술을 자주 마시는 사람도 과음을 삼가고 꾸준히 운동을 하면 다시 근육을 키울 수가 있다. 그러나 술을 마시게 되면 다음날 몸이 피곤한 상태에 있으므로 이것을 실천하는 사람은 드물다.

많은 사람이 과음한 다음에는 충분한 영양을 섭취하면서 쉬는 것이 좋다고 생각하기 쉽다. 그러나 의학적으로는 평소 운동량의 절반이라도 운동을 하는 것이 몸에 훨씬 좋다.

인체는 상황과 필요에 따라 신체 각 부위에 도달하는 혈액의 양과 속도를 조절하는 '혈류 재분배 시스템'을 갖고 있는데, 운동을 하면 온몸의 혈액순환양이 많아진다. 알코올 분해 정도는 혈액 순환의 횟수와 비례하므로 운동을 하면 술이 빨리 깬다. 또 전체 혈액 중 소화기관으로 가는 혈액의 비율은 줄지만, 혈액은 빠르게 흐르기 때문에 소화기관이 이용할 수 있는 총 혈액량은 늘어난다. 이에 따라 혈액이 알코올 대사 과정에서 생기는 독성물질을 빨리 없앤다.

특히 음주를 한 다음날 운동을 하게 되면, 근육세포로 흐르는 혈액이 급증해 음주 때문에 아미노산이나 지방이 부족해진 근육세포가 생기를 되찾게 된다. 반면 지방세포에 쌓인 글리코겐을 에너지원으로 쓰면서 칼로리를 소비하므로 뱃살 해소에도 도움이 된다. 음주 후에는 무조건 쉬어야 간도 쉰다고 여기지만 운동 시 혈류 재분배를 통해 독소를 배출하는 것이 간에도 훨씬 도움이 된다.

지금까지 많은 의학자들은 술을 마시면 수분과 전해질이 빠져나가 음주 시의 탈수현상에 상승작용을 일으킨다며 음주 전 운동에 대해 부정적 입장을 표시했다.

그러나 현실적으로 등산, 운동 뒤 술이 덜 취하는 것이 사실이며 최근 의학자들은 피치 못할 술자리라면 음주 전에 운동을 하는 것이 좋다는 주장을 내세우고 있다.

운동할 때에는 맥박이 평소보다 2~3배 빨라지고 운동이 끝나면 떨어지는데, 평소보다 조금 빠른 상태에서 1~2시간 안정적으로 유지한다. 이때 대사가 잘 되므로 술이 덜 취하며 운동 때 땀으로 빠져 나가는 수분은 술자리에서 물을 마시는 것으로 충분히 보충할 수 있다는 것이다.

그러나 술을 마신 직후 운동하는 것은 좋지 않다. 인체의 혈류 재분비 시스템은 음주 후 소화기관에 많은 혈액을 보내야 하는데, 장애가 생겨 소화기관에 통증이 생기게 되기 쉽다. 이는 식사 후 30분 동안 운동을 하지 않는 것과 같은 이치다.

알코올은 에너지(7kcal/g)를 제공하기 때문에 음식이나 영양소로 분류될 수 있으나 다른 영양소의 신진대사를 방해하여 항영양소로 간주되기도 한다. 또한 중추신경계에 대한 진정효과와 흥분효과를 동시에 가지고 있으므로 약물로 분류된다.

술을 마시면 자신감이 생기고 불안감이 해소되며 신경과민 증상이 완화된다. 그리고 고통과 근육 떨림 현상을 감소시킨다고 생각한다. 이러한 심리적인 효과를 기대하면서 선수들이 경기력 향상을 위해서 사용하기도 하는데 악영향이 있다고 한다. 그러나 운동 중 알코올의 영향에 대한 심리 상태의 호전이나 운동 기능 향상에 대한 구체적인 연구 보고는 없다. 오히려 건강에 부정적인 결과를 초래할 수 있다고 믿기 때문에 운동 전 · 중 · 후에 알코올 섭취를 금하고 있는 실정이다.

실제로 운동 시 소량의 알코올이라도 단순 반응 시간, 반응 시간, 동작 시간, 스피드, 감각 운동 조절력, 정보 처리 과정 등을 손상시킬 수 있다. 그러나 선수 자신은 심리 상태의 흥분으로 인하여 운동 기능이 손상된 사실을 알지 못한다.

특히 더운 환경에서 운동할 때 술을 마시면 심각한 결과를 초래할 수 있다. 이것은 많은 수분을 인체 내에 보유하여 수분의 확산과 증발을 통해서 체온을 저하시켜야 하는데, 그러한 역할을 담당할 수분이 부족해지기 때문이다.

술은 필수 영양소가 결핍된 고열량식품이다. 과음하면서 안주를 많이 먹으면 살이 찌는 것은 당연한 사실이다. 비만증은 섭취한 식사 중에서 소모되고 남는 열량이 중성 지방으로 전환되어 인체의 여러 부분, 특히 피하조직과 배 부분에 축적되는 현상으로 그 자체도 문제지만 고혈압, 당뇨병, 동맥경화증, 뇌졸중 등 성인병의 원인이 되므로 예방과 치료에 많은 노력을 기울여야 한다.

비만증은 유전과 환경 인자(과식과 운동 부족)가 부합될 때 나타난다. 이중에서 유전적 요인은 인위적으로는 고칠 수는 환경 인자인 과식이나 운동 부족은 인간의 노력으로 극복할 수 있다. 따라서 과음이나 과식을 피하고 알맞은 운동을 하는 것은 비만증의 예방과 체중 감량에 있어서 가장 좋은 방법이다.

특히 과음을 하면서 고기 등의 안주를 너무 많이 먹으면 영양의 균형에는 좋으나 열량의 과잉섭취로 체중이 증가하고 반대로 안주를 먹지 않으면 영양의 불균형으로 단백질과 비타민 부족을 초래하여 체력의 감퇴, 간장 질환, 위장병 등을 일으킬 수 있다.

술은 종류에 따라서 포함되어 있는 열량이 다르다. 흔히 맥주를 먹으면 살이 찌고 당뇨병에도 해로우나 소주를 먹으면 괜찮다는 말을 한다. 그러나 알코올 함량을 보면 맥주는 4%이고 소주는 22% 정도이므로 같은 분량에서는 소주가 맥주보다 알코올함량이 많으므로 더 많은 열량을 섭취하게 된다.

앞에서도 말했듯이 일반적으로 우리 몸은 음주 시 한 시간에 평균 7~8g의 알코올을 분해한다고 한다. 예를 들어 소주 1병은 순수 알코올 양이 80g 정도 된다.

소주 1병을 마시고 분해하려면 적어도 10~12시간정도 걸린다. 사람에 따라 조금씩 차이가 있기는 하지만, 그 이상 마시면 다음날 생활에 지장을 초래하는 것은 당연한 결과다. 간이 열심히 알코올을 분해해도 비타민이나 미네랄의 등 영양분의 파괴를 동반하므로 전체적인 활력이 떨어지는 것이다.

또한 에너지가 파괴된 상태에서 몸이 산성화되어 회복이 필요한데 근육을 활동시킨다는 것은 대단한 학대라고 볼 수도 있다. 최소한 2~3일 정도는 쉬어야 몸이 음주하기 전의 상태로 돌아올 수 있다. 그러나 약간의 운동은 오히려 근육에 생기를 줄 수도 있다고 보는 것이다.

남성을 남성답게 보여주는 남성 호르몬이 테스토스테론이다. 적당한 음주는 근육의 긴장을 풀어줄 수도 있지만, 과음을 했을 때는 이 남성 호르몬을 저하시킨다. 때문에 술을 자주 마시는 남성이라면 잘 발달된 단단한 근육을 갖는 것을 포기하는 편이 낫다.

근육의 성장은 근력운동으로 근섬유가 파열되고, 이것이 재생 복원되는 과정에서 섭취한 단백질이 체내에서 단백질 합성과정을 거쳐서 근육이 만들어 지는 것인데, 골격근계통의 질환이 있는 사람은 알코올 유발성 감소의 빈도가 높아져 근육을 위축시키기 때문이다. 결론적으로 알코올은 근육의 단백질 합성에 장애가 되며, 근육에도 손상을 준다는 것이다.

자주 과음을 하는 사람들에게 흔히 뱃살만 늘었다는 얘길 듣는다. 앞에서도 말했듯이 술은 고열량 식품으로서 칼로리가 높고, 술자리에서 먹는 안주들도 대부분 칼로리가 높기 때문이다. 특히 알코올이 체내에 들어가게 되면 뇌의 식욕억제 기능을 방해하기 때문에 많은 양의 안주를 먹게 된다는 것이다.

다이어트 때문에 안주는 가급적 삼가고 술만 마시는 사람들이 있는데, 술자체가 고열량 고칼로리를 가지고 있기 때문에 다이어트를 위해서는 술 자체를 삼가 하는 것이 좋다. 특히 술 마신 다음날은 신체상태가 피로하기 때문에 활동량도 감소되어서 비만의 원인이 된다. 늘어가는 뱃살을 막기 위해서는 술 마신 다음날 적당히 운동을 하는 것이 도움이 된다.

심장혈관 질환은 전체사망원인의 50%에 이르는 미국이나 유럽에 비하면 우리는 25%에 불과하지만, 생활이 서구화됨에 따라 증가하고 있다. 심장혈관 질환을 일으키는 주요인으로 콜레스테롤이나, 당뇨병, 고혈압, 흡연 등을 대표적으로 들 수 있지만, 이 중 제일 무서운 것이 콜레스테롤이다.

혈관이 비좁아지고 막히게 되면 혈액이 응고되어 좁아진 곳에서 혈병이 생기면 심장에 산소와 영양분을 공급하는 관상동맥이 완전히 막히게된다. 이때 심장근육이 산소부족으로 썩어가는 심근경색증이 발병한다. 증상은 가슴 부위에 통증이 느껴지고 식은땀을 흘리며 맥박이 빨라지면서 혈압도 내려간다. 이럴 때 바로 응급처치를 받지 않으면 심장마비로 사망하게 된다. 이것을 심근경색증이라고 한다. 이와 같이 혈관 내벽을 파괴하고 혈관이 막히게 되는 주범은 콜레스테롤이다.

40대부터 우리 몸의 노화가 시작되는데, 이때부터는 콜레스테롤 수치에 신경 쓰는 것이 장수를 위한 현명한 방법이다. 물론 콜레스테롤이 무조건 나쁜 것만은 아니다. 콜레스테롤이 충분해야 호르몬 생산도 원활하게 이루어진다. 또한 음식물의 소화 작용에 없어서는 안 될 담즙의 주성분이기도 하다. 우리가 먹는 지방은 담즙이 없으면 소화 흡수되지 않는다. 그러나 우리가 두려워하는 것은 혈액 내의 콜레스테롤 수치가 높을 때이다. 이 경우에는 동맥경화증을 일으키기도 한다. 따라서 콜라스테롤은 우리 몸에 모자라서도 넘쳐서도 안 되는 물질이다.

이것은 적당한 음주를 하면 알코올이 콜레스테롤의 성분을 변화시켜 심장혈관질환을 예방하고 전체 사망률을 감소시키는 역할을 하게 된다. 특히 적포도주는 장수의 보약이며 심혈관 질환 예방에 가장 효과가 있는 술로 알려져 있다.

버터와 치즈 등을 비롯한 고지방식과 알코올(와인)을 가장 많이 마시는 프랑스인들에게는 오히려 심장병질환이 적어 소위 '프랜치 패러독스 (French Paradox)' 라는 이야기가 있다. 아직도 정확한 이유는 잘 알려져 있지 않지만, 약간의 음주는 관상동맥 경화를 줄이는 등 심혈관계 질환에 좋다고 많이 보고되어 있다. 수년 전까지만 해도 적포도주가 좋은데, 이 포도주에 들어있는 화학물질이 혈중에 나쁜 콜레스테롤을 감소시킨다고 주장되어 왔다.

1998년 8월에 열린 학회의 보고에 의하면 알코올의 종류에 관계없이 모든 종류의 알코올이 하루에 1잔 이상이면 심혈관 질환에 좋다고 한다. 최근 연구에 의하면 알코올 섭취는 동맥(혈관)내부에 침적되어 동맥경화증을 일으킬 수 있는 LDL콜레스테롤을 건강에 유익한 HDL콜레스테롤로 바꾸어 준다고 한다. 그 결과 혈관의 염증이 곪아 터지지 않기 때문에 제2차, 3차 염증으로 확산되지 않아 유익하다는 학설이 있다. 그러나 간이나 췌장, 기타의 다른 장기 손상 및 안전 상해사고를 고려하여 미국 국립알코올연구소에서는 성인 남자는 하루에 2잔, 임산부를 제외한 여자는 1잔 씩 들 것을 권고하고 있다.

이와는 반대로 하루에 5잔 이상씩 장기간 과음을 하면 알코올성 심근경색증을 일으켜 정상인에 비하여 심장의 근육이 약화되거나 심장의 부피가 20~30% 정도 늘어난다. 알코올성 심근경색증은 선천성 심근경색증과 증상과 구조가 비슷하여 심실, 심방의 수축력이 약해지는데, 이는 알코올이 심장근육의 칼슘을 비롯한 전해질 대사에 영향을 주어 생긴다는 주장이 있다. 다행스러운 것은 금주를 하면 이 병은 가역적으로 원상태로 회복된다고 보고되어 있다.

⑬ 자주 과음을 하면 정상적인 영양공급이 이루어지지 않는다

주변에서 음주를 하면서 살이 찐다는 말을 가끔 듣는다. 또 맥주를 즐기는 뚱뚱한 사람을 보면 맥주 살이 붙었다고도 한다. 반면에 알코올을 장기간 과음하면 남녀 모두 몸이 마르는 사람들도 볼 수 있다. 이런 상반된 이유는 여러 학설이 있으나 아직도 정확히 알려져 있지 않다.

알코올 그 자체가 높은 열량을 가졌음에도 불구하고 알코올 음주는 영양에 직접 또는 간접적으로 영향을 미친다. 살아있는 생물체는 신체 각 장기나 부위의 정상적인 구조 및 기능 유지를 위하여 적절한 영양분공급이 절대적으로 필요하다.

사람의 경우 음주를 하면, 알코올 산화에서 얻어지는 일시적인 에너지의 공급으로 뇌를 자극하여 음식물의 섭취를 줄인다. 한편 그 자체가 필요한 각종 영양소의 소화 및 흡수, 저장과 올바른 이용, 분비를 억제 또는 방해하여 결과적으로 장기적 과음(하루 5잔 이상)하면 영양결핍증에 잘 걸려 체중이 줄어들고, 신체 여러 조직의 기능장애 혹은 저하를 초래한다. 만성적으로 음주를 하였을 경우에는 일부 알코올이 알코올 유도성 사이토크롬 P450이란 효소에 의해 대사되는데, 이때 대사되는 알코올은 소모에너지로서 방출되어 소모되기에 실제 생체 에너지 차원에는 도움이 되지 않아 체중이 줄 것이라는 일부 주장도 있다. 그러나 확실한 것은 과음 시 음식물의 섭취량의 절감과 알코올에 의한 비효율적인 영양분의 이용 때문이라고 할 수 있을 것 같다.

구체적 예를 보면 알코올은 췌장에서 분비되는 소화효소들의 분비를 억제하고 위장 및 소장에서 각종 영양분들의 흡수를 억제한다. 일단 흡수된 영양분이라도 혈액을 통해 간이나 뇌, 기타 조직으로 운반되어 대사된 후 저장되고 영양분이 필요할 때는 즉시 분비되어 이용되어야 하는데, 알코올이 이런 모든 과정에 장애를 주어 결과적으로 원활한 영양공급이 일어나지 않는다.

우리에게 3대 영양소인 탄수화물, 지방, 단백질은 어느 정도 생체 내의 대사반응에 의해 필요할 때 즉시 상호교환이 가능하다. 그러나 꼭 필요한 각종 비타민류나 칼슘, 아연, 마그네슘 등의 미네랄류는 체외로부터 음식물로 공급, 흡수되어 저장이 되어야 한다. 알코올은 이들의 흡수 및 이용되는 과정도 억제하여 질병 등의 부작용을 초래한다. 일례로 정상 발육에 곡 필요한 비타민A나 엽산이 부족하면 알코올성 태아증후군처럼 신생아의 발육부진 및 두뇌기능 저하를 가져온다.

비타민A, B, C, E, K의 결핍으로 상처발생시 재생이 늦어지기도 한다. 알코올성 정신질환인 베르닉–코르사코프환자는 비타민B가 부족하여 생기는데, 초기증상의 경우에는 비타민B를 투입하면 환자의 치유나 상태를 완화시킬 수 있다.

음주를 자주하는 사람에게 가장 많이 볼 수 있는 것은 비타민 B_1의 결핍증이 심하다. 음주자는 비타민 B_1이 포함되어 있는 음식을 적게 섭취하게 되며 먹은 소량의 비타민도 알코올에 의해 장에서 흡수되지 않는다. 만약 음주에 의해 간이 손상되어 있을 때는 비타민 B_1의 결핍증이 심각해지며 술 마신 후에 설사를 자주 하는 사람은 그 상태가 더욱 악화된다. 또한 비타민 B_1은 술이 우리 체내에 처리되는 과정에서 많이 소모된다.

이것이 부족하면 과음한 사람에게 볼 수 있는 심장손상, 뇌신경기능장애 등이 나타난다. 그러므로 상습적으로 과음하는 사람들은 비타민 B_1이 포함되어 있는 음식을 자주 섭추 해야 한다.

또 과음자는 식생활의 변화로 인해 리보플라빈(비타민 B_2) 및 엽산(비타민 B의 일종)이 포함되어 있는 음식을 조금 밖에 섭취하지 못하거나 장에서 잘 흡수되지 않아 부족현상이 일어난다. 상습적으로 음주하는 사람은 이런 것이 포함되어 있는 비타민 B 복합제를 먹는 것이 바람직하다.

상습적으로 술을 과음하면 소변으로 마그네슘과 아연 같은 중요한 미네랄이 많이 배설되어 부족하게 된다. 미네랄 중 음주에 영향을 제일 많이 받는 것은 마그네슘이다. 음주자 중, 손이 떨린다든지 불안감이 느껴지는 사람은 1차적으로 마그네슘 부족 증상을 생각해보자.

아연은 알코올이 체내에서 분해 처리될 때에 필요한 여러 효소의 작용에 없어서는 안 될 미네랄이다. 알코올에 의해 소변으로 많이 배설될 뿐만 아니라 과음한 술의 분해 처리 떠 체내에 저장되어 있는 아연을 많이 소비해 버린다. 특히 술을 아세트알데히드로 분해하는 ADH의 작용 시에 필요하다. 따라서 아연의 보충도 중요하다.

음주자는 어느 한 쪽에 치우친 식사는 피하고 균형 있는 식사를 해야 한다. 특히 양질의 단백질과 지방이 포함되어 있는 식사를 하면서 음주를 해야 한다. 음주자에게 단백질 공급이 부족한 경우가 많다. 우리의 건강에 일반적으로 필요한 비타민 C와 E 등도 충분히 섭취해야 한다. 과음자에게 이런 비타민의 부족현상을 많이 볼 수 있다. 특히 비타민 C는 알코올과 같이 섭취하면 흡수에 지장을 초래하므로 음주 전후에 섭취하는 것은 피해야 한다. 또 칵테일을 만들 때 비타민 C가 포함되어 있는 오렌지 주스 등에 알코올 농도가 높은 술을 혼합하면 주스 속의 비타민 C가 파괴되므로 주의하자.

또 과음하며 안주나 식사를 잘 하지 않는 사람은 단백질과 약간의 지방을 섭취해야 한다. 그리고 비타민 B_1, B_2, 비타민 B의 일종인 엽산 등이 함유되어 있는 음식을 특별히 보충해야 한다. 이런 비타민은 달걀, 각종 육류, 특히 돼지고기, 생선, 우유 또는 유제품과 각종 콩 등에 포함되어 있다.

1989년 9월2~3일 양일간에 걸친 학술보고에 의하면 알코올 음주 시, 뇌 세포막의 필수 구성성분 지방산인 DHA가 적어 뇌세포 간의 상호신호전달이 제대로 안되어 기분상승에 관여하는 세로토닌, 도파민 등의 신경전달물질들이 제대로 작동하지 않는다고 한다. 결과적으로 기분이 좋지 않고 알코올 중독자에게 많은 우울증이나 자살 또는 비사교성 성격 같은 정신적 질환이 많아진다는 발표가 있어서 관심을 끌고 있다.

DHA와 같은 필수 지방산은 심해어류에 많이 있고 음식물에서 공급되어 뇌에서 만들어진다. 장기간 알코올을 과음하면 DHA지방산의 대사 (분해)를 증가시켜 그 결과로 DHA양이 감소한다는 보고가 있어, 알코올과 두뇌기능 저하, 알코올과 영양이라는 측면이 서로 긴밀한 상관관계가 있음을 보여준다.

⑭ 적당한 음주는 여성 호르몬을 증가시킨다

이수광이 지봉유설을 통하여 일찍이 경고한 바가 있다. 술이 인간생활의 윤활유가 되기도 하지만, 술의 독이란 또한 심한 것이다. 조선시대 때, 내섬시 (內贍寺)에는 술을 만드는 방이 있었다. 그 방 위에 덮은 기와는 쉽게 부식해서 몇 해 만큼 한 번씩 바꿔야 했다. 그리고 그 위에는 까마귀나 참새 떼가 모여들지 않았다. 이것은 술기운이 서려있는 때문이다.

내섬시는 조선시대에 여러 궁에 올리는 음식물과 2품 이상의 벼슬아치에게 주는 술과 안주를 관리했으며 일본인, 여진인(女眞人)에게 주는 음식물과 직포(織布) 등을 맡아서 내주던 관청인데, 이 내섬시의 주변에는 날짐승들이 얼씬도 하지 않았으며, 또한 기물들도 다른 건물에 비해 쉬이 상한다고 기록해 놓았던 것이다. 생명이 없는 기와마저 견뎌내지 못하고 생명이 있는 새들은 본능적인 위험을 감지하여 내섬시 주변에서는 쉴 생각도 하지 않았으나, 사람은 그저 소주의 취함을 즐겨 독주를 마다하지 않는다는 위험성에 대한 경고의 암시를 담고 있는 문장이다.

세포 내에서 중요한 기능(신호전달 및 단백질 기능 조절)을 갖고 있는 칼슘은 두 가지 형태로 존재한다. 뼈나 치아에 존재하는 칼슘은 저장 상태로 존재하는데, 뼈나 치아의 형태보존과 강도를 결정해 준다. 다른 형태는 세포 내에서 용해된 상태로 존재하며, 세포 내 중요 기능에 관여한다. 칼슘의 농도는 음식물의 섭취와 흡수에 좌우되며, 특히 부갑상선 호르몬, 비타민D 및 갑상선에서 만들어지는 칼시토닌에 의해 조절된다. 알코올을 단시간에 과량 음주하면 부갑상선 호르몬의 결핍과 소변으로 칼슘의 체내농도가 떨어진다.

　그렇기 때문에 장기간 알코올을 만성적으로 음주하면 비타민D의 대사 장애로 칼슘의 흡수를 저하시킨다. 또한 알코올은 조골세포에 직접 손상을 주어 직, 간접적으로 뼈의 구조와 기능을 약화시킨다. 노인이나 특히 폐경기가 지난 여자들이 술을 마시면 정상성인에 비해 술의 영향이 더 많이 나타난다. 이 경우 부갑상선 호르몬의 이상, 비타민D의 대사 장해, 칼슘의 배설 촉진 및 흡수저하로 칼슘의 저해와 알코올에 의한 조골세포의 손상으로 골다공증 같은 증상에 쉽게 걸린다. 그래서 허리가 굽고 어디에 부딪치거나 넘어지면 뼈가 쉽게 부러지는 결과가 나타난다. 일부에서는 폐경기 이후 여성이 소량의 술을 마시면 여성 호르몬인 에스트로겐이 증가하여 오히려 파골세포에 의한 골 재흡수를 방지하여 뼈 건강유지 또는 심장질환 예방에 좋다는 의견도 있다. 이러한 찬반 된 의견도 알코올 양이나 횟수에 관계된다는 사실을 잊지 말아야겠다.

　미국의 국립알코올연구소에서는 노인이나 임산부를 제외한 여성의 경우 하루에 한 잔 정도만 음주할 것을 권장하고 있다. 이 정도의 음주량은 기분에 좋고, 순환기 등에 좋은 반면, 술로 인한 발암관계, 간 질환 또는 칼슘대사장애를 일으키는 않는 안전한 음주량이라고 판정하였기 때문이다.

　각종 모임이나 술로 인해서 피로해지는 것은 간이나 피부만이 아니다. 술과 직접 맞닿는 치아 역시 괴롭다. 흔히 술은 담배에 비해 충치 및 치아 건강에 영향이 없다고 생각하기 쉽다. 하지만 이는 잘못된 생각이다. 어떤 종류의 술과 안주냐에 따라 치아에 미치는 여파가 달라질 수 있기 때문이다. 따라서 술자리에서 치아 손상을 최소화 할 수 있는 '현명한 선택법'에 대해 알아보자.

술이 혈압을 상승시켜 잇몸 출혈을 나타나게 하고 이로 인해 충치와 치주염이 생긴다는 것은 이미 알려진 사실이다. 하지만 이에 반해 술 원료 자체가 충치 및 치주염을 유발시킬 수 있다는 것도 이미 알려진 사실이다.

술의 주 원료인 알코올은 당분을 함유한 포도당이나 곡류, 과일 등을 발효해서 만든 것이다. 다시 말하면 당분이 발효의 과정을 거치면서 액체의 알코올 형태로 변하지만, 술의 성분에는 여전히 당분이 포함되어 있다. 하지만 당분의 함유량은 술의 종류에 따라 달라진다.

일반적으로 와인이나 막걸리, 맥주 등의 양조주는 소주, 브랜디, 위스키 등의 증류주보다 당분이 높다. 양조주는 주로 과일이나 곡류를 주 원료로 발효시켜 제조하는데, 과일의 경우에는 단 맛을 더 내기 위해 다량의 설탕을 첨가하는 경우도 많다. 특히 당도가 높은 포도를 주 원료로 하는 와인은 고유의 강한 빛깔 때문에 치아 변색까지 유발할 수 있다.

반면 발효시킨 술을 한차례 증류하는 증류주는 열을 가하는 과정에서 상당수의 당분이 사라지게 되고 원료의 내용물도 걸러내 진다. 때문에 양조주보다 충치 발생률은 낮은 편이다. 하지만 알코올 도수가 양조주에 비해 높기 때문에 과음을 하게 되면 혈압 상승에 따른 잇몸출혈을 나타낼 수 있다.

술보다는 안주가 문제다. 술 못지않게 안주 선택에도 주의를 기울여야 한다. 찌개나 탕 등의 국물음식은 소금·고춧가루·조미료 등에 포함된 염분이 많이 들어가 있다. 지나친 염분 섭취는 입속의 산성 성분을 증가시켜 충치의 원인인 산도를 높인다. 뿐만 아니라 뜨거운 국물은 잇몸을 약하게 할 수 있다.

오징어, 어포, 견과류 등의 마른안주는 딱딱하고 질기기 때문에 씹는 과정에서 치아 마모가 심해질 수 있다. 습관적으로 즐길 경우 턱관절에 지장을 주는 경우도 많다. 따라서 이러한 음식은 치아배열이 불규칙하거나, 잇몸이 약한 사람들이라면 가급적 삼가는 것이 좋다. 부득이하게 먹어야 한다면 안주를 미리 잘게 찢어 치아의 부담을 줄이도록 한다. 안주로 고기를 먹게 될 경우 너무 덜 익거나, 지나치게 바짝 익은 것은 삼가도록 한다. 씹는 과정에서 미끄럽거나 질긴 육질이 치아에 부담을 줄 수 있어서다. 반면 과일이나 채소 등의 안주는 치아 걱정 없이 술자리를 즐길 수 있게 한다. 섬유질이 많기 때문에 씹을수록 치아의 표면을 닦아주기 때문이다. 술자리 후 치아 건강은 조금 더 신경 써서 관리하는 것이 현명하다. 집으로 돌아오는 길에 입안을 충분히 헹구어 주면 도움이 된다. 자일리톨 껌을 등을 씹으면 입안의 이물질을 제거도 기대할 수 있다. 귀가 후에는 평상시보다 더 꼼꼼하게 칫솔질을 해야 한다. 자칫 피로감과 올라오는 취기 때문에 칫솔질을 하지 않고 잠자리에 들기 쉽다. 하지만 이는 입안에 각종 세균이 서식하기 좋은 환경을 만들어 충치와 치주염이 발생되기 쉽다.

⓯ 술 마시기 전의 우유 한잔은 술이 장에 천천히 흡수되게 한다

빈속에 술을 마시면 위에서 소장으로 빨리 흘러 들어가 장에서 흡수되어 혈액 내 알코올의 농도가 짧은 시간 내에 올라가 빨리 취해버린다. 그러나 술 마시기 직전이나 술을 마시면서 식사를 하거나 안주를 먹으면 술이 위장 내에서 식사와 혼합되어 장으로 흘러 들어가는 속도가 느리다. 그러면 술이 장에 천천히 흡수되어 빨리 취하지 않는다. 그 효과가 가장 큰 안주는 지방이 약간 함유되어 있는 고기이다. 이것은 위에서 아주 서서히 소화되어 장으로 느리게 흘러 들어간다. 이 안주로 손색이 없는 것은 우유다. 술 마시기 전에 우유를 몇 잔 마셔도 취기가 아주 서서히 오른다. 우유는 지방을 함유하고 있는 단백질이다. 음주에 의한 위장의 질병을 방지하기 위해서는 가급적 공복에 술 마시는 것은 피하는 것이 좋다.

술은 구강과 식도를 통해 위장에 도달하는데 일부는 위에서 흡수되고 나머지는 대부분 소장 및 대장으로 전달되어 흡수된다. 이때 알코올의 화학작용에 의해 직접 식도와 위의 점막을 손상시킨다. 또 알코올의 농도가 높을수록, 마신 양이 많을수록 위 점막의 손상은 크다.

알코올 도수가 높은 술을 공복이나 적절한 음식을 들지 않고 장기간 마시면 위장의 상피점막세포들을 자극하고 탈수현상을 일으키며, 손상을 입혀 염증을 일으켜 따가운 느낌을 느끼게 된다. 심하게는 주위 근육 층을 파괴하여 위궤양을 일으킬 수도 있다.

심한 스트레스나 불규칙적인 식사, 위산과다로 인한 위의 염증에도 불구하고 과음을 하면 몇 시간 후에 상복부에 압박감이 느껴지고 통증이 생기기도 하고 구토증이 있으며 토하기도 한다. 때로는 피를 토하기도 한다. 이렇게 신체에 해로운 결과를 가져올 수 있다. 토했을 때 피가 보이면 신속하게 병원에 입원해야 생명을 구할 수 있다.

최근 연구결과에 의하면 한국인을 비롯한 동양계는 위염 또는 위궤양을 일으킨다고 알려진 헬리코박테리아 균을 많이(75%이상) 가지고 있다고 한다. 이런 헬리코 박테리아를 갖고 있는 사람들이 음주를 많이 하면 위장의 정상기능에 더 나쁜 영향을 미쳐 더 빨리 위염이나 위궤양으로 진행되는 것으로 추정된다. 음식물의 소화 및 흡수를 관장하는 소대장관에서의 술의 영향도 앞에서 기술한 바와 마찬가지로 나쁘게 나타나 있다. 과음은 신체에 꼭 필요한 필수 아미노산, 지방산, 비타민 및 미네랄 등의 흡수를 억제하거나 저하시킨다. 한편 알코올 그 자체가 장관의 상피 중 점막세포들의 염증을 유발시켜 장염이나 설사를 일으킬 수 있고, 심하면 궤양까지 유발할 수 있다. 이미 다른 원인에 의해 장의 질환을 갖고 있는 사람은 금주를 하는 것이 최상책이다.

최근 연구보고에 의하면 식도와 마찬가지로 장내의 상피세포들에서도 알코올 유발성 사이토트롬 P450이 많이 존재하고, 실제 장기간 알코올에 의해 그 효소의 양이 증가하여 염증 유발에 관여하는 것으로 보고되어 있다.

⑯ 적당량의 술을 규칙적으로 마시면 인슐린을 생성해 당뇨병이 예방된다

사람들은 질병에 걸리면 반드시 음주가 원인이라고 생각해버리는 경향이 있다. 그것은 잘못된 고정관념이다. 술을 과음하는 것과 술을 적당히 마시는 것을 구별하지 못하고 혼돈한 데서 비롯된 잘못이다.

근래 들어 세계적으로 당뇨병 환자가 증가하고 있다. 그러므로 40세가 넘으면 1년에 한 두 번은 당뇨병 발병을 체크해야 한다. 적당한 음주는 당뇨병 발병을 예방해준다. 이 사실은 최근 여러 학자들의 연구결과에 의해 명백해졌다. 하버드 대학팀의 연구결과는 술의 종류와 관계없이 적당량의 음주를 한 경우에 당뇨병 예방 효과가 컸다. 즉 같은 양의 술을 규칙적으로 마셔야만 효과가 높았다. 적당량의 술을 규칙적으로 마시면 우리 몸의 인슐린에 대한 반응이 증대됨으로써 혈당조절이 더 잘 되어 저항력이 감소해 당뇨병 발병이 예방된다.

혈압이 높은 사람은 음주가 혈압을 올리므로 금주하라고 한다. 물론 상습적으로 과음하면 고혈압 환자가 되기 쉽다. 그러나 그것은 과음했기 때문이다. 습관적 과음은 혈압뿐만 아니라 신체의 여러 부분을 손상하게 한다. 하지만 적당량을 마시고 즐기는 사람은 극소수에 불과하다.

적당량의 술을 즐겁게 마시면 인체에 활력을 주는 반면, 과음을 자주 하게 되면 앞에서도 언급했듯이 간 질환, 고혈압, 당뇨병 영양장애 등 여러 가지 합병증을 일으킬 수 있다. 또한 알코올 의존성 장기 음주자들은 정상인에 비해 21배나 많은 정신과 질환을 앓고 있는 경우가 많다. 예를 들어 비사교적인 성격을 갖고 있는 사람들은 자주 고립, 격리되고 사람 접촉을 회피한다. 사소한 일에도 감정이 격분하여 시비를 잘 걸고, 난폭한 언행을 하기 쉽다. 이들은 우울증이나 자폐증이 걸릴 확률이 높다. 이들은 자신감이 없고 불안과 초조한 행동을 많이 한다.

특히 여자에게 많은 대식증 현상을 보이는데, 이런 증상에 걸리면 고지방이나 단 음식을 마구 먹어댄다. 심하면 이미 먹은 음식을 토해내고 금방 또 먹기 시작하는 병이다.

이런 정신적인 고립, 불안, 우울증 때문에 남녀를 불문하고 세상만사가 고통스럽고 또는 무관심하여, 이런 알코올 의존성 환자들은 담배 또는 마약 등을 혼용하게 된다. 실제 통계를 보면 정상인에 비해 담배 또는 마약 혼용에 약 35배 정도 높은 확률을 보인다고 하니, 이들의 건강유지는 물론이고 이들을 보살피고 걱정해 주는 식구나 친지들의 육체적, 정신적 고통은 엄청나다.

천만다행으로 술을 끊으면 여러 증상들, 특히 심한 우울증, 근심, 걱정 등의 정신질환이 없어진다고 하니 알코올 중독성이 있는 사람들은 빨리 진단을 받고 정신 또는 심리적 치료에 의해 건강한 삶을 유지해야겠다.

⓱ 술은 술로 풀 수 있을까

술을 좋아하는 한국인들은 술을 많이 마셔 정신이 혼미해지고 생사를 헤맸음에도 불구하고 다음날 일어나면, "해장국에 해장술을 마셔야 제정신이 난다" "술은 술로 풀어야지"라며 또 술을 마신다. 그러나 이는 어처구니없는 낭설이다.

저녁에 술을 마시면 잠자는 동안 간이 열심히 분해하는데, 이때 생긴 아세트알데히드가 축적됨으로써 머리가 아프고 구토증이 생기며 위산과 다분비로 속이 쓰리고 알코올의 탈수작용에 의해 갈증이 난다. 이런 불편한 증상을 해소하려고 또다시 해장술을 마시면, 뇌의 작용이 해장술에 의해 억제되어 잠시 동안은 두통도 없어지고 구토증도 진정된다. 거기에 해장국을 먹으면 갈증도 해소된다. 전날의 과음과 폭음으로 간과 뇌가 제 기능을 회복하지도 못한 상태에서 알코올을 마셔 제정신을 차린다는 것은, 단지 알코올의 과잉섭취 후 급작스런 금단현상을 막아주는 일시적인 방편으로 그렇게 느낄 뿐이지, 의학적으로는 오히려 나쁜 처방이다. 알코올이 몸 안에 24시간 존재하는 날이 계속되면 알코올 의존증이 생기기 쉽다. 그러므로 술을 술로 풀어서는 안 된다. 또한 아침 행사나 낮의 모임에서는 음주를 삼가는 것이 좋다.

다량의 알코올 대사로 이미 지쳐 있는 간이나 뇌에 또 부담을 주기 때문이다. 또 술을 마시면 혈당치가 내려간다. 특히 음주할 때 식사를 잘하지 않는 편이면 술이 만취되어 귀가한 즉시 단 음료(꿀물이나 단 주스)를 섭취하여 혈당이 내려가는 것을 막아야 한다. 저혈당이 되면 식은땀이 나고 손발이 떨리고 맥박이 빨라지고, 아주 피곤하다. 폭음을 한 후 의식불명 상태에 빠지는 경우 대부분 과음에 의해 혈당치가 상당히 내려가는 것이 원인이다. 그러나 술을 마시면서 식사를 잘 하고 탄수화물을 적당량 섭취한 사람에게는 꼭 그럴 필요까진 없다.

술을 마시면 소변에 의해 수분이 많이 빠진다. 술이 이뇨제 역할을 하기 때문이다. 또한 타액 분비도 잘 안 되어 입안이 마른다. 그러므로 과음하고 돌아오면 수분을 많이 섭취해야 한다. 물을 적게 마시면 체내에 수분이 부족하여 혈압도 내려가고 뇌나 간 등에 혈액순환이 적어져 알코올 처리가 제대로 안 된다. 따라서 국물이나 주스 등을 마셔야 한다.

전날 과음한 자가 해장국에 밥을 넣어 먹으면 속이 편해진 것 같고 또한 회생된 것 같은 기쁨을 느낀다. 이 해장국 국물을 많이 먹으면 갈증이 해소된다. 알코올이 우리 몸에서 탈수작용을 하므로 이 때문에 과음한 사람은 아침에 갈증이 심하다. 또 저혈당 증상이 나타나는데, 배가 고프면서 무기력하고 가슴이 뛰기도 한다. 이때에 해장국 속에 밥을 넣어 먹을 경우 저혈당 증상이 해소된다. 또한 자주 과음한 사람은 위액의 분비가 많아지고 위벽이 알코올에 의해 손상되어 과음한 다음날 아침에 일어나면 속이 쓰리다. 이때 부드러운 해장국을 먹으면 속이 편안해 진다. 동시에 해장국은 단백질의 보충도 된다.

해장국은 원래 해정(解酊)국이라 하여 숙취를 풀어주는 국의 뜻이라고도 한다. 해장국은 옛날부터 생각해 온 것처럼 아직 남아있는 술기운을 풀어주는 작용은 하지 않는다. 해장국을 먹지 않는다고 하더라도 과음하여 속이 쓰린 사람은 제산제를 먹고, 갈증이 있으면 생수나 주스, 또는 아침 식사 때 국물을 많이 먹어서 갈증을 해소시킬 수 있다.

상습적으로 과음하는 사람은 만성 위염인 경우가 많다. 이런 사람에게는 제산제를 상비해 두고 있다가 잠들기 전에 먹으면 좋다. 속이 많이 불편하면 제산제를 여러 개 복용해도 좋다. 이 제산제는 많이 먹어도 건강에 지장이 없다. 속이 많이 불편하면 경우에 따라서는 토하여 위속을 비워 버리는 것도 무방하다. 술을 상습적으로 과음하면 위가 손상되어 아침에 일어났을 때 속이 쓰리고 구토증이 생기는데 이런 경우에는 아침이나 새벽에 깨어날 때 제산제를 충분히 먹도록 해야 한다. 그리고 죽 등을 먹어 위 속이 비어 있지 않게 해야 한다.

술이 깨어날 때 알코올이 간에서 처리될 때 생성되는 분해산물인 아세트알데히드가 머리를 아프게 한다. 따라서 위장이 튼튼한 경우, 두통치료를 위해 아스피린을 먹는 것이 좋다. 그러나 위장이 좋지 않은 사람은 아스피린을 복용하면 안 되므로 아세트아미노펜(타이레놀 등)으로 만들어진 진통제를 먹는 것이 좋다.

술이 깨지 않았을 때 다른 약을 먹는 것은 조심해야 한다. 술에 의해 약의 작용이 강해지는 경우가 있다. 이것에 관하여서는 약을 처방해 준

주치의에게 반드시 물어보자. 그리고 과음한 다음날 저녁에는 금주해야 한다.

과음한 사람이 술을 깨기 위해 커피를 마시는 경향이 있다. 그렇다고 커피가 혈액 내 술의 농도를 줄여주거나, 간에서 처리하는 데 도움을 주는 것은 아니다. 다만 뇌신경을 긴장시켜 정신이 좀 나게 해줄 뿐이다. 그런 뜻에서 과음한 다음날 아침에 진한 커피 한 잔 마시는 것은 나쁘지 않다. 다만 음주로 인해 위가 손상되어 있는 사람은 커피를 마셔서는 안 된다. 커피는 위산의 분비를 증가시켜 알코올에 의한 위염을 악화시킨다.

⑱ 술이 인체에 미치는 나쁜 영향

동의보감에 술은 오곡의 진액이고 쌀누룩의 정화인데 비록 사람을 이롭게도 하지만 상하게도 한다고 했다. 술의 성性은 원래 열熱한 것이나 술이 작용하는 그 결과는 체질에 따라서 그 자극이 열熱을 도울 때도 있고, 반대적으로 생리적 활동의 위축을 가져와서 한寒을 나타낼 때도 있다. 술이 위에 들어가면 위가 고르지 못하게 되고 정기精氣가 고갈 된다. 정기가 고갈 되면 팔 다리를 영양할 수 없어 힘이 빠지게 된다고 되어 있다. 또한 좋은 술은 몹시 열하고 독이 많고 향기로우며 맛이 좋아서 입에 맞고 기氣를 돌게 하며 혈血을 고르게 하여 몸에 적당하게 하므로 마시는 사람은 지나친 것도 잘 알지 못하게 되어 적당한 음주가 힘들게 되는 것이다. 술의 성질은 올라가기를 좋아하므로 기는 반드시 그것을 따라 올라가게 된다. 그러하면 인체의 상부에 있는 폐肺가 열에 의해 건조하게 되는데 이때 시원한 것을 함부로 먹거나 너무 찬 것에 노출되면 폐가 열을 받아서 병이 생긴다. 처음에 가벼울 때는 토하거나 저절로 땀이 조금 나거나 또는 살이 헐게 되고 코가 붉어지며 설사를 한다.

그러나 병이 오래 중해지면 소갈消渴(현대의 당뇨병),황달 치질 만성기침 천식 등이 생기므로 조심해야 하고 적절한 시기의 적절한 치료가 필요하다. 그러면 술로 인해 생긴 병을 어떻게 치료하느냐에 대하여 설명해 보겠다. 술을 많이 마셔서 생긴 병이 발생하게 되면 그때그때의 증세에 따라 알맞은 진단과 처방이 필요하지만 술독을 푸는데 쓰이는 주된 재료는 갈근葛根(칡뿌리) 한방 처방 중에 갈근을 넣어서 술에 의한 병들을 다스리는 처방이 많다. 또한 술을 마신 뒤에 생기는 여러 가지 증세들에 대한 처방들은 다음과 같다.

● 주사비 酒皶鼻 – 술 먹은 뒤에 생긴 붉은 코, 딸기 코

한방적으로는 주로 술 마신 뒤에 찬 곳에 가서 그런 경우가 많은 것으로 생각한다. 이에 대한 치료 처방으로는 갈근홍화탕이 있다.

갈근홍화탕 葛根紅花湯

갈근葛根 작약芍藥 지황地黃 6g씩, 황련黃連 치자梔子 홍화紅花 3g씩
대황大黃 감초甘草 2g씩 넣어서 닳린다.

이는 반드시 술 먹은 뒤의 붉은 코에 유효하며 그 외의 안면부위의 충혈 등에도 괜찮은 효능이 있다. 또한 급성으로 생긴 것(오래되어생긴 만성형은 제외)은 충혈 된 부위를 침으로 찔러 출혈시키는 것 도 괜찮다.

●음주후 설사

술 마신 뒤에 계속 설사하는 경우가 있다 이럴 경우에는 갈근葛根을 닳려 먹으면 설사가 멎는다. 그러나 설사의 정도가 아니라 하혈할 정도의 심한 사람도 있는데 그러하면 이 처방이 필요하다.

황련해독탕 黃連解毒湯

황련黃連 황백黃柏 황금黃芩 치자梔子 6g씩 넣어서 닳린다.

이때의 하혈은 분사형이 많으며, 몸 전반적으로 열이 나거나 소변이 붉고, 가슴이 막 뛰면서 답답한 증세가 수반 될 때 더욱 유효하다.

●술 먹고 체한 경우

의외로 주위에 보면 술 먹고 체하는 사람들이 있다. 또는 평소에는 괜찮은데 조금 피곤하거나 컨디션이 안 좋을 때 술에 의해 체하는 수가 있는데, 이때는 대금음자가 좋다.

대금음자 對金飲子

진피陳皮 12g 후박厚朴 창출蒼朮 감초甘草 3g씩 생강生薑 3쪽을 넣어서 닳린다.

이 처방은 술에 체한 경우에 참 유효하며 숙취제거에도 좋아서, 시중에서 팔고 있는 숙취제거 드링크 중에서 이 처방을 기본으로 한 것도 있다. 그러나 급하게 체한 경우 이 처방을 바로 준비하여 먹기는 곤란하므

로 우선에 손가락에 침이나 바늘로 출혈시키는 방법을 쓰는 것도 괜찮다. 출혈시킬 혈 자리는 바로 엄지손톱의 바깥쪽 아래의 모서리에서 1mm정도 떨어진 곳이다.

●음주후 구토

대체로 구토를 하면 속이 조금 편해지면서 술이 깨는데 토하는 것이 어느 정도 도움이 된다. 한의학적으로도 빨리 토해내는 것이 가장 빨리 술독을 빼내는 것이므로 효과가 있다고 한다. 그러나 어떤 사람은 유형의 물질을 다 토해냈음에도 계속 토해 내려하며 그러한 과정을 힘들어하는 때가 있다. 그러할 때는 대체로 생강을 닳인 물을 마시면 괜찮아진다.

혹시나 계속 토하려하며 그러니 몸에서는 계속 갈증을 느껴 물을 마시려하는데 물만 마셔도 다시 토하게 되는 힘든 상황이 있을 때도 있다. 거기에다가 혹시 소변조차 잘 나오지 않으며 몸에서 땀이 조금 맺히는 경우까지 생길 수 있다. 그러하면 이 처방이 필요하다.

오령산 五苓散

저령豬苓 복령茯苓 백출白朮 6g씩 택사澤瀉 10g 계지桂枝 4g을 넣어서 닳린다.

이러한 증세가 악화되어 황달 증세까지 겸하게 되면, 인진호茵蔯蒿 일명 더위지기 쑥을 20g 추가하면 황달증세도 같이 다스릴 수 있다.

●음주후 딸꾹질

이런 경우도 많은데, 우선에 집에서 먹을 수 있는 처방으로는 귤 껍데기 (이왕이면 껍질을 까놓은 지 얼마 되지 않은 것)와 생강의 비율을 2:3 정도로 하여 닳여 마시면 된다.그러나, 음주 도중에 딸꾹질이 나면 곧바로 약물을 준비하기 힘드므로 몇 가지 방법을 소개 하겠다. 첫째 입을 크게 벌리게 한 뒤 혀를 길게 밖으로 내밀게 한 다음 숟가락의 움푹 들어가 있는 면으로 혀를 지긋이 누른다. 그 뒤 심호흡을 6~8회 정도 시키는 데, 이 동안에도 숟가락으로 계속 혀를 지긋이 누른다. 그러면, 딸꾹질 이 잘 멎는다. 또는 양 눈썹 사이 중앙의 0.5cm 정도 위를 손가락으로 꾹 누른다. 이렇게 하기를 10초정도 하면 딸꾹질 진정효과가 있다.

 이와 같은 처방들은 그 증세에 따라 맞춘 것들인데 이 외에 전반적으로 숙취에 좋으면서. 주위에서 쉽게 구할 수 있는 것들을 말해 보겠다.

 우선 미나리, 이는 동의보감에서 황달과. 음주 후의 두통 또는 구토에 효과적이며 대,소장의 소통에 좋다고 소개되어 있다. 뿐만 아니라 영양 학적인 면으로도 VIT.A,B,B2,C 등이 다량으로 함유되어 있으며, 해독 작용이 커서 심지어는 하수처리장이나 축산 폐수장에서 수질 정화 작용 으로도 쓰인다. 그러나 미나리는 성질이 서늘하기 때문에 비위脾胃가 냉 하거나 평소 기력이 없는 경우에는 많이 먹지 않는 것이 좋다. 그 다음 으로는, 엉겅퀴이다. 엉겅퀴는 종류가 많은데 그중에서 보라색 꽃을 갖 고 있는 엉겅퀴가 특히 유효한데 그 이유는 밀크시슬 이라는 성분이 있 기 때문이다. 밀크시슬은 알콜의 정화와 해독에 뛰어나며. 활성 산소로 부터 간세포와 조직을 보호해 준다. 한방에서 이 엉겅퀴는 꽃 모양이 닭 벼슬 같다하여 귀계나 묘계라고도 한다.

이뇨,해독 작용이 있으며 지혈하는 효능도 있어서 각종 출혈도 잘 쓰이는 재료이며 하루20g정도씩 차로 끓인 뒤 여러 차례 나누어 마시면 된다.

⑲ 체질을 알면 술자리에서 무리하지 않을 수 있다

술을 끊기 힘들다면 자신의 체질을 알고 이에 맞추는 것이 좋다. 사람은 개개인의 차이가 있으므로 음식이나 약물의 선택에도 반드시 구별이 있는 것이 당연하다.

한의학에서는 전통적으로 크게 4가지로 체질을 분류하고 있다. 소음인, 태음인, 소양인, 태양인으로 나뉘어 진다. 체질은 확률적인 개념이지만 체질에 따라 그 특성이 다르므로 치료법이나 음주 습관을 적용할 수 있다.

● **소음인** : 비위가 약하고 몸이 냉하며 기가 부족하기 쉬운 체질이기 때문에 그 성질이 찬 맥주 종류는 좋지 않다. 소음인은 술이 약하지만 내색하기 싫어하는 유형이다. 소주나 고량주, 양주, 찹쌀동동주, 사과, 대추, 인삼주 등이 좋다. 불가피하게 술을 많이 먹어야 할 경우에는 미리 인삼을 먹어두면 술도 덜 취하고 피로도 덜하게 된다. 술 마신 후에는 인삼차, 생강차, 따뜻한 국물, 북어 국 등을 먹으며 다소 빨리 회복된다.

소음인은 마시기 싫을 때는 싫다고 솔직하게 밝히고 마시고 싶은 만큼만 마시는 습관을 갖는 것이 중요하다.

● **태음인** : 태음인은 소음인과는 정반대의 음주패턴을 가지고 있다. 식

성이 좋고 선천적으로 간의 기능이 다른 체질에 비해 좋기 때문에 술을 잘 마시는 사람이 많다.

태음인은 술에 대한 해독능력은 좋은 편이지만 이를 과신해서 과음하는 것이 문제다. 특히 성격적으로 활달한 태음인은 자신이 좋아하고 주도하는 자리에서는 과음하는 편이다. 이 체질은 30대 이전에 너무 과음하면 40대에 간 질환에 시달리는 경우가 많으므로 주의해야 한다. 어떤 술이든 무난히 소화하는 체질이기 때문에 과음이 아닌 정도에서 조절하는 능력을 기르는 것이 필요하다. 태음인은 아무 술이나 잘 받는 편이지만 장이 나쁜 경우는 맥주보다는 매실주가 좋다. 이런 체질도 부득이 너무 자주 술을 먹거나 과음할 기회가 많은 경우에는 음주 전에 웅담이나 소, 돼지쓸개를 미리 먹고 가거나 간을 보호하는 한약을 먹는 것도 도움이 된다.

● **소양인 :** 위장기능이 좋고 신장기능이 약하고 열이 많고 음이 부족하기 쉬운 체질이므로 생맥주가 좋으며 양주나 고량주류는 많이 마시면 좋지 않다. 이 체질은 비교적 무난한 음주습관을 가지고 있기 때문에 그다지 술로 인한 큰 문제를 일으키지는 않지만, 한번 과음하면 온 몸에서 열이 나서 숙취가 잘 풀리지 않기도 한다. 특히 양주나 고량주를 소양인이 너무 많이 마시면 혈열이나 조열이 잘 생겨 번열이나 종기가 발생하기도 한다. 이 체질의 주독을 빨리 푸는 약으로는 육미지황탕이나 사령산 등이 있다.

● **태양인 :** 목이 굵고 머리가 크며 상체가 발달했으나 하체가 약한 태양인은 폐기능이 좋고 간 기능은 약한 사람이 많다. 비교적 열이 많아서 술이 잘 받지 않는 사람들도 있지만, 술을 좋아하는 사람도 많다. 건강

이 좋지 않을 경우에는 화를 잘 내고 다른 사람의 의견을 무시하는 경우가 많으므로 술자리에서는 주의가 필요하다. 독선적인 기질이 있어 음주에 있어서도 분위기를 장악하고 싶어 해, 술을 마실 때도 앞장서서 마시는 타입이다. 술은 생맥주가 괜찮은 편이고 소주, 양주 등은 좋지 않다. 태양인이 알코올 도수가 높은 술을 마시면 음식을 토하거나 거부하는 증상인 반위증이 잘 생기고 혹은 다리에 힘이 빠져 걸음이 불안전해지는 수가 있다.

어떤 체질이라도 과음을 하게 되면 건강을 해칠 수 있으므로 바람직한 음주문화를 위해 가족이나 이웃 간의 술자리 마련도 한 방법이 될 수 있을 것이다. 무엇보다 자기 체질에 맞는 술과 안주 및 음식선택이 필수적이라 하겠다. 그러나 자신의 체질에 잘 맞지 않는 술이라 하더라도 장기간 자신의 몸에 익숙하게 되거나 안주의 선택에 따라 별 문제가 되지 않는 경우도 많다. 술을 잘 마시는 사람과 그렇지 않은 사람은 이미 유전인자 상에 정해져 있으나 노력에 따라서는 조금씩 변화될 수 있다.

⑳ 지속적인 과음은 백혈구를 감소시키고 항체의 생성량을 감소시킨다

지속적인 음주는 실험동물이나 사람 모두에게 모든 종류의 백혈구 양을 현저히 저하시키고, 면역 단백질인 항체의 생성량도 감소시킨다. 그 결과, 과음하는 사람들은 정상인에 비하여 훨씬 낮은 면역 기능을 보유하여, 외부의 세균성 또는 바이러스성 질환(감기 포함)에 걸릴 확률이 훨씬 높다.

알코올은 칼로리가 높지만, 체내에서 다른 영양소의 흡수를 방해하고, 다른 영양소보다 우선적으로 열량원으로 사용되기 때문에 섭취한 다른 영양소들(특히 안주로 섭취한 식품)은 알코올 때문에 사용되지 않아 체내에 남게 된다. 결국 지방으로 저장되는 것이다.

상습적으로 알코올을 과음할 경우 영양소의 흡수, 저장, 대사에 장애를 가져와 빈혈, 비타민 결핍 등으로 면역능력을 떨어뜨려 질병에 걸리기 쉬운 상태가 된다.

특히 심한 경우에는 간에 손상을 가져와 지방간, 간염, 간경화를 초래할 수 있다. 또한 식도나 위에 염증이 생길 수 있고, 잦은 설사나 복통을 일으키기도 한다.

인체에서 여러 병원성 세균, 기생충 및 바이러스 감염에 대해 대항하고 잘 견디도록 방어해 주는 기능이 바로 면역기능인데, 특수한 세포군(백혈구 및 거식세포들)과 조직들(흉선, 비장, 림프선 그리고 골수)로 구성되어 있다.

백혈구는 골수에서 성숙되는 B임파구 세포와 흉선에서 성숙되는 T임파구 세포로 등으로 구성되어 있다. B임파구 세포는 외부에서 침입한 병원균의 항원에 대해 항체를 생성하여 중화시키는 반면, T임파구는 항원에 의해 감염된 세포나 종양에 의해 변형된 세포와 직접 대응하여 면역능력을 갖게 된다.

T임파구는 다른 면역세포와 상호 협동으로 침입한 병원균이나 암세포들을 제거한다.

1980년대 이후 후천성면역결핍증(AIDS)의 발견으로 일반 대중의 면역기능에 대한 관심도가 높아졌다. 최근 연구결과에 의하면 여러 중금속들과 발암물질들을 포함한 각종 독성물질들도 우리의 면역기능을 저하시킨다는 보고가 많이 있다.

특히 여성들 사이에 나타나는 음주의 부작용은 더욱 심각하다. 여성들은 남성들 보다 술로 야기된 간장 경화증에 더 무력하다. 또한 임신기간 동안의 음주는 태아에 아주 해로운 영향을 끼친다. 태아 알코올 중후군은 의학계에서 상당히 인지된 병이다. 임산부가 음주를 할 경우 아이가 태어나면 이들은 다른 아이들에 비해 면역기능이 현저히 감소되어 질병에 잘 걸린다고 알려져 있다.

에이즈 감염환자들이 결핵이나 폐렴으로 고생하듯이, 알코올 과음자도 결핵이나 폐렴에 잘 걸리고, 심지어 암의 발병률도 높다. 폐렴은 알코올 중독자들에게 매우 무서운 병이다. 폐렴과 폐 농양, 폐기종 결핵이 알코올 중독자들 사이에서 가장 흔히 보이는 질병이다. 심각한 만취 상태에서 사람은 대개 구토를 하는데, 이는 기침으로 내뱉을 수 있는 보호 반사 작용이 마비되기 때문이다. 그 토한 것은 폐에 쉽게 들어가 폐렴이나 폐 농양을 일으킬 수 도 있다. 피부병도 과음과 관련이 있다. 습진, 탈모증, 손톱 영양실조, 손톱 영양 장애, 구내염(입안의 각진 곳에 염증)도 알코올 중독자들에게 흔히 나타나는 병이다.

한편 이러한 질병에 속에서도 계속된 음주는 질병의 상태를 더욱 악화시키고 회복이 지연되므로 무조건 금주하는 것이 최상의 방법이다. 동서고금을 막론하고 인간은 술에 어느 정도 취하면 윤리적, 도덕적 사고의 혼돈이 일어나 여러 사람과 무분별한 성교를 할 수 있고, 동일한 주사기를 이용하여 마약을 복용하여 에이즈나 간염바이러스에 감염이 되는 등 인간생체에 치명적인 해를 줄 수 있다.

특히 성교 시에는 콘돔을 사용치 않아 임질, 매독 등의 여러 성병에 감염될 수 있고, 최근에는 에이즈를 일으킨다는 HIV에 감염될 수도 있다. 공중보건과 사회적 문제를 일으킬 수 있는 비정상적인 행동의 소산이므로, 미국 정부에서는 음주 시 절제 있는 행동을 할 것을 적극적으로 계몽하고 예방운동을 펼치고 있다.

술을 많이 애용하는 우리 한국인들도 재고해 보아야 할 문제일 것 같다. 동양인들은 약 6~12% 정도의 사람들이 간염바이러스를 갖고 있어, 구미 선진국보다 훨씬 높은 보균율을 갖고 있다. 이들 간염 바이러스는 급성 또는 만성적으로 간의 염증을 일으킬 수 있고, 심하면 간암으로 발전시키고 간경화증도 유발시켜 사망을 초래한다. 이런 경우 술을 장기간 음주하면 간의 간염바이러스와 술의 간에 미치는 영향이 상승적으로 작용하여 더 빨리 나쁜 영향을 갖고 올 수 있다. 적당한 실험동물 모델이나 정확한 통계수치가 없지만 한국, 일본인들에게 간암환자가 많은 이유는 간염바이러스의 보균과 술의 과음으로 인한 아닐까 하는 추측이 든다.

최근의 일을 기억하지 못하는 기억력 상실증을 동반하는 베르닉-코르사코프(Wernicke-Korsakoff) 라는 정신병(기억력이 장해를 받거나 추억을 창조하는 등의 정신병)과 다른 종류의 마비가 함께 오면서 옛날 기억을 오랫동안 되새기며 얘기하는 증상도 과도한 음주 때문에 야기된 티아민의 결핍으로 일어난 현상이다.

정신 착란증은 알코올 중독증에 시달리는 동안은 물론 치료받은 후에도 발생할 수 있는 심각한 합병증이다. 또한 정신 착란증은 금주 기간에는 금주에 따른 허탈에서 오는 증상중의 하나로써 일어날 수도 있다. 정신 착란증은 의료시설이 좋은 병원에서 잘 치료받는다 해도 심각한 병이다. 알코올 중독 재발은 만성 알코올 중독자들 가운데 매우 흔하게 나타난다. 병에 대한 저항과 면역 방어 체계는 음주에 의해 무너진다. 그렇기 때문에 적당한 음주와 운동만이 최선책이다.

㉑ 음주 시 주의사항

1. 과음을 피해야 한다.

과음을 하면 신경이 상하고 심장에 손실을 준다. 특히 고혈압환자는 과한 음주를 하게 되면 뇌출혈의 위험이 크다.

2. 단숨에 마시는 것을 피해야 한다.

술을 갑자기 많이 마시면 알코올이 대뇌피층을 비정상의 흥분상태로 이끌어 마비가 오거나 자제력을 상실하게 되며, 뇌동맥 환자들은 뇌혈관이 터지기 쉽다.

3. 공복음주(특히 알코올 도수가 높은 술)는 구강, 식도, 위에 모두 해롭다.

실험에 의하면 공복상태로 30분 동안 술을 마시면, 알코올이 인체에 독성작용을 일으켜 절정에 달하게 된다고 한다. 말없이 우울하게 술을 마신다든가 화가 난 상태에서 술을 마시면 쉽게 취하게 된다. 그러므로 술을 마시기 전에 먼저 음식을 조금이라도 먹어 체내의 알코올을 분해하는 효수의 활력을 높여 간을 보호해야 한다.

4. 데워서 마셔야 하는 술도 있다.

술을 데워서 마시는 것에는 이유가 있다. 백주의 주성분은 에틸알코올이다. 그 외 알데히드도 있다. 이 알데히드는 술의 주성분은 아니지만 인체의 유해성은 알코올보다 높다. 하지만 이 알데히드의 비등점은 낮아서 $20°C$ 상간이면 비등(沸騰)한다. 때문에 술을 조금만 데우면 대부분의 알데히드가 휘발하게 된다. 이렇게 되면 인체의 유해성이 감소된다.

5. 술을 섞어서 마시지 말아야 한다.

술은 발효주(황주, 맥주)와 증류주(백주, 소주)로 나뉘는데 각각 인체 내에서 반응하는 것이 다르다. 발효주는 알코올 함량이 적다. 그러나 알코올 농도가 높은 증류주와 섞어서 마시게 되면 취기가 빨리 나타난다.

6. 술과 탄산음료(사이다, 콜라 등)와 혼합해서 마시는 것을 피해야 한다.

어떤 사람들은 술과 탄산음료를 혼합해 마시기를 좋아한다. 이것은 건강에 매우 좋지 않다. 알코올 도수가 높은 술과 탄산음료를 섞어서 마시게 되면 알코올은 매우 빠른 속도로 전신에 확산된다. 그리고 대량의 이산화탄소가 발생하여 위장, 심장, 신장 등 기관에 손상을 준다.

위장병이 있는 사람이 음주 후 대량의 사이다를 마시게 되면 위장과 십이지장에 대 출혈을 초래할 수도 있다. 혈압이 정상이 아닌 사람이 이렇게 술을 마시게 되면 알코올이 중추신경으로 침투되어 혈압을 높이는 작용을 하게 된다. 그러므로 탄산음료는 술을 마실 때나 마신 뒤에도 마셔서는 안 된다.

7. 술과 담배를 함께 하는 것을 피한다.

많은 사람들은 술과 담배를 함께 한다. 흡연 자체도 유해하다. 그러므로 술을 마셔가며 흡연을 하는 것은 더욱 유해하다고 하겠다. 이것은 알코올이 혈관을 확장하여 혈액순환을 가속화 하는데 담배의 유해물질인 니코틴 흡수를 가속화시키기 때문이다. 그 외에도 알코올의 독성작용은 간의 니코틴에 대한 해독기능을 약화시킨다. 그러므로 음주와 흡연은 인체에 해를 주므로 삼가하는 것이 좋다.

8. 음주 후에는 찬바람을 피하는 것이 좋다.

알코올의 자극으로 인체 표면의 혈관이 확장되고 혈액순환이 빨라지며 피부가 붉어지고 체온이 떨어져 정상 체온 상태를 잃게 된다. 그러므로 음주 후 찬바람을 쐬면 쉽게 질병에 걸릴 수 있으므로 피하는 것이 좋다. 또 찬물로 얼굴을 씻거나 선풍기나 에어컨 바람을 피하는 것이 좋다. 그리고 만취하여 길거리에서 잠을 자게 되면 마비증세가 오고 발에 무좀이 잘 생긴다.

9. 음주 후에는 목욕하는 것을 피한다.

음주 후, 목욕하는 것은 체내에 저장된 포도당의 소모를 가속시켜 혈당을 내리며 체온이 급속히 떨어진다. 또 알코올은 간장의 포도당 저장 회복을 저해함으로써 쉽게 혼절하게 된다. 그러므로 음주 후에는 가급적 바로 목욕하는 것을 삼가야 한다. 음주 후 즉시 목욕을 하게 되면 안질이 생기기 쉽고 혈압이 오른다는 연구결과도 있다.

10. 음주 후 바로 텔레비전을 보는 것을 피한다.

에틸알코올은 시신경을 위축시키며 심할 경우 실명까지 한다고 한다. 텔레비전을 보게 되면 시력이 감소된다. 특히 노인은 이를 피해야 한다.

11. 음주 후에 농약 치는 것을 피해야 한다.

알코올이 혈액에 침투되어 체온조절 중추를 가극함으로써 피부점막의 혈관을 확장시켜 혈류량이 증가하는 동시에 피부점막의 침투성도 증가한다. 이때 만약 약물이 묻게 되거나 혹은 농약이 호흡기관 점막에 흡수되어 체내로 들어가면 중독될 수 있다.

만약 알코올이 체내에서 일으키는 생리적인 변화가 농약 중독의 반응과 일치하게 되면 알코올과 농약이 함께 작용하므로 중독 정도가 가중되어 생명까지 위험하다.

12. 잠자기 전에 음주를 해서는 안 된다.

잠자기 전에 음주를 하게 되면 심한 호흡중단 현상이 발생할 수 있다. 술을 마시고 잠들 경우에 호흡이 잠시 중단되는 현상이 발생한다. 이러한 호흡중단 시간은 대략 10초 혹은 더 길게 이어지는 경우가 있다. 음주를 하지 않은 사람도 간혹 이런 일이 일어나는데, 음주를 한 사람은 이에 비해 두 배나 더 길다. 호흡중단이 여러 번 발생하게 되면 고혈압을 초래할 수 있고, 심지어는 심장이 파열될 수 있으며 심장이 약해진다. 전문의들이 경고하기를 장기적으로 수면 전에 음주하는 버릇이 있으면 돌연사를 초래할 수 있다고 한다.

13. 음주 후 약을 먹는 것을 피한다.

음주 후 알코올은 인체 신경계통에 단기적인 흥분작용을 하다가 억제 기능으로 변하여 대뇌신경계통의 반응기능을 하락시킨다. 만약 이 때 진정제나 수면제 혹은 진정작용을 하는 항정신제 및 이런 성분이 포함된 감기약 등을 먹으면 알코올과 약재의 억제작용이 동시에 진행되어 혈압이 내려가고 심장박동이 떨어지며 호흡이 곤란하게 된다. 심하면 사망할 수도 있다. 찰리 채플린도 음주 후 수면제를 복용해 갑자기 죽었다고 한다.

음주 후 APC, 아스피린, 아날긴, 피미노딘 에시레이드, 소염제 등을 복용하면 위출혈을 초래할 수 있고 심지어는 위에 구멍이 생길 수도 있다. 술은 또 강압제, 소염제 등의 약리작용에 영향을 주어 인체에 해를 끼친다.

14. 병환 중에는 음주를 하지 말아야 한다.

환자는 음주하지 말아야 한다. 특히 간 질환 자, 위 혹은 십이지장궤양 환자, 심혈관환자, 비대증환자, 치매증상을 보이는 환자 등은 반드시 음주를 삼가야 된다. 맥주처럼 도수가 낮은 술이라도 예외일 수 없다.

이는 알코올이 글리코겐의 합성을 저해하여 주위의 지방질을 간으로 보내어 간장의 지방합성을 돕기 때문이다. 이렇게 하여 간 환자는 간세포가 대량으로 파괴되어 쉽게 지방간을 형성하게 된다. 동시에 에틸알코올은 간 내에서 먼저 아세트알데히드로 변한 다음 다시 초산으로 변해 트리카르본산으로의 순환을 계속하다가 마지막으로는 이산화탄소와 물이 되어 인체를 통해 소모하게 된다.

간염환자는 초산이 간장 내에서 산화되는 기능이 떨어져 아세트알데히드가 간에 축적되게 된다. 그러나 알데히드는 유독물질로 간장의 실질적인 세포에 직접 해를 준다. 따라서 간염환자가 음주를 하면 병세가 더욱 악화되는 결과를 빚게 된다.

15. 임산부는 음주를 피해야 한다.

알코올은 혈액을 통하여 태아를 해롭게 한다. 태아는 작을수록 유해요 소에 민감하다. 음주는 태아의 대뇌와 심장이 알코올의 해독을 받게 되 어 태아의 발육이 떨어지고 사망률이 높아지며 출생 후에도 지능발달에 지장을 준다. 미국 산티에고 의학전문가에 의하면 음주를 하는 일곱 명 의 임산부 가운데 한 사람은 유산하고, 두 사람이 해산한 어린이는 체중 이 일반 아기들보다 적었다고 한다.

㉒ 술 병(病)을 예방하는 방법

조선조 전기에 걸쳐서 증류주의 음용이 성행되었던 탓에 이로 인해 피 해도 적지 않았던지 이에 대응책으로 본초학 분야에서는 소주독이 거론 되었고, 〈동의보감〉을 위시한 본초학계 책에서는 소주 독을 다스리는 처 방들과 함께 술이 취하지 않는 처방이 기록되어있다. 또 술에 취하지 않 는 처방이 기록되어 있는가 하면 술을 빨리 깨게 하는 처방도 구급법에 서 다루고 있다. 또 남성들의 소주 독을 걱정한 나머지 소주의 음용방법 까지 기록되고 있다.

〈산림경제〉에는 술을 마실 때 한초(漢椒:한나라의 후추) 2~3알을 삼키 고 마시면 병이 나지 않는다. 또한 술을 마신 후에는 반드시 입을 가신다. 술 한 잔 마시고 입을 가시면 취하지 않고 몸이 상하지 않는다. 저녁 또는 밤중에 취하는 것은 주독이 몸속에 정체되어 내장을 버린다고 기록되어 있다.

〈고려대규곤요람〉에는 추운 겨울 먼 길을 갈 때 백복령을 세말하여 2돈 씩 술에 타서 마시면 극한에도 땀이 난다.

〈임원16지〉의 음주방법에는 밀가루 음식을 먹은 뒤 술을 마실 때 씨를 뺀 한초 2~3알을 먹으면 좋다고 적혀있다.

그 외에도 밥을 먹을 때 밥 한번에 술 한 모금으로 양치하여 마신다. 밤늦도록 술을 마시면 크게 취하고, 밤을 새워 마시면 몸에 해롭다. 그믐날 술을 마시면 크게 취한다. 정유일(丁酉日)에는 술을 마시지 않아야 하며, 유일(酉日)에는 손님을 맞지 않아야 한다. 많이 취한 후 포식하지 말고, 포식한 후 몹시 취하지 말 것이며, 술에 취하여 말을 타지 말아야 한다. 술을 좋아하는 자는 오래되면 반드시 병에 걸리게 되며, 이로 인하여 죽을 수도 있다. 여름철에 취하면 도행류(桃杏類)를 먹으면 좋고, 더위나 학질을 구할 수 있다. 많이 취하였다가 깨어서 냉수를 마시면 해롭다. 초과말(草果末)을 술잔에 넣고 술을 마시면 즉시 취한다는 내용을 담고 있다.

〈규합총서〉에는 갈근, 백두고, 축사(縮砂), 정향은 각 5전, 백약전(百藥煎), 감초는 각 2전 반, 모과 4냥, 초염(炒塩) 1냥을 갈아서 더운 물로 먹으면 술이 깨고, 술을 못해도 한 돈을 타 먹으면 능히 술을 마시게 된다고 하였다. 대취하면 밀실 안에서 뜨거운 물로 세수하고 머리를 수십 번 빗질하면 깬다. 소금물로 이를 닦고 더운 물로 양치를 3번 하면 통쾌해진다. 갈화(葛花), 갈근, 백복령, 소두화(小豆花), 목향, 천문동(天門冬), 축사(縮砂), 목단피, 인삼, 관계(官桂), 구기자, 진피, 택사(澤瀉), 감초, 백염을 각각 등분하여 가루로 만들어 꿀에 저어 탄자(彈子) 크기로 만들어서 더운 술에 씹어 삼키면 한 알에 결 잔을 먹어도 취하지 않는다고 적고 있다.

오래 전부터 술병(病)에 대한 여러 가지 처방이 있었던 것으로 보아 과음은 몸에 좋지 않다. 적당히 마시는 습관을 갖는 것이 건강을 위해 바람직한 것 같다.

음주에도 금기 사항이 있다. 〈용재총화(慵齋叢話)〉에는 "하루의 환(患)은 묘시(卯時: 오전 8시경)에 먹은 술이고, 1년 간의 걱정은 작은 신[靴]이며, 일생의 걱정은 악처를 취하는 데 있다"고 했다. 아침 일찍이 마시는 술을 금한 것이다.

금주에 대한 경계와 함께 조선 후기에는 술 먹은 다음에 금해야 할 음식 금기 풍속이 있었음을 알 수 있다. 〈규합총서〉에 따르면, 음주 후에 금해야 할 것을 다음과 같이 지적해 주고 있다.

술꾼의 병은 계지탕(桂枝湯)을 먹지 못하는 법이니 양기(陽氣)를 얻은 즉 반드시 토한다. 그렇기 때문에 술꾼은 단맛을 즐기지 않는다. 막걸리를 먹고 국수를 먹으면 기운구멍(氣孔)이 막히고, 취한 뒤 바람맞이에 누우면 하초(下焦)가 잘못된다. 술을 마신 뒤 목이 몹시 마르더라도 찬물을 먹지 말아야 하니, 찬 기운이 방광에 들어가면 수종(水腫), 치질, 소갈증이 생긴다. 홍시, 황률, 살구, 버찌, 조기 등의 음식은 상극이니 먹으면 안 된다. 탁주를 먹고 쇠고기를 먹으면 촌백충이 생기고, 더운 고기를 먹고 즉시 냉수를 먹으면 충이 생긴다고 기록되어 있다.

하루도 빠지지 않고 술집에 출근부를 찍는 노인이
있었습니다. 그는 언제나 위스키 두 잔을 시켰습니다.
이를 이상하게 생각한 바텐더가 노인에게 물었습니다.
　"영감님, 왜 꼭 두 잔씩을 한꺼번에 주문하십니까?"
그러자 노인은 허허 웃으며 대답했습니다.
　"사실은 이유가 있다네. 내게 아주 오랜 술친구가 있었는데,
　죽으면서 내게 유언을 남겼지. '술 마실 때는 언제나 나를
　위해 잔을 들어 건배를 해주게' 하고 말이야. 그래서 그 친구
　몫까지 두 잔을 마시는 거라네."
노인의 우정에 감동한 바텐더는 그 후로 노인이 오면 두 잔의
위스키를 내놓았습니다. 그런데 어느 날부터인가 노인은 한 잔만
마셨습니다. 그것을 이상하게 생각한 바텐더가 또 물었습니다.
　"영감님, 왜 이제는 한 잔만 드십니까?"
그러자 잠깐 생각에 잠긴 노인이 대답했다.
　"나는 이제 술을 끊었네. 그래서 이 잔은 내 친구를 위해
　마셔주는 거라네."

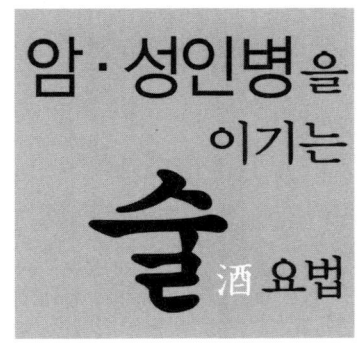

암·성인병을
이기는
술 酒 요법

제4장

술의 종류와 효능

한국의 전통주

맥주

포도주

증류주

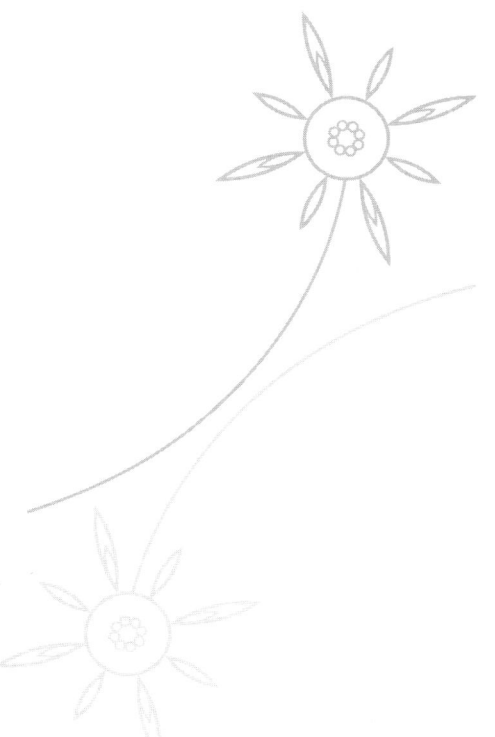

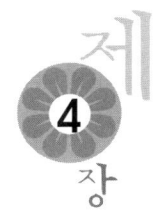

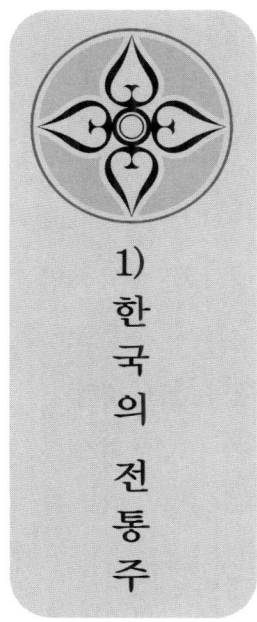

1) 한국의 전통주

인간이 사는 곳에는 언제 어느 곳에나 술이 있었다. 사람이 모이면 술을 빚었고 술이 있으면 사람이 모이고 문화가 싹텄다. 술은 사람을 기쁘게 하고, 시름을 잊게 하며, 마음의 문을 열어주기에 술잔을 가운데 두면 모든 원망은 녹아내리고 사랑과 우정이 싹트며 문화와 인종의 벽도 허물어진다.

그러나 술로써 몸을 해치고 싸움이 일어나며, 나라가 망하기도 한다. 이처럼 모순되는 술의 양면성은 술이 취하게 하는 것이기 때문이다. 그러나 그것이 어찌 술이 혼자서 하는 일이겠는가. 다만 인간이 술의 힘을 빌려 하는 것, 술은 그저 술일 뿐이다. 다만 술을 다스리는 민족과 문화는 번성하고, 술에 사로잡힌 민족과 문화는 몰락하였다. 뿐만 아니라 술을 다스릴 줄 아는 성숙한 문화는 술을 더욱 발전시켰다. 와인, 위스키, 꼬냑, 마오타이, 데킬라 등등 세계인의 사랑을 받은 술들은 성공적인 문화권의 생산물인 것이다.

오랜 역사와 독창적인 문화를 가진 우리에게도 우리만의 독특한 전통술이 있었다. 그것은 지리적, 문화적 원근에 따라 주가의 술과는 크게 다르고 중국과 일본의 술과는 비교적 유사한 점이 많다.

한국의 전통술은 중국술처럼 독하지 않고 일본술처럼 섬세하지도 않으며, 와인처럼 세련되지도 않고 보드카처럼 독하지도 않다. 그러나 과실주가 아닌데도 느껴지는 은은한 향, 자연스런 빛깔이 스며있다. 같은 주정도수라도 유난히 부드러운 느낌, 큰 차이는 아니지만 자꾸 마시다 보면 알게 되는 미세한 맛의 차이가 있다.

또 통음(痛飮) 후에도 두통이 없는 잔잔하고 아름다운 우리의 전통술은 다른 어떤 술과도 다르다. 고향집의 저녁노을에서도 아름다움을 느낄 줄 아는 사람이라면 한국의 전통술은 어울리는 술이다.

예로부터 전통술의 맛은 물이 좌우한다는 말이 있다. 좋은 물의 조건이 몇 가지 있다. 첫째가 서출동류(西出東流), 서쪽에서 나와서 동쪽으로 흘러가야 한다. 둘째가 석간수(石間水), 바위틈에서 나와야 한다. 셋째가 사시사철 같은 온도라야 한다. 넷째로 물이 무거워야 한다. 한국의 전통술은 같은 술이라도 물맛을 중요하게 생각했다.

한국의 전통술은 탁주, 약주, 소주로 대표된다. 이 세 가지 가운데 제조방법으로 볼 때 탁주가 가장 오랜 역사를 가지고 있고, 탁주에서 재(滓)를 제거하여 약주가 되었으며, 이를 증류하여 소주가 만들어졌다.

❶ 탁주

오늘날에도 널리 애음되고 있는 막걸리인 탁주는 약주와 함께 도시 서민층과 농민에게까지 널리 기호층을 가지고 있는 우리 민족의 토속주이다. 탁주는 예로부터 자가제조로 애용되었기 때문에 각 가정마다 독특한

방법으로 만들어져 그 맛도 다양한 것이 특징이었으며 대중주로서의 위치도 오랫동안 유지되어 왔다. 탁주는 지방방언으로 대포, 모주, 왕대포, 젓내기술(논산), 탁배기(제주), 탁주배기(부산) 라는 이름으로 불리었다.

우리나라에서 가장 역사가 오래된 술은 탁주 즉 막걸리이며, 술에 대한 기록으로 가장 오래된 것은 〈삼국사기〉이다. 고구려 동명성왕의 건국담에 천제의 아들 해모수가 움신연가에서 하백의 딸 삼형제에게 미리 마련해 놓은 술을 먹여 취하게 했다는 설이 있다. 〈위지〉 동이전에도 마한의 풍습으로 5월 밭갈이 때와 10월 농사를 거둘 때면 신에게 제사하고 밤낮으로 주연을 베풀고 가무를 즐겼다는 기록이 있고, 진한에서도 역시 술을 즐겼다는 기록이 있다. 이런 기록에 등장하는 고대의 술들이 어떤 것이었는지 정확히 알기는 어려우나 막걸리라고 추측된다. 곡식으로 만든 술로 가장 오래된 것이 막걸리이기 때문이다.

아 막걸리는 고려 때에는 막걸리용 누룩을 배꽃이 필 때에 만든다고 하여 이화주(梨花酒)라는 이름이 붙었다. 맑지 않고 탁하기 때문에 탁주라고 부르기도 하고, 식량 대용으로 농부들이 애용해 왔으므로 농주(農酒)라고도 한다. 탁주는 멥쌀이나 누룩을 사용해서 만들어 왔으나 쌀의 수급이 어려워지자 밀가루와 옥수수 가루로 바뀌었다. 1961년부터 탁주 제조용으로 쌀의 사용을 금지시켜서 밀가루가 이용되었다. 그 후 1977년 대풍으로 다시 쌀의 사용을 허가했으나 곧 금지되어 주로 밀가루가 주원료로 사용되다가 다시 쌀막걸리로 되었다.

좋은 막걸리는 단맛, 신맛, 쓴맛, 매운 맛, 떫은맛이 잘 어울리고 적당한 감칠맛과 청량감이 있어야 한다. 발효 시간을 너무 끌면 알코올 생성은 많게 되지만 주질이 떨어지고 청량감이 없다. 청량감은 발효로 탄산가스가 생성되어 생기는 것으로 혀와 목을 알맞게 자극한다.

삼국시대 이래 양조기술의 발달로 약주가 등장했지만, 탁주와의 구별이 뚜렷하지 않았다. 같은 원료를 사용해서 탁하게 빚을 수도 있고, 맑게 빚을 수도 있기 때문이다. 일반적으로 널리 보급된 탁주는 가장 소박하게 만들어진 술로서 농주로 음용되어 왔다.

탁주와 약주는 곡류와 기타 전분이 함유된 물료나 전분당, 국(麴) 및 물을 원료로 한다. 여기에서 발효시킨 술덧을 여과 재생했는가의 여부에 따라 탁주와 약주로 구분된다.

❷ 약주

〈이조실록〉 태종 5년(1405)조에 의하면 한재(旱災) 때문에 왕은 약주 이외의 술을 금했다고 했다. 〈임원16지〉에는 여충소공(인조 때의 정치가 서성(1558~1631: 호는 약봉이고 익호는 충숙)이 좋은 청주를 빚었는데, 그의 집이 약현에 있었기 때문에 그 집 술을 약산춘이라고 하였다고 한다. 〈한경식략〉에 약전현(약현 : 지금의 중림동)에는 서성의 옛집이 있고 이 재는 옛날 내국에서 약초를 심던 곳이라고 한다. 중종(1506~1544) 때 약현에 살던 서해의 부인인 이씨가 남편을 잃고 술장사를 하였는데, '약현 술집' 이라 하고 술 솜씨가 뛰어나서 약주(藥酒)라고 하였다고 한다.

약주는 탁주의 숙성이 거의 끝날 때 쯤, 술독 위에 맑게 뜨는 액체 속에 싸리나 대오리로 둥글고 깊게 통같이 만든 용수를 박아 맑은 액체만 떠낸 것이다. 약주란 원래 중국에서는 약으로 쓰이는 술이라는 뜻이지만 우리나라에서는 약용주라는 뜻은 아니다.

약주에 속하는 술로는 백하주, 향은주, 하향주, 소국주, 부의주, 청명주, 감향주, 절주, 방문주, 석탄주, 법주 등이 있다. 이밖에 보다 섬세한 방법으로 여러 번 덧술한 약주에 호산춘, 약산춘 등이 있는데, '춘(春)' 자를 붙인 것은 중국 당나라 때의 예를 본뜬 것이다. 그리고 비록 '춘' 자는 붙지 않았어도 같은 종류의 술로는 삼해주, 백일주, 사마주 등이 있다.

❸ 청주

청주는 백미로 만든 양조주로서 탁주와 비교하여 맑은 술이라고 해서 이름이 붙여졌다. 청주는 음료로서 사용되지만, 육류와 생선요리 등 각종 요리에 조미용으로도 사용된다.

청주는 삼국시대부터 만들어진 한국의 술이다. 일본 고사기(古史記)에는 백제의 인번(仁番)이 응신천황(應神天皇) 때 일본에 건너와 새로운 방법으로 미주(美酒)를 빚었으므로 그를 주신(酒神)으로 모셨다고 전한다. 여기에서 말하는 미주는 청주의 전신인 듯하다.

고려시대 〈동국이상국집〉의 시(詩)에서는 '발효된 술덧을 압착하여 맑은 청주를 얻는데 겨우 4~5 병을 얻을 뿐이다' 라고 했고, 〈고려도경〉에서도 '왕이 마시는 술은 양온서에서 다스리는데, 청주와 법주의 두 가지가 있으며 질항아리에 넣어 명주로 봉해서 저장해 둔다' 라고 기록되어 있다.

이로 미루어 보아 고려시대에는 발효된 술덧을 압착하거나 걸러내어 맑은 술을 빚었고, 이미 덧술법을 사용하여 알코올 농도가 높은 청주를 빚은 듯하다. 즉 발효가 끝난 술덧을 잘 걸러내어 부드럽게 마실 수 있게 맑게 한 술이 청주라는 이름으로 불리었을 것으로 짐작된다. 우리나라에서 현대식 청주가 만들어진 것은 1900년 이후이다.

❹ 소주

소주는 오래 보관할 수 없는 일반 양조주의 결점을 없애기 위해서 고안된 술로서 발효원액을 증류하여 얻는 술이다.

소주는 인도나 이집트 등지에서 지금으로부터 4000년 전이나 2800년 전부터 만들었다는 설이 있으나 확실하지 않다. 국내 문헌에 의하면, 600년 전 중국 원나라 때 처음 생산되었다. 이 때는 감로(甘露), 아라키라고 불렀다고 한다. 이 술을 만주에서는 이얼키(亞兒吉) 라고 하고 아라비아에서는 아라크(Araq)라고 했다. 아라키라는 이름은 아라비아의 아라크에서 유래한 것이다.

우리나라에서 소주는 징기스칸의 손자인 쿠빌라이가 일본 원정을 목적으로 한반도에 진출한 후 몽고인의 대본당이었던 개성과 전진기지가 있던 안동, 제주도 등지에서 많이 빚어지기 시작했다. 원나라가 고려와 함께 일본을 정벌할 때 안동을 병참기지로 만들면서 안동소주가 알려지게 되었는데, 안동소주는 조선시대에 들어와 더욱 발전했다. 당시 원나라는 페르시아의 이슬람 문화를 받아들였으며 세력이 중국은 물론 한반도에도 미쳤다. 원의 이러한 세력 확장에 따라 페르시아 증류법이 한반도에 들어온 것이다.

한반도에 들어온 소주는 지역마다 명칭을 달리했다. 개성에서는 '아락주'라고 했고, 평북지방에서는 '아랑주'라고 했다. 경북과 전남, 충북 일부에서는 '새주', '세주'라고 했다. 진주에서는 '쇠주', 하동과 목포, 서귀포 등지에서는 '아랑주', 연천에서는 '아래지', 순천과 해남에서는 '효주'라고 불리었다.

고려시대 중국에서 전래된 소주는 오랫동안 약용으로 음용되다가 조선시대에 와서야 술로서 일반인들이 마시게 되었으며 '약소주'라는 이름으로 불리기도 했다.

한반도에서는 평양에서 만든 '감홍로(甘紅露)'가 최초의 소주이고, '재소주(두 번 증류하여 강도가 높은 소주)는 태국으로부터 들어왔다고 전해진다.

가향주는 술에 독특한 향을 주기 위해서 꽃이나 식물의 잎 등을 넣어 만든 술이다. 진달래꽃을 쓰는 두견주를 비롯하여 여러 가지 화주(花酒)가 있는데, 빚는 방법으로는 일반 처방에다 가향재료를 넣어 함께 빚는 것과 이미 만들어진 곡주에 가향재료를 우러나게 하여 빚는 가향 입주법이 있다.

🌸 전통주의 특성

1. 한국의 전통술은 중국술처럼 독하거나 사람을 깜짝 놀라게 하지 않는다.

한국 전통술은 과실주가 아닌 곡주인데도 느껴지는 은은한 향, 자연스런 빛깔, 같은 알코올 도수라도 유난히 부드러운 느낌이 있다. 자꾸 마시다 보면 알게 되는 미세한 맛의 차이, 통음 후에도 두통이 없는 잔잔하고도 아름다운 우리의 전통술은 다른 어떤 술과도 다르다.

2. 서양의 술과 동아시아 3국의 술을 다르게 하는 것은 누룩이다.

서양의 과실주는 물론이고 서양의 맥주나 위스키 같은 곡주도 누룩을 사용하지 않고 엿기름으로 술을 빚는다. 누룩은 밀이나 쌀 같은 곡식을 물로 반죽해서 곰팡이가 피어나도록 발효시킨 것이다. 우리의 전통술도 곰팡이를 이용하여 빚는 누룩술이다.

그렇다면 같은 누룩으로 술을 빚는 동양(한국, 중국, 일본) 3국 술의 차이점은 무엇일까. 일본은 쌀누룩을 사용한 술이며, 중국과 우리는 밀누룩을 주로 사용한다는 점이 다르다. 또 원료는 중국이 찹쌀을 주로 쓰고 일본이 쌀만을 사용해 빚는데 비해 우리는 쌀과 찹쌀, 잡곡 등을 다양하게 사용하여 술을 빚는다. 이러한 우리의 전통술은 지금까지 제조법이 전하는 것만도 300여 가지에 이른다.

3. 기능성이 뛰어나다.

고대로부터 내려온 음식이 곧 가장 좋은 약이라는 생각이 술에도 적용되어 술 자체를 약으로 쓰기도 하고 특히 술의 부원료로 생약제를 사용한 술의 발달을 가져왔다. 생약저 고유의 약효 외에도 순환기 질환과 암 등에 작용하는 전통 누룩과 전통술의 기능성도 현대과학의 힘을 입어 그 과학성이 속속 입증되고 있다.

4. 좁은 국토에서 빚어진 술이라고는 믿어지지 않을 정도로 다양하다.

우리 조상들은 전통술을 단순한 기호음료가 아니라 음식이라고 생각했다. 그래서 지금도 나이 지긋한 분들은 술을 마신다고 하지 않고 술을 먹는다고 한다.

술이 음식이기 때문에 영양이 조화된 맛있는 것을 좋은 술이라고 하였고, 음식이기에 과하지도 모자라지도 않게 먹는 것이라고 생각했다. 그리고 서양, 중국, 일본과 달리 금주정책으로 공업적인 양조보다는 집에서 빚어 마시는 가양주 문화가 발달한 탓에 역설적으로 엄청나게 다양한 술들이 전해지는 것이다. 전통술의 진면목을 알려면 현대인의 고질적인 급한 마음을 내려놓아야 한다.

히말라야의 장대함을 느끼는 기쁨만큼이나 고향집의 저녁의 전통술은 당신에게 어울리는 술이다. 그러나 술에서도 아름다움을 느낄 줄 아는 한국 사람이라면, 무엇보다 미식가이고 아직 제대로 빚은 술을 먹어보지 못했다면 꼭 한번 먹어보아야 한다. 한국의 전통술은 맛이 있고, 맛이 좋은 또 하나의 음식이기 때문이다.

고려시대의 술의 종류

고려시대는 우리나라 술의 3대 분류인 탁주, 약주, 소주의 기본형태가 완성된 시대였다.

❖포도주 – 쌀로 빚은 술에 포도를 넣은 술.

❖도소주 – 새해에 마시는 약술.

❖계향어주 – 계실에 넣은 향기로운 술로 송나라로부터 전래된 술.

❖유주 – 고려 충렬왕의 왕비가 몽고술인 마유주를 전했다고 한다.

❖감주 – 감향주와 향감주가 있다.

❖이화주 – 특이하게 쌀누룩을 사용한 탁주의 일종이다.

조선시대의 술의 종류

1 탁주

❖이화주 – 쌀누룩으로 빚어 진하고 주도가 높은 탁주이다.

❖사절주 – 막누룩으로 빚되 청주를 조금 얻고 탁주로 대부분 걸러
　　　　　 마시는 술로, 맛이 이화주와 비슷하다.

❖혼돈주 – 연산군 때 정희량이 빚었다고 하는 술로 사흘 만에 걸러 마
　　　　　 신다. 혹은, 탁주에 소주를 타서 먹는 술이 라는 설도 있다.

❖합주 – 약주를 뜨지 않고 탁주로 걸러 마시는 순탁주이다.

❖모주 – 술 지게미에 물을 타서 끓여 낸 것이다.

❷ 홍주와 백주

✤천대홍주 – 홍국과 누룩 찹쌀로 빚는 술이다.

✤백주 – 탁주에 속한다.

❸ 감주

✤감주 – 누룩으로 빚은 술의 일종으로 술과 식혜의 중간쯤 되는 술이다.

✤청감주 – 물 대신 좋은 술로 빚어 감미를 더한 주도 낮은 술이다.

✤이양주/청서주 – 여름철에 빚어 먹는 술로 큰 자배기에 찬물을 붓고
　　　　　　　　 수시로 갈아주며, 술독을 그 속에 담가 저온 발효시킨다.

✤와송주 – 스스로 누운 생소나무의 둥치를 말 구유 모양으로 파내고
　　　　　 그 속에 술을 빚어 넣은 진흙으로 봉하여 익힌 술이다.

✤죽통주 – 생대나무의 절간을 뚫고 술을 빚어 넣어 익힌 술이다.

✤가향주 – 도학주, 송화주, 송순주. 하엽청, 연엽양, 진달래술 등이 있다.

✤과실주 – 포도주, 송자주 등이 있다.

❹ 소주

✤공덕지소주 – 서울 교외의 시골인 공덕리에 운집한 소주가에서 빚은
　　　　　　　 순곡 소주, 임진왜란 이후부터 시작되었다고 한다.

✤안동소주 – 안동지방에 널리 빚어진 순곡 증류주이다.

✤찹쌀소주 – 찹쌀로 빚은 술밑을 고아낸 소주이다.

✤삼해소주 – 삼해주의 술밑을 고아낸 소주이다.

⑤ 혼양주

❖과하주 – 여름을 넘기는 술로 약주에 소주를 섞어 주도를 높인 서울식
　　　　과하주와 달고 진하게 빚어 여름을 넘기는 김천식 과하주가
　　　　있다.

❖송순주 – 찹쌀밥, 송순으로 빚은 술밑에 삼해소주를 부어 서늘한
　　　　곳에서 식힌 술.

❖삼해소주 – 삼해주의 술밑을 고아낸 소주.

⑥ 약용소주

❖관서감홍로 – 소주를 고을 때 지초와 꿀로 받쳐 내린 소주.

❖이강고 – 울금, 계피, 배, 생강, 물을 소주에 넣어 합한 소주.

❖죽력고 – 청죽을 쪼개어 불에 구워 스며 나오는 진액인 죽력과 물을
소주에 넣고 중탕한 술.

⑦ 약용약주

❖자주 – 좋은 청주에 약재를 넣고 중탕한 술.

❖구기주 – 구기자즙과 누룩 쌀로 약주를 빚어낸 술. 오가피주, 도소주,
밀주, 송절주 등이 있다.

🌸 전통주의 재료

▌누룩

술 제조에 관여하는 미생물은 누룩을 만들어 자연계에서 생육시켰다. 누룩의 품질은 술 제조에 있어서 일차적으로 영향을 미치는 요인이 된다.

누룩이란 술을 빚을 때 사용하는 발효제로서 효소를 갖는 곰팡이를 곡류에 번식시킨 것이다. 누룩곰팡이는 그 빛깔에 따라 황국균(黃麴菌), 홍국균(紅麴菌) 등이 있는데, 우리의 막걸리나 약주에 쓰이는 것은 주로 황국균이다.

누룩은 한자로 국(麴)으로 표기한다. 국은 살균한 배지에 원하는 미생물을 인공적으로 접종한 경우에 사용되고, 곡은 미생물을 자연 접종한 경우에 사용되나 문헌에는 이 두 자를 혼동해서 사용한 경우가 많고 고지(Koji)를 개량곡자라 부르기도 한다.

❶ 누룩의 분류 ✿✿✿✿✿✿✿✿✿✿✿✿✿✿

✣분국(粉麴) : 곡물을 가루 내어 덩어리로 만든 누룩–약주용

✣조국 : 곡물을 거칠게 갈아서 덩어리로 만든 누룩–탁주용, 소주용

✣초국(草麴) : 여뀌잎, 닥나무 잎 등 약초를 넣거나 그 즙에 반죽하여 덩어리로 만든 누룩.

✣산국 : 곡물의 낱알이 흩어져 있는 상태의 누룩.

❷ 술 빚는 방법에 따른 분류

❀ 약주류

통밀을 물과 반죽해 발효시킨 누룩에 쌀, 찹쌀 등 곡물과 물을 함께 버무린 다음 옹기 술독에 넣어 발효시키면 노란 빛의 맑은 물이 떠오르는데, 이것이 흔히 약주라 불리는 전통 청주(연천 두견주, 교동 법주, 백하주)다.

❀ 가향주류

술에 독특한 향을 주기 위해 꽃, 식물의 잎 등을 넣어 빚은 약주류를 말한다. 가향주에는 일반 처방에다 가향재료를 넣어서 함께 빚는 것과 이미 만들어진 곡주에 가향재료를 우려내게 하여 빚는 법이 있다.

❀ 속성주류

빠른 시일 안에 빚어지는 술들을 가리켜 속성주라고 하는데 대개는 7일 안에 만들어지는 것들이다. 길어야 열흘이내이므로 내순주라고도 한다. 손쉽게 빚는 것이므로 일반 가정이나 대중과 친근한 술로 믿어진다. 따라서 보통 맑은 술보다는 탁한 술이 대부분이라고 할 수 있겠다.

❀ 탁주류

탁하게 빚은 술을 탁주라 하는데 재주(滓酒) 또는 회주(灰酒)라고 불린다. 우리나라에서 가장 오래된 술이다. 탁주는 원래 밥에다 누룩을 섞어 빚은 술을 오지그릇 위에 정(井)자 모양의 걸치개 를 걸어, 막걸리를 뿌엉고 텁텁하게 만든 술이다. 술이 다 익어서 맑은 술을 떠낼 때 용수를 박아서 떠낸 것은 맑은 술이고 물을 더 넣어 걸쭉하게 걸러내면 탁주가 된다. 즉 청주와 탁주는 뚜렷한 차이가 없이 양조된다.

❀ 감주류

특별한 양조법으로 달게 빚어진 술을 말하는데 엿기름으로 만들어지는 감주와는 다른 것이다. 원래 곡식을 원료로 하는 술은 술이 익기 전에는 녹말이 누룩의 힘으로 분해되어 당분이 만들어지기 때문에 단맛을 갖게 된다. 그러나 이와 같이 발효가 덜된 것을 말하는 것이 아니고 감주란 단시일 안에 속성으로 끝낸 술을 말하는 것이다. 이 술은 다른 술에 비하여 찹쌀이 흔히 쓰이고 재료배합에서 공통적으로 거의 물을 쓰지 않는다.

❀ 소주류

• 약용소주

일반 양조주는 알코올 도수가 낮아서 오래 두게 되면 대개 식초가 되거나 부패하게 된다. 이러한 결점을 없애기 위해 고안된 것이 증류주이다. 소주류는 양주를 증류하여 이슬처럼 받아 내는 술이라 하여 노주(露酒) 또는 화주(火酒)라고도 한다.

❀ 혼성주류

지조 초기 이후부터 서울을 중심으로 유명했던 술중에 소주도 아니고 약주도 아닌 중간형의 술이 있었다. 청주류의 저장성을 소주로 고안할 목적으로 이루어진 것 같다. 청주로 빚어서 숙성시킨 다음 소주를 다시 넣어서 숙성시켜 내는 술이다.

✿ 이양주류

보통의 술 빚는 방법이 아닌 특이한 발효기법을 이용하여 빚은 술이다. 보통 술은 처방대로 재료를 혼합해서 항아리에 빚는데 숙성과정에 특별한 방법을 써서 빚는 경우가 있다. 즉 생나무통을 이용하거나 살아있는 대나무의 대롱을 사용하거나 또 술항아리를 땅속에 묻거나 물속에 담가 술을 숙성시키는 등 특별한 방법을 쓰는 경우가 있다.

✿ 과실주류

과실주라면 과실류를 자연 발효시킨 것을 생각하게 되나 우리나라의 과실주란 전혀 다른 것이다. 나무 열매의 맛이나 성분을 우려내서 만들었기 때문에 일종의 가향주와 비슷한 것이라고 볼 수 있다. 즉 재래의 다른 술을 빚는데 과실류를 곁들어 빚은 것이며 약용의 목적이나 별미를 맛보기 위해 애용된 것이다.

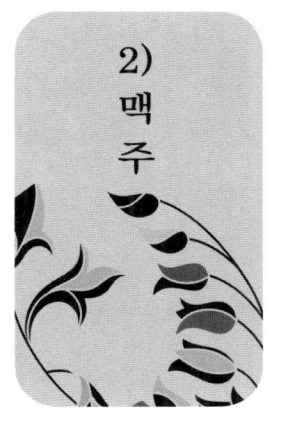

2) 맥주

전 세계적으로 맥주를 마시지 않는 나라가 없다. 맥주는 명실 공히 전 인류가 애용하는 술로 등장했다. 우리나라 국민이 가장 많이 마시는 술 역시 맥주와 소주이다.

맥주는 대량의 보리에 보조 원료를 가미하여 당화(糖化)한 후 호프와 효모로 발효하여 만든 것이다. 그래서 맥주를 '액체빵' 이라고도 한다.

맥주는 중국에서는 그 역사가 불과 백여 년 밖에는 되지 않는다. 맥주는 독일에서는 'bier'라 하고, 프랑스에서는 biere', 영국에서는 beer', 일본에서는 '맥주(麥酒)' 라 한다. 또 중국에서는 영국, 독일 프랑스에서 사용하는 명사의 첫 두 문자를 따서 '비(bi)'라는 문자를 새로 만들고 그 뒤에 '주(酒)' 자를 붙여 맥주를 일반적으로 '비주' 라 한다.

맥주에는 상면발효 맥주, 하면발효 맥주, 자연발효 맥주의 세 종류가 있다.

상면발효는 보리와 효모, 홉을 섞어서 20~25도 정도로 3일 정도 발효시킨다. 발효가 끝날 무렵이 되면 보리의 찌꺼기와 효모 등이 술의 표면에 둥둥 뜬다. 이와 같이 보리와 효모의 찌꺼기가 발효 후에 술통의 표면에 떠있기 때문에 상면발효(上面醱酵)라 한다. 이 1차 발효가 끝나면 통에 담는데 이때 소량의 당과 홉을 재차 첨가하여 2차 발효가 진행되도록 하여 술집으로 보낸다.

술집 주인은 2차 발효에 의해 통 속의 맥주가 잘 숙성되면 통을 열고 판매한다. 이 술은 어느 시기에 뚜껑을 여느냐의 결정이 술맛을 좌우한다. 한번 맥주통 뚜껑을 개봉하면 며칠 내 다 팔던지 마셔야 한다. 그렇지 않으면 시게 된다. 오늘날 영국에서 판매하는 맥주인 '에일'이 전형적인 상면발효 맥주다.

하면발효 맥주의 역사는 15세기에 시작됐다. 보리와 효모, 홉을 합하여 냉각된 상태의 술통에서 장기간 발효시키면 발효가 끝날 무렵에 보리와 효모의 찌꺼기가 술통 바닥에 가라앉는다. 이 기술은 맥주로서 세계적으로 유명한 뮌헨 시에서 15세기에 개발했다. 그 당시는 냉동기술이 없었으므로 산에 굴을 파고 알프스산에서 얼음덩어리를 운반하여 10월에 맥주를 담가 다음해 3월까지 발효시켰다. 이와 같이 냉각된 상태에서 발효가 진행되면 효모와 보리가 바닥에 가라앉기 때문에 하면발효라고 하는데, 이것이 오늘날 대부분의 나라에서 이용하는 맥주 제조법이다.

하면발효 제조기술은 삽시간에 세계에 전파되어 체코의 필스너 맥주, 덴마크의 칼스버그 맥주, 네덜란드의 하이네켄 맥주 등이 탄생했다. 이런 회사들은 모두 그 제조 기술을 독일 뮌헨의 호프브로이 양조장에서 전수받았다. 유럽에서는 두 가지 방법으로 제조하고 있으니 여행할 때 자신이 마시는 맥주가 상면발효인가 하면발효인가를 알고 마시는 것도 즐거운 일 중의 하나일 것이다. 우리나라의 맥주는 모두 하면발효 맥주이다.

자연발효 맥주는 너무 신 것이 단점이다. 붉은색의 신맛이 나는 브뤼셀의 유명한 맥주 '란빅'이 자연발효 맥주이다. 특히 벨기에에는 여러 종류의 자연발효 맥주가 있다.

자연발효는 상면발효 맥주처럼 보리와 효모를 1차 발효시킨다. 이 때는 홉을 사용하지 않는다. 1차 발효가 3일 정도에서 끝나면 나무통에 넣어 보통 온도에서 2년 이상 저장하는데, 이때 2년 이상 통 속에서 자연발효하여 술통의 나무색이 우러나와 적포도주 색으로 변하고 유산균의 작용에 의해 신맛으로 변한다. 벨기에 쪽을 방문할 기회가 있으면 시음해 봐도 좋을 것 같다.

맥주의 제조 역사는 수천 년이 되지만 홉을 넣어 맥주를 제조하게 된 역사는 길지 않다. 홉을 사용하기 전에는 여러 가지 향과 맛을 내는 식물과 약초 등을 혼합하여 넣어서 발효시켰다.

홉은 1079년경에 라인강 중류의 도시 근처의 한 수도원에서 최초로 맥주 양조에 사용했다는 기록이 있다. 홉을 첨가함으로써 맥주는 독특한 향과 청량한 맛이 생기고 약간의 쓴맛이 있어 몇 잔을 마셔도 질리지 않는다. 또한 홉은 살균력이 있어 맥주가 세균에 의해 부패하는 것을 방지해 준다고 한다.

또 홉은 신경을 안정시켜 잠이 오게 하는 효력이 있다. 중세기 때부터 특히 수도원에서 신경안정제 또는 수면제로 사용되어 왔다. 오늘날 독일에서 제조되는 식물성 수면제나 신경안정제에 홉이 들어가는 약이 많은 것도 그 이유다. 그러므로 맥주를 다실 때 정신적으로 안정이 되는 것은 이 홉의 작용 덕이 크다. 맥주의 맛이 쓸수록 홉의 함유량이 많고 신경안정의 효력이 크다. 그러므로 스트레스가 많은 날은 아주 쓴 한 잔의 맥주가 다른 술보다 좋다.

흑맥주는 더욱 환영받고 있다. 흑맥주는 맥아를 원료로 하여 불린 다음, 말려 볶아서 흑맥아와 카라멜 맥아로 만들어 다시 질 좋은 호프와 기타 보조 원료를 배합하여 양조한다. 흑맥주는 진한 향기와 시원한 쓴맛이 있다. 이것은 비장을 건강하게 하고 소화를 도우며 입맛을 돋우는 우수한 품질을 가지고 있다.

맥주에는 17종의 아미노산이 있는데 인체에 없어서는 안 될 8종의 아미노산이 들어 있다. 맥주는 열량이 높아 1ℓ에 425cal에 달하며 영양가가 높을 뿐만 아니라 인체에 쉽게 흡수됨으로써 1972년 세계 영향식품 회의에서 영양식품으로 명명되었다.

맥주의 알코올 농도는 3~5% 밖에 되지 않아 쉽게 취하지 않는다. 맥주의 특유한 쓴맛과 향기는 호프의 생산 과정에서 생긴다. 호프에서 우러나는 물질은 위를 튼튼히 하며 소화를 돕고 몸을 차게 하여 건조함을 방지하는 작용을 한다. 맥주에는 다량의 이산화탄소가 포함되어 있어 기를 통하여 갈증을 해소하는 역할도 한다.

임상실험 결과에 의하면 맥주는 혈액순환을 잘되게 하며 소화를 돕고 입맛을 돋우고 이뇨작용을 원활하게 한다고 한다. 맥주에는 비타민 C가 포함되어 혈관 연화기능을 가지고 있으므로 고혈압, 심장병, 결핵 등에 효험이 있다. 그래서 '맥주요법'으로 치료를 하기도 한다.

맥주에 포함된 신선한 효모는 위액분비를 촉진시킴으로써 식욕을 돋워 소화를 돕는 작용을 해 위장기능이 약한 이들에게 이 맥주요법을 적용하면 뜻밖의 효능을 볼 수 있다. 한 요양소의 임상실험에 의하면 요양소 내의 위장기능이 약한 환자들에게 식후와 취침 전에 의사의 지시대로 320ml의 맥주를 마시게 했더니 한 달 뒤 설사와 변비증세가 있던 환자들이 말끔하게 나았다고 한다. 맥주는 영양실조 자나 체중이 가벼운 사람들에게는 더욱 좋다.

맥주는 비록 영양이 풍부한 술이지만 과음하게 되면 알코올 중독현상이 일어난다. 또 항상 과음하게 되면 강장의 해독기능에 영향을 주어 간세포에 손상을 가져와 심하면 간경화를 초해한다. 그 외에도 장기적으로 폭음을 하면 심장의 부담을 가중시켜 심근조직에 지방질 침전이 생겨 심장이 커지며 동시에 수축기능이 감소된다. 또한 위 점막을 손상시켜 위염이 발생할 수도 있다. 그러므로 맥주를 좋아하는 이들은 자신의 건강을 생각하여 맥주의 양을 통제하여 적당량을 마셔야 한다.

맥주는 모든 이들에게 유익한가?

'액체빵' 이란 별명을 가진 맥주는 단백질, 비타민, 광물질 및 다종의 아미노산 등의 영양분을 포함하고 있으며, 혈액순환을 촉진하고 위산을 자극하여 소화를 돕는 역할을 한다. 그래서 혈압이 높거나, 심장병, 녹내장, 결핵 등의 질병에 걸린 환자들에게 일정한 효과가 있는 것으로 임상결과 밝혀졌다.

그렇다고 모든 이들에게 다 좋다는 것은 아니다. 어떤 사람은 술을 마신 후 몸이 편치 않고 지병이 더 악화되든가, 나았던 병이 재발하기도 한다. 다음에 서술하는 병을 갖고 있는 이들은 맥주를 마시지 않는 것이 좋다.

① 만성위염환자

만성위염은 위산이 위 점막을 자극하여 일어나는 병이다. 맥주에는 위산이나 위 점막을 손상시킬 수 있는 성분이 함유되어 있다. 그러므로 맥주를 장기적으로 마시면 위염이 발생할 수도 있다는 것을 유념해야 한다. 그리고 위산이 위 점막을 손상시키므로 장복을 피하는 것이 좋다.

② 배뇨계통에 결석이 있는 사람들

흔히 사람들은 맥주를 마시면 이뇨작용이 활발해져 요로 결석을 예방한다고 해서 결석환자들까지 맥주를 마시는 것을 우리 주변에서 흔히 본다. 독일학자의 발표에 따르면 맥주를 양조하는 맥아즙 중에는 칼슘, 싱아산 뿐만 아니라 검은 누클레오티드가 포함되어 있는데, 이 물질들은 요로의 결석을 만든다고 했다.

③ 간에 질환이 있는 사람들

맥주를 많이 마시면 간에 질환이 있는 환자의 증세는 더 심해지고 잘 못하면 생명까지 잃는다고 한다. 미국의 간 질환 전문의의 연구에서 맥주를 마시는 사람과 그와 비슷한 무알코올의 맥주를 마시는 사람 가운데 맥주를 마시는 사람이 더 쉽게 간 질환으로 사망한다고 발표했다. 또한 술로 인해 간 질환 계통의 병을 얻은 이들은 5년이 지나면 그 4분의 3이 사망한다고 한다. 하지만 그렇지 않은 이들은 다만 절반만이 사망한다고 한다.

맥주에는 알코올이 일정 정도 포함되어 있고, 간 질환 환자의 간 기능은 매우 약하기 때문에 알코올에 대한 해독기능이 떨어지기 때문이다(알코올 해독의 95% 이상이 간에서 산화된다). 만약 맥주를 장기적으로 마시게 되면 알코올이 제대로 해독되지 않아 독소가 간 내에 축적되어 간세포를 손상시켜 증세를 더욱 악화시킨다.

맥주의 좋고 나쁨은 어떻게 구별하는가?

맥주의 감별방법은 첫 번째 눈으로 보고, 둘째는 냄새를 맡고, 세 번째로 맛을 보는 것이다.

맥주를 살 때, 먼저 맥주병을 햇볕에 비춰보아 투명하고 침전물이 없어야 하고 녹색이나 갈색병으로 구입한다. 병이 투명할 경우 직사광선에 의해 변질되었을 우려가 있다. 그리고 거품을 본다. 거품색이 희고 부드러운 것이 좋으며 거품이 풍부하고 서서히 없어져야 양질의 맥주이다.

맥주에서 호프의 향기와 에스테르 향기, 맥아의 맑은 향기가 풍기는 것이 좋으며 생술, 노화된 냄새가 나는 것은 질이 떨어지는 것이고 강한 산냄새가 나는 것은 변질된 것이다. 맥주를 입안에 넣고 맛을 보면 상품은 호프와 맥아의 맛이 나고, 입을 다물면 시원하며 입맛이 개운하다. 그렇지만 떫은맛이나 신 냄새가 나는 것은 변질된 것이다.

왜 맥주를 많이 마시면 뚱뚱해 지는가?

맥주는 영양이 풍부(1kg에 400~800cal)하다. 그렇기 때문에 한 사람이 하루에 필요한 열량의 3분의 1에 해당된다. 맥주의 주 원료는 맥아와 호프이다. 이는 사람의 소화와 흡수에 유리할 뿐만 아니라 인체의 소화선을 자극하여 대량의 소화액을 분비함으로써 식욕을 돋워 섭취량이 증가된다. 거기에 안주까지 곁들이게 되면 지방질과 단백질이 과잉상태가 되고 또한 당분 등이 포함되어 있어 이것들이 모두 지방질로 변하여 복벽에 누적되어 맥주 배를 이루게 된다.

왜 운동 후 맥주를 마시면 안 되는가?

운동을 한 뒤 목이 컬컬하여 시원한 맥주를 마시면 갈증을 없애주어 아주 상쾌하다. 과연 그러한가?

일본 동경여자의과대학 연구소에 의하면 사람이 격한 운동을 한 뒤 곧바로 맥주를 마시면 혈액 중의 요산 농도가 급격히 올라간다고 한다. 요산은 인체 내의 고분자 유기화합물이다. 요산배설의 장애가 발생하면 요산은 인체관절에 침전되어 관절염과 요산성관절염을 일으킨다.

이 연구소는 4명의 성인남자를 대상으로 조사를 실시했다. 즉 네 사람에게 15분 동안 격렬한 운동을 하게 한 뒤에 큰 컵(633ml)의 맥주를 마시게 했다. 그런 후 이들의 신체검사를 실시했다. 그 결과 혈액 중에 요산과 히포크산틴(변하여 요산이 될 수 있다)의 농도가 현저히 올라갔다는 것을 발견했다. 그 중 요산은 2.1배로 히포크산틴은 500여 배로 증가했다.

요산은 인체 중 고분자질소를 포함하고 있는 유기화합물로서 요산배설에 지장이 생기면 전신의 내장과 각 조직에서 요산 결정체로 침전된다. 특히 관절부위가 가장 심하다. 이로 인해 요산성 관절이 발생한다. 임상증상이라면 엄지손가락 관절의 국부가 붉어지며 부기가 있고 통증을 동반한다.

이렇게 운동 후 맥주를 마셔서 생기는 요산성 관절염이 모든 사람들에게 나타나는 공통된 현상은 아니다. 각 사람의 체질과 운동의 격렬성 정도와 맥주의 음주량에 따라 차이는 있다. 요산의 중요 배설기관은 신장이다. 신장기능이 불완전한 사람이 격렬한 운동을 한 뒤 대량의 맥주를 마시면 요산성 관절염에 걸리는 확률은 일반인들에 비해 훨씬 높다. 이를 피하기 위해서는 육체노동자나 운동 후에는 바로 맥주를 마시기보다는 먼저 적당한 식사를 한 다음 맥주를 마시는 것이 좋다.

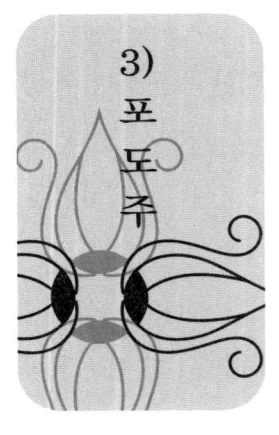

포도주의 역사는 맥주나 기타 술의 역사보다 길다. 맥주나 청주 등은 곡식을 발효시켜 제조한 술이지만 포도주는 과일을 발효시켜 생산된 것이다. 과일의 발효과정은 간단하기 때문에 지금으로부터 1만 년 전에 사람들은 야생의 포도가 부패 발효하여 포도주로 변한 것을 접하게 되었다.

포도주에는 적포도주, 백포도주, 그리고 그 중간색에 해당하는 장밋빛 포도주인 로제가 있다. 그리고 샴페인과 같은 발포주도 있다.

적포도주는 붉은 포도의 껍질, 포도의 씨, 그리고 포도알에 붙어있는 줄기 등을 전부 으깨어 죽을 만든 후 발효시킨다. 그러면 포도껍질에서 붉은색이 우러나오고 껍질과 씨나 줄기에서는 떫은 맛이 우러나와 붉은색의 떫은 포도주가 생산된다. 색이 짙어 검은색에 가깝고 맛이 떫을수록 고급 포도주라 할 수 있다.

백포도주는 주로 흰 포도를 사용하여 만든다. 붉은 포도를 사용할 경우 껍질을 제거해 버리면 백포도주가 된다. 흰색의 샴페인을 만들 때는 붉은 포도에서 껍질을 버리고 만든다.

로제는 붉은 포도를 으깨 죽을 만들어 발효시키다가 어느 정도 붉은 색이 우러나면 껍질을 제거하여 장밋빛으로 만든 포도주다.

발포주는 백포도주에 탄산가스가 들어있는 술로서, 오늘날에는 대부분 높은 압력으로 탄산가스를 주입시켜 발포주를 제조한다. 발포주 가운데 세계적으로 유명한 것은 샴페인으로 이것은 프랑스 샹파뉴 지방에서 생산되는데 이 술만은 탄산가스를 주입하지 않는다.

일반적으로 적포도주는 15~2C도 정도의 온도일 때 마시기가 좋다. 그러므로 실온에 비치해 두는 것이 좋다. 반면 백포도주는 10도 내외의 온도에 저장해 두었다가 마셔야 한다. 백포도주를 10도 정도 냉각시키면 백포도주 특유의 신선함을 뚜렷이 음미할 수 있다. 백포도주는 냉각시킬수록 단맛이 적어지고, 온도가 올라가면 단맛이 강해진다. 이것을 알고 온도 조절을 잘 해야 한다.

로제도 10도 내외가 적당하다. 무더운 여름날은 적포도주 대신 냉각된 로제가 적당하다. 또 와인 냉각기의 얼음물에 포도주를 담가 두면 3분의 2도 정도 온도가 내려가므로 냉각되지 않은 백포도주나 로제는 마시기 전에 냉각시키는 것도 좋다.

적포도주는 마시기 30분 내지 1시간 전에 디캔터(Decanter)에 옮기는 것이 좋다. 만일 디캔터가 없다면 마시기 1시간 전에 열어 놓아도 좋다. 특히 포도주 생산 후 저장 연수가 오래되지 않은 포도주일수록 병을 열어서 산소와 접촉시키는 시간을 길게 하면 술맛이 부드러워진다.

원래 백포도주 잔은 작으나 적포도주 잔은 상당히 크다. 포도주는 막걸리처럼 마시지 않으므로 조금 따라서 잔 속의 술을 서서히 돌리며 공기 중의 산소와 접촉시켜 부드럽게 해가며 마시는 데 큰 잔의 의미가 있다. 그렇게 하며 마셔야 적포도주의 진미를 음미할 수 있다.

포도주를 주문하면 웨이터는 병을 연 뒤 병마개를 손님에게 준다. 이것은 병마개의 냄새를 맡으라는 뜻이 아니다. 병마개를 코에 가까이 하여 냄새를 맡는 사람이 있는데 이것은 잘못이다. 병마개를 보여주는 것은 병마개에 적혀 있는 양조장의 이름과 포도주의 제조년도를 보고 주문한 술과 동일한가를 확인해 달라는 뜻에서이다. 병에 붙은 라벨은 여러 해가 지나면 손상되기도 하고 또 가짜를 붙일 수도 있으므로 병마개 코르크에 날인되어 있는 생산회사의 이름과 제조년도가 더 정확하다 하겠다.

웨이터는 병마개를 확인시키면 시음해보라고 술을 따라준다. 이때 1차적으로 포도주의 색이 탁해졌는가를 본다. 그 다음에 술의 향을 코로 맡아본다. 술이 변했으면 냄새가 변한다. 그 다음 술잔을 몇 번 돌리며 술이 산소에 접하도록 한 후에 시음해 본다. 즉 눈으로 보고, 코로 냄새를 맡고, 입으로 맛을 보는 것이 순서다. 이상이 없다면 "좋습니다" 정도로 대답해 주는 것이 예의다.

일반적으로 생선에는 백포도주를, 고기 음식에는 적포도주를 마시는 것으로 알고 있다. 그러나 이것은 잘못된 생각이다. 원래 생선요리건 육류요리건 맛이 담백할 때는 백포도주가 적합하다. 어패류를 사용한 요리는 일반적으로 그 맛이 담백하다. 반면 적포도주는 양념이 강한 신맛 혹은 떫은맛이 강한 요리에 알맞다. 육류로 만든 요리가 대부분 그러하다. 요리를 할 때 적포도주를 넣어서 끓여 만든 경우는 적포도주가 좋고 백포도주를 넣어서 끓인 경우는 백포도주가 알맞다. 이와 같이 백포도주냐, 적포도주냐 하는 것을 결정하는 문제는 용이하지 않다. 그러니 식당에서 소믈리에(Sommelier : 와인 전문가)에게 한번쯤 상의한 후 주문한 요리에 알맞은 포도주를 선택하는 것이 바람직하다.

프랑스 포도주는 같은 양조장에서 생산된 것이라도 생산년도에 따라 질이 천차만별이다. 그것은 그 해의 기후조건에 따라 포도의 성숙도가 매년 동일하지 않기 때문이다. 질이 좋은 포도주가 생산되는 해가 따로 있다. 그래서 몇 년 산이 아주 훌륭하다고 말한다. 프랑스 포도가 수확되면 정부의 심사원이 평가하여 매년 그 지방에서 수확도나 포도에 20점 만점에 해당하는 점수를 발표한다. 이것을 그 술의 빈티지(Vintage)라고 하는데 이것을 미리 알고 술을 주문해야 한다. 여기서 알아야 할 것은 같은 해의 술이라도 생산지에 따라 빈티지 점수가 동일하지 않다는 것이다. 따라서 포도주는 생산지의 그 해 빈티지를 알고 구입해야 한다. 포도주라는 것은 이와 같이 선택하기가 참 복잡하다. 비싼 가격을 지불하고 좋은 술을 샀다고 자랑하는 바보가 되지 말자.

포도주는 고대 사회에서 건강을 위한 약으로 사용되었다. 고대 페르시아의 잠시드 왕이 농민들에게 포도주의 대량생산을 강요하여 농민들은 많은 양의 포도주를 만들기 위해 포도넝쿨까지 넣어 발효시킨 관계로 생산된 포도주의 맛이 대단히 썼다. 이 포도주를 시음해 본 왕은 너무 쓰다며 던져 버렸는데, 이 포도주를 독이라고 생각한 노예가 자살을 기도하려고 마셨다. 그런데 술에 취해 자다가 깨어난 노예는 원기가 아주 왕성해졌다. 이것을 목격한 잠시드 왕은 포도주야 말로 약 중의 왕이라고 했다. 이것이 술을 약으로 사용했다는 최초의 기록이다.

고대 이집트인들은 술을 내장질환 치료약으로 사용했다. 로마군이 유럽을 제압했던 것도 포도주로 인해 질병에 대한 강한 면역력이 있었던 덕이라고 고사기에 기록되어 있다.

프랑스인이 콜레스테롤을 많이 함유한 고기나 동물성 지방 등을 다량 섭취하는데도 심장병에 의한 사망자가 서구의 다른 나라에 비해 아주 적다는 사실을 '프렌치 패러독스'라고 하는데 포도주는 그만큼 장수하는데 도움을 준다고 한다.

특히 적포도주 속에는 알코올 성분이 아닌 '폴리페놀'이 들어 있다. 이 폴리페놀은 항산화작용을 하는 물질인데 적포도주의 짙고 검붉은 색깔과 떫은맛 속에 많이 포함되어 동맥경화증을 예방한다. 그러므로 다른 술에 비해 적포도주가 보약으로서 효과가 더 있다고 보는 것이 일반적인 견해이다.

● 독일의 닥터 포도주

기원전 100~50년경에 로마군이 모젤 강을 따라 프랑스 지역에서 독일을 침공하면서 이 지역에 포도 씨앗을 뿌리고 포도주 제조법을 알렸다. 이 강가에 나오는 세계적인 포도주가 '닥터'이다. 닥터란 명의라는 뜻이다. 이 유명한 닥터 포도밭은 1363년에 이 이름을 갖게 되었는데, 여기에는 아주 유명한 일화가 있다.

모젤강이 프랑스에서 독일로 들어오는 곳에 트리아라는 도시가 있는데, 트리아의 주교 보몬드 2세가 중병으로 사경을 헤매고 있었다. 세상의 어떤 약도 주교의 병을 치유하지 못하고 있을 때 모젤 강가의 베른카스텔이라는 마을에서 우놀슈타인이라는 농부가 포도주 한 통을 주교에게 보냈다. 그런데 주교는 그 술을 마신 후 중병에서 회복되어 이 농부의 포도밭에 '닥터'라는 칭호를 내려 오늘까지 전해오고 있다.

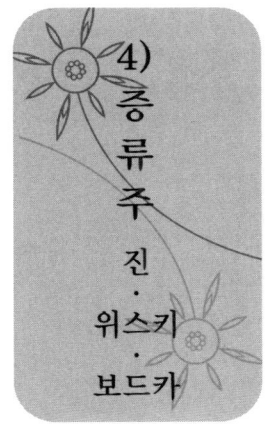

4) 증류주 진·위스키·보드카

곡식으로 술을 담가 발효가 끝난 후 증류를 시켜 얻은 술이 '증류주'이다. 증류를 하기 위한 증류기가 존재했다는 기록은 기원전 300년에 세계문명의 발상지인 메소포타미아 지방에서 볼 수 있다. 술을 증류기로 증류했다는 사실은 이집트의 알렉산드리아에서 찾아볼 수 있는데 이 증류주는 약으로 사용됐을 뿐이다. 이 기술은 북부 아프리카에서 7~8세기에 스페인으로 들어갔는데 이곳에서 우연히 포도주를 증류하여 브랜디를 얻게 됐고 프랑스에서는 이 브랜디를 오드비(Eau de Vie), 즉 생명의 물이라고 했다. 이 기술은 10세기에 이미 러시아로 들어가 보드카를 낳게 됐는데 보드카 역시 라틴어로 아쿠아 비테(Aqua Vitae), 즉 '생명의 물'이란 말에서 유래됐다.

영국의 스튜어트 왕실(1664~1714)의 최후의 여왕이었던 앤은 브랜디를 빵보다 더 즐긴 여성이다. 그녀는 자아도취적인데다 남의 의견은 듣지 않은 고집 센 여성이었다. 이런 권집성의 소유자이다 보니 샌터블 사원에 자신의 동상을 생전에 세우기도 했다. 이 동상은 시민들로부터 많은 조롱거리의 대상이었다. 동생의 더리석에 이런 시를 쓴 사람이 있었다.

브랜디 넌 브랜디 넌
우리들의 괴로움을 아는가!
얼굴을 대하는 것은 진 숍
등을 대하는 것은 예수님

영국의 여왕 앤은 대주가였는데, 언제나 브랜디만 고집하며 즐겼다고 한다. 자국 제품인 스카치 위스키에는 눈길도 주지 않았고, 오직 타국 제품인 프랑스의 코냑 브랜디만 마셨다. 영국에서는 브랜디라는 말은 코냑만을 의미하므로 브랜디도 코냑을 의미하는 것이다.

그러나 그녀가 아무리 술을 좋아한다 해도 여왕의 몸으로 진 숍을 다니지는 않았다. 진 숍이란 저급한 술집의 속칭이다. 여왕 앤은 이처럼 실제는 저급한 집을 동경했는지도 모른다. 앤은 브랜디 광이면서 동성애자였다. 그래서 어느 무명시인이 기지 있게 얼굴을 대하는 진 숍이라고 빈정거리는 싯구를 남긴 것일지도 모른다.

영국 왕실에는 술을 즐기는 왕족들이 많았다고 한다. 와인의 고장이자 예술의 혼이 서린 지역이라서 그런지 그들은 유난히 술을 즐겼다.

영국의 에드워드 7세는 와인을 즐겼고, 러시아의 포토르 대제는 아이리시 위스키를 유난히 즐겼다. 프랑스의 루이 14세, 루이 15세 또한 와인의 열렬한 애호가였다는 사실은 널리 알려진 바 있다.

유럽에서의 증류주는 그 재료가 보리건 옥수수건 감자건 포도건 그 명칭이 모두 '생명의 물'이란 단어에서 유래됐다. 증류주를 만드는 기술이 중국에 전래된 것은 13세기 원나라 때였으며 우리나라에는 고려 중기에 원나라로부터 전해져 쌀로 만든 술을 증류하여 소주를 만들어 마시게 되었다. 그러나 오늘날 우리가 마시는 소주는 증류주가 아니고 주정을 희석하여 만든 '희석주'이다.

진은 곡주, 즉 보리 또는 옥수수 등으로 만든 술을 증류시킨 것이다. 우리나라 소주와 다른 점은 쌀을 술의 원료로 사용하지 않았다는 것뿐이다. 증류시킨 후 통 속에 다년간 저장하지 않고 바로 마시기 때문에 가격도 저렴하다. 옛날에는 가난한 사람들이 마시는 술이었다.

1660년 네덜란드 라이덴 대학병원의 실비우스 박사가 이뇨에 효과가 있는 약초를 알코올에 담가 팔기 시작한 것이 진의 효시이다. 이것은 '주니에브르' 라고 불렀는데, 이뇨작용뿐만 아니라 감기 기운이 있거나 소화 불량일 때 잘 듣는 약으로 인기를 끌었다. 결국 술집에서 팔리기 시작했고, 도버해협을 건너 영국 런던에서 많이 소비되기 시작하면서 '진' 이라고 불리게 됐다.

영국에서 진이 대유행하게 된 것은 네덜란드 왕실에서 영국 왕으로 추대된 윌리엄 3세 때다. 네덜란드 태생의 이 왕은 진을 좋아하여 이 술의 주세(酒稅)까지 낮춰가며 장려했다. 이 때문에 영국에서 대량 생산되기 시작하여 '런던 진' 이라는 이름으로 세계 시장에 보급되었다. 진은 원래 색이 없는 드라이한 술이다. 그래서 '드라이 진' 이라고 한다.

진은 칵테일로도 자주 쓰이는데, 영국의 '윈저공' 은 칵테일을 좋아하기도 했지만 술에 관한 조예도 깊었던 사람이다. 1934년 어느 날 당시 아직은 프린스 오브 웨일즈라고 불리던 공이 런던의 한 사교클럽에서 만찬회를 주최한 일이 있었다. 그 준비를 할 때 공은 식전의 칵테일 제조법을 스스로 창안하여 클럽의 바텐더에게 지시하였다.

방법은 메이저 글라스에 바카르디 럼 다섯 잔과 그레나덴 시럽 한 잔, 레몬 주스 약간을 섞으라는 것이었다. 자기 주최의 만찬에 스스로 스페

셜 칵테일을 만들어 초대되어 온 사람들에게 제공한다는 것은 와인 애호
가다운 윈저공의 일면이다. 이 당시 이렇게 많든 칵테일을 '윈저공 칵테
일' 이라 불렀다고 한다.

위

스키를 만드는 원료는 주로 보리다. 보리로 술을 빚으면 맥주가
되는데 이 맥주를 증류시킨 증류주를 통에 저장해 놓으면 위스키가 된
다. 즉 보리술을 증류하여 만든 진을 통 속에 저장한 것이 위스키이다.
오랜 세월이 경과하는 동안 술통을 형성하는 목재 특유의 타닌이 술 속
으로 녹아 들어가 위스키의 색과 향, 그리고 맛을 조절하게 된다. 현재
우리에게 잘 알려진 위스키 산지는 유명한 스카치를 제조하는 스코틀랜
드와 위스키를 12세기에 최초로 만들었다는 아일랜드 그리고 미국과 캐
나다이다.

오늘날 세계적으로 가장 많이 마시는 증류주는 위스키이다. 보드카나
중국의 증류주와 달리 영국의 위스키는 알코올 농도가 40~45%이다.
제 1차 세계대전 때 식량 부족으로 보리 소비량을 억제하기 위해 40%
이상의 술은 제조를 금했는데, 이것이 오늘날 까지 이어져 오고 있다.

요즘 12년 된 위스키는 잘 마시지 않고 17년 이상 된 즉 21년, 30년
된 위스키를 마셔야만 인간으로서 생존가치가 있다고 생각하는 사람들
이 많다. 그러나 세계 어느 나라에 가보아도 그런 고급 위스키만을 찾는
민족은 거의 없다.

보드카

1989에 동서 베를린의 장벽이 무너진 것을 계기
로 공산권이 몰락한 후 우리나라와 러시아의 교류가 빈번해졌다. 그 후

우리나라 관광객이 모스크바에 몰리고 우리 동포인 고려인들이 자주 우리나라를 방문하게 되면서 보드카를 즐기는 사람들이 생겼다. 도수가 높고 색깔도 없는 보드카를 한 모금 마시면 목과 식도와 위가 뜨거워진다. 이것은 추운 북극권에 사는 러시아안들에게는 없어서는 안 될 술이다. 이것은 순수 알코올만의 술이다.

러시아에서 10세기에 보리, 옥수수, 감자 등을 사용하여 만든 술을 다시 증류시켜 보드카로 제조했다는 기록이 있다. 그러므로 보드카는 15세기 영국에서 만들어진 위스키보다 수 백 년이나 앞서 제조된 증류주라 하겠다. 보드카는 농가에서 만들어져 주로 하류층의 사랑을 받았으나 19세기 제정 러시아 시대에는 상류사회의 술로 등장했다. 니콜라이 1세, 알렉산드르 2세, 3세가 즐겨 마시던 술이다.

술을 증류하여 알코올 95% 이상의 고농도로 농축시킨 증류주를 만든 후 우리나라 소주처럼 증류수로 희석한다. 숯, 특히 자작나무 숯으로 여과시켜 술에 있는 여러 가지 향과 색깔을 전부 빼버리는 것이 우리나라 소주와 다른 점이다. 또한 위스키나 브랜디처럼 장기간 통에 담아 저장 숙성시키지도 않는다.

이와 같이 우리나라의 옛 소주, 진, 위스키, 보드카, 아쿠아비트 등은 전부 곡물로 만든 술을 증류시켜 단든 것이다. 유럽의 증류주는 모두가 그 이름이 '생명의 물'에서 유래됐으며 맛의 차이는 있다 해도 형제라 할 수 있을 정도로 대동소이하다.

❀배를 띄우고 취해서 읊다

김 삿 갓

강은 적벽강이 아니지만 배를 띄웠지.
땅은 신풍에 가까워 술을 살 수 있네.
지금 세상에 영웅이 따로 있으랴, 돈이 바로 항우이고
변사가 따로 있으랴, 술이 바로 소진이지.

泛舟醉吟
(범주취음)
江非赤壁泛舟客 地近新豊沽酒人
(강비적벽범주객 지근신풍고주인)
今世英雄錢項羽 當時辯士酒蘇秦
(금세영웅전항우 당시변사주소진)

❖신풍(新豊)은 한대(漢代)의 현(縣) 이름으로 신풍미주(新豊美酒)라 하여 좋은 술이 나왔다고 함.
❖항우(項羽)는 초(楚)나라를 세워 한나라 유방과 함께 진나라를 멸망시킨 영웅.
❖소진(蘇秦)은 중국 전국시대에 말 잘하던 유세객(遊說客)이다.
❖지금 김삿갓이 놀고 있는 강은 소동파가 적벽부(赤壁賦)를 읊었던 그 적벽강은 아니지만 땅은
  맛있는 술이 나왔던 신풍과 닮았다.
  오늘날의 세상은 돈만 있으면 항우 같은 힘을 낼 수도 있고 술에 취하면
  말 잘하는 소진도 될 수 있다.

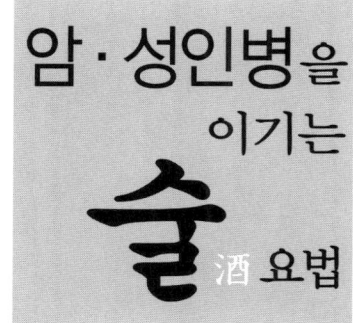

암·성인병을 이기는 **술**酒요법

제5장

내 몸에 맞는
꽃 주, 계절 주, 약용 주

꽃 주
계절 주 (春·夏·秋·冬)
약용 주
그 밖에

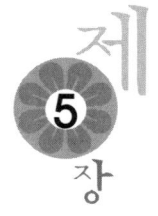

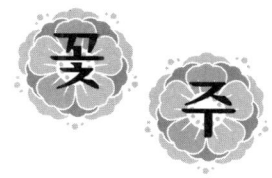

1) ❋매화주❋ 고귀한 향기와 화려함에 취하는 술

♥ 시기 : 3월.
♥ 재료 : 매화, 소주 30~35%(매화의 3~4배 용량)

매화향자고한래(梅花香自苦寒來). 매화의 고운 향기는 고통과 추위를 겪은 데서 오는 것이다. 매화의 종류에는 흑룡금매, 백매, 능수매, 비매, 월영매 등이 있으며 원산지는 중국이다.

전라남도 광양시와 경상남도 하동군의 경계를 이루고, 맑은 물을 자랑하는 섬진강 하류의 섬진강 매화 마을은 매화단지로 유명하다. 이른 봄이면 매화꽃으로 뒤덮이고, 마을 주변의 밭과 산 능선에 가득한 10만여 그루에 달하는 매화나무가 3월 초부터 3월 말까지 화려하면서도 청초한 꽃을 터트린다. 해마다 3월 중순이면 매화 축제가 열린다. 섬진강변 양편에서 매화를 볼 수 있으며, 산중턱에서 내려다보는 경치가 장관이다.

중국의 〈용성록〉에 의하면 수나라 조사웅이 나부산을 구경하다가 해가 지고 추워서 민가를 찾았다. 솔밭 사이로 불빛이 보여 내려갔다. 그런데 소복단장한 미인이 마중을 나오며 맞이하였다. 잔설이 얼어붙은 위로 달

빛이 희미하게 비쳤다. 여인의 말씨는 몹시 청아하고, 향기로운 냄새는 방안에 가득하였다. 술을 즐기는데, 홀연히 한 녹의동자가 나와 춤을 추며 노래로 취흥을 돋우었다. 취해 쓰러져 잤는데, 추위를 느껴 깨어보니 큰 매화나무 아래에 누워 있었다. 여기서 미녀는 매화나무의 정령으로 호색호녀를 상징한다.

매화나무의 열매는 잼이나 주스 농축액으로 만들어 먹는 매실이다. 따뜻한 해에는 제주도에서 2월 초순에 꽃이 피지만, 보통 3월 초에서 4월 초까지 꽃이 피고, 열매는 6~7월 경에 노란 색으로 익는다. 매화는 크게 빛깔에 따라 흰매화와 홍매화로 분류한다. 매화는 빨리 지므로 서둘러야 매화향이 그윽한 술을 담글 수 있다. 매화는 매실과 같이 구연산과 사과산 등이 들어 있어서 소화불량과 피로회복에 도움이 된다. 그리고 매화주는 술이 숙성되면서 매화꽃이 술 속에 녹아들어 모습이 매우 아름답다. 또한 매실보다 진한 향기가 매화주의 매력이다.

만드는 방법

❶ 매화는 꽃잎이 쉽게 떨어지므로 조심해서 채취해야 매화의 화려함을 그대로 느낄 수 있다. 그리고 가능하면 깨끗한 곳에서 채취하고, 흐르는 물에 조심스럽게 씻어서 꽃잎이 상하지 않게 해야 한다. 씻은 후에는 체에 넣어서 물기를 뺀다.

❷ 매화주를 담그려는 용기에 매화꽃을 25~35% 정도만 채우고, 나머지는 소주로 용기 입구까지 채운다. 꽃은 무게를 측정하기 어려워서 부피로 계산하는데, 소주와 재료의 부피비가 대략 3대1 또는 4대1 정도면 적당한 맛과 향을 느낄 수 있다.

❸ 소주를 부은 후 용기를 잘 밀봉하고, 직사광선이 비치치 않는 서늘한 곳에 보관하며 침출 및 숙성시킨다. 그리고 술 이름, 담근 날, 소주의 알코올 도수, 재료를 걸러야 할 날짜 등 기본적인 정보를 메모하여 함께 보관하면, 시간이 지난 후에도 술에 대한 정보를 쉽게 확인할 수 있다.

❹ 1~2개월 정도 지나면, 매화 향을 충분히 느끼면서 매화주를 마실 수 있다. 매화주는 침출 및 숙성되면서 꽃잎이 술 속에서 생생하게 살아있기 때문에 인테리어 소품으로도 매우 뛰어난 술이다. 그러므로 재료는 그대로 두고 예쁜 병에 장식용으로 사용해도 좋다. 보관할 때는 술 이름, 술을 담근 날짜 등 기본 정보를 기록한다.

마시는 방법

매화주는 열매인 매실보다 향이 강한 술로, 그윽한 향을 느끼면서 즐겁고 여유 있게 마신다. 향이 강할 때는 물로 희석하거나 얼음을 넣어 마시면, 부드럽고 은은하게 즐길 수 있다.

2) ❋진달래주❋ 멋과 풍류가 그윽하게 남는 술

♥ **시기 : 4월**
♥ **재료 : 진달래, 소주 30~35%(진달래의 3~4배 용량)**

진달래는 4월이 되면 연분홍색의 예쁜 꽃이 산야를 온통 붉게 물들일 정도로 우리나라에 흔한 꽃이다. 진달래꽃을 참꽃 또는 두견화라고 부르기도 하는데, 그 꽃잎으로 빚은 술을 옛날 선비들은 두견주라 하여 운치를 돋우는 술로 즐겨 마셨다. 진달래는 잎보다 꽃이 먼저 피는데, 생으로 먹기도 하고, 화전(花煎)이나 두견주의 재료로도 사용한다. 강화 고려산에 진달래 군이 형성되어 있어 매년 진달래 축제가 열리기도 한다.

한방에서는 꽃을 영산홍(迎山紅)이라는 약재로 쓰는데, 해수, 기관지염, 감기로 인한 두통에 효과가 있고, 이뇨 작용이 있다. 또 신경통, 월경 이상, 천식 등에 좋다. 진달래꽃을 수집할 때는 색이 비슷한 다른 꽃과 섞이지 않게 주의해야 한다. 특히 독성이 있는 철쭉과 생김새가 비슷하여 혼동할 수 있으니 구별방법을 익혀두는 것이 좋다.

♣ 진달래와 철쭉의 구별방법

진달래는 꽃이 먼저 피었다 지면서 잎이 나오지만, 철쭉은 잎이 먼저 나오거나 잎과 꽃이 같이 피기도 한다. 진달래는 보통 4월경에 꽃이 피고, 철쭉은 5월경에 핀다. 철쭉은 꽃잎 안쪽에 깨알 같은 검은색 점이 있지만, 진달래는 검은색 점이 없다. 진달래는 꽃잎이 부드러운 형태로 둥글지만, 철쭉은 길쭉하게 뻗어있다.

🅜🅓🅔🅝🅑🅛

❶ 채취한 진달래의 꽃술을 제거하고, 체에 넣어 흐르는 물에 가볍게 씻은 후 체에서 그대로 털면서 물기를 뺀다. 꽃은 비교적 씻기가 쉽지 않으므로 되도록 깨끗한 곳에서 채취하여 흐르는 물에 먼지 정도만 제거하고 사용한다.

❷ 준비한 용기에 손질한 진달래꽃을 약 3분의 1 정도 넣은 후, 나머지 부분은 소주로 채운다. 진달래꽃은 무게로 재료의 양을 측정하기 어려우니 술과 재료의 부피 비율을 약 3대1 정도로 하면 적당하다. 진달래꽃은 수분이 많지 않기 때문에 30%나 35% 소주 모두 사용이 가능하다.

❸ 소주를 부은 후 용기를 잘 밀봉하고, 직사광선이 비치지 않는 서늘한 곳에 보관하여 침출 및 숙성시킨다. 그리고 술 이름, 담근 날, 사용한 소주의 알코올 도수 및 재료를 걸러야 할 날짜 등 기본적인 정보를 메모하여 함께 보관하면, 시간이 지난 후에도 술에 대한 정보를 쉽게 알 수 있다.

❹ 약 3~4개월 정도 지나면, 진달래의 유효 성분이 침출되어 호박색의 술이 된다. 이 상태에서 간단하게 체에 밭쳐 재료를 깨끗하게 건진다.

❺ 체에 밭쳐 술을 걸렀을 때 술이 탁하면 여과할 수 있지만, 진달래주는 간단하게 체로 걸러도 맑은 술을 얻을 수 있다. 재료를 거른 후에는 병에 담아 잘 밀봉하여 보관한다. 이때 곧바로 술을 음용할 수도 있지만, 좀 더 숙성시킨 후에 진달래향을 음미하는 것이 좋다. 보관할 때는 술 이름, 술을 담근 날짜 등 기본 정보를 기록한다.

🅜🅐🅢🅗🅘🅝🅖

진달래주는 맛과 향이 은은해서 그대로 마시는 것도 좋고, 얼음이나 음료수에 희석하여 마셔도 좋다. 또한 개인 기호에 따라 감미하는 것도 좋다.

3) ❀민들레주❀ 절개와 기다림이 있는 향이 뛰어난 술

♥ 시기 : 4~5월
♥ 재료 : 민들레꽃, 소주 30~35% (만들레꽃의 3~4배 용량)

'일편단심 민들레' 라는 말로 유명한 민들레는 국화과의 여러해살이풀로 봄이 되면 전국 방방곡곡에서 쉽게 찾아볼 수 있다. 민들레는 하나의 곧은 뿌리에 한 송이 꽃만 피며, 번식력과 생명력이 매우 강해 서식하기 힘든 땅에서도 잘 자란다. 씨에 있는 깃털 때문에 넓은 지역으로 이동할 수 있어서 번식력이 강한 식물이다.

뿌리가 땅속 깊이 자라기 때문에 짓밟혀도 잘 죽지 않으며, 줄기가 부러지면 젖빛 즙이 나온다. 이 즙은 매우 쓰기 때문에 가축들이 잘 먹지 않는다. 민들레를 고채(苦菜)라고도 부르는데, 매우 쓴 즙을 지녔기 때문에 붙여진 이름이라고 하며, 또한 이른 봄에 들판을 노랗게 뒤덮어 만지금(滿地金)이라고도 부른다. 식물 전체를 캐서 말린 포공영(蒲公英)은 한방에서 소화를 돕는 데 쓰지만, 민들레만을 쓰는 것보다 다른 약재와 함께 쓰는 것이 효과가 좋다고 한다. 또 위궤양에는 민들레의 새로 난 잎을 씹어 먹기도 하며, 뱀에 물렸을 때 뿌리를 다져서 바르기도 한다. 꽃만을 따서 그늘에 말렸다가 피가 부족하거나 결핵에 걸렸을 때 먹기도 한다.

우리의 토종민들레들은 절대로 근친결혼을 하지 않기 때문에 흔하게 피어나는 서양민들레의 꽃가루 총각이 찾아와 애걸해도 받아들이지 않는다. 자기가 원하는 우리 토종민들레의 신랑감이 날아오기를 일편단심

으로 기다리다 토종민들레의 꽃가루 총각이 날아오면 받아들이고 끝내 오지 않으면 급기야는 처녀임신을 해버리고 만다. 때문에 우리가 봄날에 보는 바람에 날리는 꽃가루는 발아가 되지 않은 무정란과 같은 씨이다. 이 때문에 '일편단심민들레' 라는 갈이 나온 것이다. 그 반대로 서양민들레들은 근친이고 무엇이고 찾아오는 대로 모두 받아들여 씨를 맺기 때문에 서양민들레의 씨는 100% 발아하고 서양민들레의 숫자는 계속 증가하고 있다.

잎은 나물이나 쌈으로도 식용하며, 뿌리는 한방에서는 해열·건위제 등으로 약용한다. 민들레는 이눌린, 이눌산, 비타민 B와 비타민 C가 주성분으로 건위, 정장, 식욕증진에 효과가 있으며, 담즙의 분비를 촉진시켜서 소화를 돕는다. 민들레는 주위에서 쉽게 구할 수 있는데, 민들레 특유의 쌉쌀한 맛이 기분을 좋게 한다.

대부분 꽃으로 담근 술은 향기만이 매력적이지만, 민들레주는 향과 맛이 모두 뛰어나다.

최근 학자들의 연구에 의하면 민들레 추출물로 동물 실험을 해본 결과 위 점막 보호 작용을 나타냈으며 따라서 알코올이나 아스피린 등에 의한 위 손상을 80~90% 까지 억제 해주는 것으로 밝혀졌다.

민들레의 싱싱한 생잎을 아침 저녁으로 계속 뜯어 먹으면 만성 위장병과 위궤양에 탁월한 효험을 나타낸다. 그러나 너무 많은 양을 섭취하면 뒤통수가 지근거리는 부작용이 일어나므로 반드시 한 줌 정도의 소량을 끼니때 마다 생으로 장복해야 한다는 점을 유의해야 한다.

만드는 방법

❶ 채취한 민들레는 가위로 줄기 부분을 자르고, 꽃 부분만 체에 받쳐 흐르는 물에 씻은 후 가볍게 털면서 물기를 뺀다. 가능하면 그늘에서 건조시킨 후 술을 담그는 것이 좋다.

❷ 민들레꽃은 무게로 재료의 양을 측정하기 어려우므로 술과 재료의 부피 비율을 약 4대1 정도로 하면 적당하다. 준비한 용기에 손질한 민들레꽃을 약 4분의 1 정도 넣고, 나머지 부분은 소주로 채운다. 민들레꽃은 수분이 거의 없기 때문에 30%나 35%의 소주 모두 사용이 가능하다.

❸ 소주를 부은 후 용기를 잘 밀봉하고, 직사광선이 비치지 않는 서늘한 곳에 보관하여 침출 및 숙성시킨다. 그리고 술 이름, 담근 날, 사용한 소주의 알코올 도수 및 재료를 걸러야 할 날짜 등 기본적인 정보를 메모하여 함께 보관하면 시간이 지난 후에도 술에 대한 정보를 쉽게 알 수 있다.

❹ 약 2개월 정도 지나면, 민들레꽃의 유효 성분이 침출되어 호박색의 술이 된다. 이 상태에서 체에 받쳐 재료를 깨끗하게 건진다.

❺ 체에 받쳐 술을 걸렀을 때 술이 탁하면 여과할 수 있지만, 민들레주는 체로만 걸러도 맑은 술을 얻을 수 있다. 재료를 거른 후에는 병에 담아 잘 밀봉하여 보관한다. 이때 곧바로 술을 음용할 수도 있지만, 좀 더 숙성시킨 후에 민들레향을 음미하는 것이 좋다. 보관할 때는 술 이름, 술을 담근 날짜 등 기본 정보를 기록한다.

마시는 방법

민들레주는 국화주와 맛과 향이 비슷하다. 약간 쓰면서 쌉쌀한 맛이 매력적인데, 이런 맛과 향이 부담스러울 때는 적당하게 감미하여 마시거나 얼음을 넣어서 시원하게 마시면, 맛과 향이 부드러워진다. 또한 신맛이 강한 술과 칵테일해도 좋다.

4) **🌸아카시아주🌸** 감미로운 향기가 일품인 술

칠곡군 지천면의 신동재에서는 '아카시아 벌꽃 축제'가 매년 5월에 열린다. 가지마다 피어있는 하얀 아카시아꽃과 아카시아 향기 그윽한 추억 속으로 빠져들 수 있는 곳이다. 아카시아의 꽃말은 '곱고 아름답다'이다. 이 시기에 신동재는 아카시아꽃으로 뒤덮이는데, 특히 신동재 일원 5Km 구간은 아카시아 숲이 터널처럼 이어져 있어 환상적인 자연 경관을 연출한다. 그 길을 걸으면 아찔하면서 감미로운 아카시아 향기에 흠뻑 취할 수 있다. 칠곡군에서는 이러한 자연 경관과 329ha에 달하는 밀원지로서 그 가치를 증대시키기 위해 신동재를 아카시아나무 보호 구역으로 지정 및 육성하고 있다. 그리고 아카시아꽃이 피는 매년 5월이면, 자연환경 및 양봉의 산업적 가치, 관광, 문화가 조화를 이루는 '아카시아 벌꿀 축제'를 개최한다.

동요 '과수원길'에도 등장하는 아카시아나무는 콩과 식물로, 뿌리에 혹박테리아가 있어서 비료를 주지 않아도 스스로 공기 중에 있는 질소를 빨아들여서 영양분으로 섭취한다. 그래서 메마르고 척박한 땅에 심어도 잘자라고, 벌거벗은 산의 산사태나 홍수를 방지하는 데 도움을 준다. 향기 좋은 꿀이 듬뿍 들어 있는 아카시아꿀은 5월에 피는 아카시아 꽃에서 채취한다. 아카시아꿀은 엷고 아름다운 색과 고급스러운 맛 때문에 '벌꿀의 여왕'이라고 부를 정도로 인기가 많다. 아카시아꽃으로 술을 담글 때는 아카시아꽃이 만개하여 향기와 꿀이 약해지기 전에 담가야 한다.

만드는방법

1. 아카시아꽃은 채취할 때 송이 째 그대로 채취하여 술 담그기 전에 꽃 부분만 따서 담그거나 송이 째 그대로 담기도 좋다. 만개한 아카시아꽃은 맛과 향이 떨어지므로 3분의 1 정도 피었을 때 깨끗한 곳에서 채취한 후 가볍게 먼지 정도만 털고 세척하지 않은 상태에서 그대로 술을 담근다.

2. 준비한 용기에 손질한 아카시아꽃을 약 3 분의 1 정도 넣고 나머지 부분은 소주로 채운다.

3. 소주를 부은 후 잘 밀봉하고, 직사광선이 비치지 않는 서늘한 곳에 보관하여 침출 및 숙성시킨다. 그리고 술 이름, 담근 날, 사용한 소주의 알코올 도수 및 재료를 걸러야 할 날짜 등 기본적인 정보를 메모하여 함께 보관하면, 시간이 지난 후에도 술에 대한 정보를 쉽게 알 수 있다.

4. 약 1개월 정도 지나면, 달콤한 아카시아꽃의 유효 성분이 침출되어 황금색 술이 된다. 이 상태에서 간단하게 체에 밭쳐 재료를 깨끗하게 건진다.

5. 맑은 술은 다른 병에 담아 밀봉하여 보관하면서 맛과 향을 더욱 부드럽게 숙성시킨다. 보관할 때는 술 이름, 술을 담근 날짜 등 기본 정보를 기록한다.

마시는방법

꽃술은 맛보다는 향으로 즐기는 술이다. 아카시아 꽃술은 향기가 매우 좋다. 향을 즐기기 위해서는 스트레이트로 음용하는 것이 좋으며, 아카시아꿀을 첨가하여 은은한 단맛과 같이 즐기는 것도 좋다.

5) **❀국화주❀** 두통과 해열에 좋은 쌉쌀한 맛의 술

♥ **시기 : 9~10월. 사계절 (한약 건재상에서 구입)**
♥ **재료 : 국화, 소주 35% (국화의 4~5배, 말린 국화는 6~7배)**

국화는 엉거시과 국화속의 식물 모두를 가리키는 말로 다년생이며 줄기 끝에 꽃이 핀다. 세계 거의 모든 곳에서 자라며 약 200종이 있는 것으로 알려져 있다.

국화는 사군자(四君子)인 매화(梅) · 난초(蘭) · 국화(菊) · 대나무(竹)의 하나이다. 국화주는 예로부터 사대부가에서 담가 마셨는데, 그윽한 향이 으뜸이다. 국화는 여러 품종이 있지만, 약재로 사용하는 국화에는 감국(甘菊), 산국(山菊), 인진 쑥꽃이 있으며, 9~10월에 채취한다.

동의보감에 따르면 국화는 청혈해독의 약리작용이 있으며 말초혈관을 확장하고 혈압강하작용을 해 고혈압방지 효능이 뛰어나며 국화를 넣어 빚은 국화주는 근육과 뼈를 강하게 하고 골수를 보강하며 눈이 맑아지는 효능이 있다고 기록되어 있다. 〈임원16지〉, 〈산림경제〉등 고서에도 불로장생의 술로서, 이 술을 13일간 먹었더니 몸이 가벼워지고 기운이 왕성해졌다고 한다. 그리고 100일을 두고 먹었더니 얼굴이 화사해지고 백발이 검어졌다고 적혀있다.

음력 9월 9일 중양절에는 국화주를 먹는 날로서 국화는 화전을 부쳐 먹기도 하고, 떡에 넣기도 하며, 술에 띄워 함께 마시기도 한다.

우리나라에서는 술 담그는데 오랜 옛날부터 써왔으며, 주로 감국(甘菊)이라는 국화를 썼다. 감국은 항균과 해열 효과가 탁월하여 지루성 피부

염이나 두피 아토피에 좋다. 예로부터 감국은 피부 질환에 자주 사용했고, 한방에서는 열감기, 폐렴, 기관지염, 두통, 위염 등에 사용한다.

술을 담글 국화꽃은 활짝 핀 것보다는 만개 전의 꽃이 향기와 약효 성분이 좋다.

국화꽃을 채취하기 힘들면, 한약 건재상에서 '감국'이라는 상품으로 판매되는 말린 국화를 구입한다. 하지만 직접 채취한 생화로 술을 담그는 것이 더 예쁘다.

이때 꽃집에서 파는 국화는 농약 등 여러 가지 약품으로 처리하므로 술로 담글 수 없다.

만드는방법

❶ 국화는 여과용 망에 넣어서 씻거나 체에 받쳐 흐르는 물에 뒤적이면서 씻으면 편하다. 국화를 씻은 후에는 물기를 충분히 빼거나 그늘에서 말린다.

❷ 꽃의 경우에는 무게를 측정하기가 힘들어서 부피로 양을 결정한다. 준비한 용기에 약 1/4~1/5 정도의 분량만큼 국화를 넣은 후 나머지 부분은 소주로 채운다.

말린 국화는 용기의 1/6~1/7 정도단 채워도 충분하다.

❸ 용기에 국화와 소주를 넣은 후 잘 밀봉하고 직사광선이 비치지 않는 서늘한 곳에 보관하여 침출 및 숙성시킨다. 그리고 술 이름, 담근 날, 사용한 소주의 알코올도수 및 재료를 걸러야 할 날짜 등 기본적인 정보를 메모하여 함께 보관하면, 시간이 지난 후에도 술에 대한 정보를 쉽게 확인할 수 있다.

❹ 2개월 정도 지나면, 재료를 체에 받쳐 거른다. 술이 탁하면, 냉장고에 1~2일 정도 보관하여 찌꺼기를 침전시킨 후 맑은 부분만 조심스럽게 따른다.

❺ 맑은 술은 다른 병에 담아 밀봉하여 보관하면서 맛과 향을 더욱 부드럽게 숙성시킨다. 보관할 때는 술 이름, 술을 담근 날짜 등 기본 정보를 기록한다.

마시는방법

국화주는 연한 황금색으로, 은은한 국화향과 쌉쌀한 맛이 일품인 약술이다. 쓴맛 때문에 마시기에 부담스러울 때는 감미를 하는 것이 좋다. 하지만 스트레이트나 얼음을 넣어서 국화향 그대로 느끼면서 마시는 것이 좋다.

6) ❁목련주❁ 봄빛에 빠져드는 매혹적 향기

♥ 시기 : 3~4월
♥ 재료 : 목련 200g, 소주(30~35% 목련의 3~4배 용량)

목련은 4월을 대표하는 꽃나무이다. 흰색으로 탐스럽게 피는 꽃이 크고 향기도 좋아서 예로부터 사람들에 널리 사랑받아왔다. 그래서 이름도 아주 많다. 옥처럼 깨끗하고 소중한 나무라고 '옥수', 옥 같은 꽃에 난초 같은 향기가 있다고 '옥란', 난초 같은 나무라고 '목란', 나무에 피는 크고 탐스런 연꽃이라고 '목련', 꽃봉오리가 모두 북쪽을 향했다고 '북향화', 꽃봉오리가 붓끝을 닮았다고 '목필' 등으로 불린다.

겨울이 되면 잎눈과 꽃눈이 정말 잘 다음어진 붓끝처럼 돋아나는데, 특이하게도 잎눈에는 털이 없는데 꽃눈에는 황금색 털이 덮여있다. 끄트머리는 북쪽으로 살짝 굽어 있다.

목련과에 속하는 나무들은 모두 크고 탐스런 꽃을 자랑하는데 목련, 함박꽃나무, 백목련, 자목련, 자주목련, 일본목련, 태산목 등이다. 그 대부분은 외국이 원산지이고 목련과 함박꽃나무만 우리나라가 원산지이다.

목련(木蓮)은 잎보다 먼저 큰 꽃이 피고 꽃망울은 한약재로 쓰인다. 한방 명으로 신이(辛夷)라고 하며 축농증, 비염에 특효약이다.

목련은 이른 봄, 꽃이 만개하기 전에 꽃과 꽃봉오리를 채취하는 것이 좋다. 백목련(白木蓮)의 꽃을 쓰고 자목련(紫木蓮)의 꽃은 잘 쓰지 않는다. 한약 건재상에서 신이(辛夷)를 구해서 써도 된다.

또 가을에 빨갛게 익는 열매를 채취하여 씻어 말린 후 재료 400g에

3~4배 분량의 소주로 주침해도 좋다. 또 수피(樹皮), 근피(根皮)로도 담글 수 있다. 다만 나무껍질에 유독 성분이 있다.

목련주에는 당분을 가미하지 않는데, 가미하면 약효가 떨어진다. 목련주는 두통, 코 막힌데, 호흡곤란, 강장, 진정, 현기증, 건위 등에 좋고 열매는 두통, 건위, 코 속이 허는데 효과가 있다.

만드는방법

❶ 꽃과 꽃봉오리를 살짝 씻고 그늘에서 물기를 말려 재료 200g에 소주 3~4배 정도의 분량을 넣는다.

❷ 용기에 재료와 소주를 넣은 후 잘 밀봉하고 직사광선이 비치지 않는 서늘한 곳에 보관하여 침출 및 숙성시킨다. 그리고 술 이름, 담근 날, 사용한 소주의 알코올도수 및 재료를 걸러야 할 날짜 등 기본적인 정보를 메모하여 함께 보관하면, 시간이 지난 후에도 술에 대한 정보를 쉽게 확인할 수 있다.

❸ 2~4개월 정도 지나면 재료를 체에 받쳐 거른다. 술이 탁하면, 냉장고에 1~2일 정도 보관하여 찌꺼기를 침전시킨 후 맑은 부분만 조심스럽게 따른다.

❹ 맑은 술은 다른 병에 담아 밀봉하여 보관하면서 맛과 향을 더욱 부드럽게 숙성시킨다. 보관할 때는 술 이름, 술을 담근 날짜 등 기본 정보를 기록한다.

마시는방법

좋은 향기가 상쾌하고 산뜻한 맛의 갈색 술이 된다. 꽃을 너무 많이 넣으면 흑갈색 술이 되고 향기가 너무 진해서 마시기가 어렵다. 다른 술과 섞어 마시기에 적합하고 탄산음료에 타 마셔도 좋다. 향화주(香花酒)로서 반주(飯酒)로도 좋고 혼합용으로서도 제격이다. 열매는 향취 좋은 홍갈색 술이 된다.

:계절주

··· 봄 ···

1) ❀샐러리주 - 화사한 피부 빛을 찾아주는 술

♥ 시기 : 사계절
♥ 재료 : 샐러리 500g, 소주(35%) 1.8ℓ

　샐러리는 산형화과에 속하는 1년생 또는 2년생 초본으로, 뿌리에서 돋아난 잎을 식용한다. 4~5월에 추대하고 복산화서를 이루어 백색의 작은 꽃이 달린다. 줄기에는 털이 없으며 강력한 향기가 있고 잎자루는 넓으며, 봄에 추대를 하면 60~90㎝의 꽃대가 나온다. 샐러리는 독특한 향기와 감미가 있어서 세계 각지에서 널리 재배하며 식용으로 이용되고 있다. 우리나라에서도 많이 소비하고 있는 샐러리는 고랭지에서 잘 자란다. 철분과 비타민이 풍부해서 피로 회복 및 진정효과가 있다.

　샐러리에는 비타민과가 다른 채소보다 유독 많이 들어있으며 그밖에 비타민 A, C 및 나트륨, 칼슘, 마그네슘, 인 그리고 조혈작용을 하는 철이 함유되어 있다. 단백질을 구성하는 아미노산으로는 감칠맛의 성분인 글루타민산이 가장 많고 글리신(glycine)과 간의 작용을 도와주며, 지방성간으로 진행되지 않게 하는 필수아미노산인 메치오닌(methionine)도 비교적 많다. 또한 섬유질도 많은 부분을 차지한다. 샐러리 녹즙은 유기성 나트륨을 아주 많이 가지고 있으므로 각종 질병 및 증상에 현저한 효과가 있다.

특히 샐러리는 신경을 안정시켜 흥분, 불안을 가라앉힌다. 피를 깨끗하게 하는 정혈작용을 하며, 신경을 안정시키는 작용이 있어 흥분, 불안증세를 가라앉힌다. 특히 흥분을 잘하거나 사소한 일로도 얼굴을 잘 붉히는 사람은 평소에 샐러리를 자주 먹으면 효과가 있다고 한다.

샐러리의 섬유질은 대장에 서식하면서 암(癌)성 물질을 생성시키는 유해세균을 흡수하여 배설시키는 정장작용을 한다. 또한 단백질 분해 과정에서 장내 유해물질이 소장을 역류하여 체내에 흡수되어 소화되는데, 샐러리의 섬유질이 이러한 유해물질을 없애준다. 따라서 노화, 변비, 암 등을 예방할 수 있다. 샐러리는 내장의 활동이 강화되고 기초체력이 증강되어 혈액이 정화되므로 스태미나와 미용에 효과 등의 강정(强精)작용을 한다.

비타민의 작용으로 신경계의 작용을 둔화시키는 젖산과 팔빈산과 같은 피로물질이 제거되고, 뇌신경활동이 순조롭게 되므로 정신노동으로 피로 할 때나 신경이 날카로워 수면을 취하지 못할 때 작용하여 피로를 회복시키고 스태미나를 증진시킨다. 또한 신경통과 관절질환을 예방할 수 있다.

샐러리 줄기로 즙을 낸 것을 동상(凍傷)부위에 붙이면 특효가 있고, 잎을 목욕물 속에 넣으면 향기가 좋아질 뿐 아니라 몸을 훈훈하게 덥히는 작용을 한다.

샐러리를 먹을 때는 줄기에 섬유형태가 굵게 보이는 것은 피하는 것이 좋다. 위(胃)가 약한 사람은 샐러리의 섬유질이 위에 많은 부담을 주므로 녹즙으로 섭취하기보다는 익혀서 먹는 편이 좋다.

샐러리는 보통 마요네즈 등의 소스와 함께 줄기 부분을 주로 먹지만, 술로 담글 때는 줄기뿐만 아니라 잎도 같이 사용한다. 이렇게 잎을 이용하면, 샐러리의 향을 더욱 진하게 느낄 수 있다.

만드는 방법

❶ 샐러리를 흐르는 물에 깨끗하게 씻은 후 체에 밭쳐 물기를 빼거나 깨끗한 천으로 물기를 닦는다. 샐러리는 맛과 향을 위해 줄기와 잎을 같이 사용하며, 준비한 용기에 들어갈 정도의 크기로 자른다.

❷ 준비한 용기에 자른 샐러리를 넣고 35% 소주 1.8ℓ 를 부은 후 잘 밀봉하고, 직사광선이 비치지 않는 서늘한 곳에 보관하여 침출 및 숙성시킨다. 그리고 술 이름, 담근 날, 사용한 소주의 알코올 도수 및 재료를 걸러야 할 날짜 등 기본적인 정보를 메모하여 함께 보관하면, 시간이 지난 후에도 술에 대한 정보를 쉽게 확인할 수 있다.

❸ 샐러리는 빠른 시간 안에 침출되어 2주 정도면 맛과 향을 느끼면서 마실수 있다. 하지만 소주의 향이 남아 있을 수 있으므로 1개월 정도 지난 후에 재료를 건지는 것이 좋다.

❹ 재료를 건지면 술 자체가 깨끗하므로 그대로 다른 병에 옮겨 담아 밀봉하여 보관하면서 맛과 향을 더욱 부드럽게 숙성시킨다. 보관할 때는 술 이름, 술을 담근 날짜 등 기본 정보를 기록한다.

마시는 방법

샐러리는 다른 재료보다 상큼하고 향이 강해서 그냥 마시는 것이 좋다. 만약 강한 향이 부담스럽다면 물이나 얼음을 넣어서 희석하는 것이 좋다. 다만 향이 강하고 독특하니 다른 술과의 칵테일을 피하는 것이 좋다.

2) ✿보리수주 – 은은한 향과 떫은 맛으로 깨달음을 일러주는 술

♥ 시기 : 5~6월
♥ 재료 : 보리수 열매 1kg, 레몬 1/2개, 소주 (35%) 1.8ℓ

우리가 보리수라고 부르는 나무에는 크게 세 종류가 있다. 그런데 그 셋은 종류가 아주 다르다. 먼저, 부처의 보리수는 인도, 스리랑카 원산으로 뽕나무과에 속하는 상록수이다. 인도보리수(印度菩提樹)가 정식 명칭이다. 추위에 비교적 강한 편이어서 우리나라에서도 자라기는 하지만, 주로 온실에서 자라며 야생으로는 잘 자라지 못한다. 힌두교도들이 이 보리수를 성스러운 나무로 숭배하기도 한다. 이 보리수는 불교 전통에서 부처가 부다가야(인도 비하르 주 가야 근처)에서 깨달음을 얻었을 때, 그 아래에 앉아 있었다고 하는 나무이다.

그리고 두 번째로, 피나무과에 속하는 중국 원산의 보리수가 있다. 이 보리수 열매로 염주를 만들기도 하는데, 이 보리수가 바로 슈베르트의 가곡 '성문 앞 우물곁에 서 있는 보리수' 이다. 무궁화목 피나무과의 낙엽 교목으로, 줄기가 회갈색이고 작은 가지에 털이 빽빽하게 나있다. 습기가 있는 땅에서 잘 자라며 성장이 빠른 편이다. 이 나무는 중국과 우리나라에서 특히 절에 많이 심는다. 이 보리수를 가리켜 서양보리수라고도 하는데, 슈베르트 덕분에 이 명칭은 잘 알려져 있다. 참고로, 슈베르트는 병마에 시달리며 끼니걱정을 해야 하는 상황 속에서 세상을 떠나기 한 해 전에 작곡한 가곡집 '겨울 나그네' 의 제5곡이 바로 '보리수' 이다. 결국 인도보리수와 서양보리수를 혼동하는 경우가 적지 않은 셈이다.

그리고 세 번째로, 보리수나무과에 속하는 보리수가 있는데, 덩굴성 식물이다. 보리수나무는 이외에도 약 60여 종이 있다. 그 60여종 가운데에는 낙엽 관목도 있고 상록수도 있다.

보리수나무는 동아시아 지역에 폭넓게 자생하고 있으며, 남부 유럽과 북아메리카에도 분포되어 있다. 우리나라 자생종이기도 한데, 빨간 열매가 열리며, 그 열매를 따먹을 수도 있다. 술을 담글 때는 이 보리수로 담근다.

보리수나무 열매는 붉은 바탕에 작은 점이 있는 열매로, 일부 지방에서는 열매에 있는 점 때문에 '파리똥' 이라 부른다. 보리수나무 열매는 신맛과 약간 떫은맛이 나서 그냥 먹을 때 맛있는 과일은 아니다. 하지만 술로 만들면 독특한 맛과 향기를 느낄 수 있다. 보리수는 과육이 빨리 물러져서 보관 기간이 짧다. 그래서 많이 익은 열매를 구하기 쉬운데, 술을 담그기에는 이런 열매보다 신맛과 떫은맛이 잘 조화된 덜 익은 것이 좋다. 따라서 출하시기에 서두르면, 비교적 단단하고 덜 익은 보리수나무 열매를 재료로 해서 술을 담글 수 있다.

만드는방법

❶ 보리수나무 열매는 무르기 때문에 흐르는 물에 조심스럽게 씻고 깨끗한 수건으로 가볍게 눌러 수분을 제거한다. 보리수나무 열매는 자르지 않고 그대로 담그는 것이 보기에 예쁘다. 그리고 신맛이 약간 부족하기 때문에 레몬을 넣어 보리수나무 열매의 떫은맛과 신맛이 어우러지게 하는 게 좋다. 레몬 껍질은 향이 강하지만, 쓴맛도 비교적 강하므로 껍질을 제거하고 알맹이만

사용해야 한다.

❷ 준비한 용기에 보리수나무 열머 1kg, 레몬 1/2개, 35%소주 1.8ℓ 를 부은 후 잘 밀봉하고, 직사광선이 비치지 않는 서늘한 곳에 보관하여 침출 및 숙성시킨다. 그리고 술 이름, 담근 날, 소주의 알코올 도수 및 재료를 건져야 할 날짜 등 기본적인 정보를 메모하여 함께 보관하면, 시간이 지난 후에도 술에 대한 정보를 쉽게 확인할 수 있다.

❸ 2개월 정도 지나면, 재료를 체에 밭쳐 거른다. 보리수는 침출되어도 재료가 비교적 단단하게 남아 있어서 체로 걸러도 맑은 술이 된다. 간혹 술에 부유물이 남아있으면 냉장고에 하루 정도 보관하여 침전시킨 후 맑은 부분만 조심스럽게 따른다.

❹ 맑은 술을 다른 병에 담아 밀봉하여 보관하면서 맛과 향을 더욱 부드럽게 숙성시킨다. 보관할 때 술 이름, 술을 담근 날짜 등 기본 정보를 기록한다.

마시는방법

보리수주는 숙성되면서 호박색이 되고, 레몬의 신맛과 보리수의 떫은맛이 어우러져서 더욱 매력적인 술이 된다. 보리수 열매의 은은한 향을 그대로 느끼면서 스트레이트로 마시는 것이 좋으며, 얼음을 넣어 시원하게 마셔도 좋다.

3) ❀방울토마토주 – 항암효과와 건강을 찾아주는 술

♥ 시기 : 사계절
♥ 재료 : 방울토마토 1kg, 소주(35%) 1.8ℓ

토마토가 빨갛게 익으면 의사의 얼굴이 파랗게 질린다는 말이 있다. 토마토를 많이 먹으면 병을 앓을 일이 없기 때문에 의사를 찾지 않기 때문이라는 얘기다. 이처럼 토마토의 효능이 뛰어나다.

토마토는 서양요리에서 빼놓을 수 없는 중요한 재료이다. 생으로 먹는 것은 물론 주스나 토마토케첩, 소스로 만들기도 하고 덜 익은 토마토는 피클을 만들어 먹기도 한다. 요리에서 이처럼 토마토가 많이 쓰이는 이유는 토마토가 알칼리성 식품이라 고기 요리와 잘 어울리기 때문이다. 고기나 생선 등 기름기 있는 음식을 먹을 때 토마토를 곁들이면, 산성을 중화하고 소화를 촉진해 위의 부담을 덜 수 있다.

토마토가 몸에 좋은 이유는 소화를 돕는 것에서 끝나지 않는다. 토마토에는 피로를 풀고 신진대사를 돕는 비타민 C와 지방 분해를 돕는 비타민 B, 항산화 작용으로 노화를 막는 리코펜, 고혈압을 예방하는 루틴 등 몸에 좋은 성분이 많이 들어 있다. 특히 비타민은 토마토 2개 정도만 먹어도 하루에 필요한 비타민 권장량의 대부분을 섭취할 수 있을 정도로 풍부하다.

또한 토마토에는 우리나라 식단에서 부족하기 쉬운 비타민 A가 풍부하다. 비타민 A는 항암 효능과 산화 억제 효과가 있는 것으로 알려져 있다. 실제로 최근 조사 결과, 토마토를 많이 먹는 지역에서 각종 암과 심장 질환 등 만성 퇴행성 질환의 발생률이 낮은 것으로 나타났다.

이렇듯 토마토는 '천국의 과일' 르 부를 만큼 맛과 영양이 뛰어나다. 토마토에는 모세혈관을 강화하고 혈압을 낮추는 비타민 C와 루틴이 풍부하다. 토마토의 노란 부분에 많은 비타민 A는 항산화 효과가 뛰어나다. 매일 아침 공복에 신선한 토마토를 1~2개씩, 2주 정도 먹으면 고혈압을 예방할 수 있다고 한다.

토마토는 체내 수분을 조절하고 신진대사를 좋게 해서 신장의 기능이 좋지 않거나 부종이 있는 사람에게 효과가 있다. 샐러리나 파슬리 같은 향미 야채와 함께 먹으면 스트레스로 생긴 방광염의 증상을 가라앉히고, 수박과 함께 먹으면 당뇨를 예방한다.

특히 토마토에 들어있는 유기산이 신진대사를 촉진해 피로 물질을 빠르게 없애는 효과가 있다. 뿐만 아니라 지방의 연소가 왕성해지도록 도와 식욕부진과 속이 거북한 증상을 개선한다. 산성 식품을 중화하는 작용도 한다.

방울토마토는 토마토와 마찬가지로 비타민과 성장에 꼭 필요한 철분, 칼륨 등이 풍부하게 들어 있어 성장기 아이들에게 무엇보다 좋은 식품이다. 방울토마토는 크기가 일반 토마토의 10분의 1 정도밖에 되지 않지만 비타민과 무기질 등의 영양소는 일반 토마토와 큰 차이가 없다. 다이어트를 하면서 방울토마토를 양껏 먹는 것은 금물이다. 칼로리가 낮기는 하지만 크기에 비해 칼로리가 적다고 볼 수는 없다.

샐러드에 많이 사용하는 방울토마토는 당도가 높고, 크기가 먹기에 좋아서 많은 사랑을 받고 있다. 또한 무기질이나 비타민 등의 영양소도 일반 토마토와 큰 차이가 없어 술을 담글 재료로 추천할 만하다.

만드는방법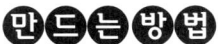

❶ 방울토마토의 꼭지를 떼고 흐르는 물에 깨끗이 씻는다. 씻은 방울토마토는 깨끗한 수건으로 가볍게 눌러 수분을 제거한다.

❷ 방울토마토는 자르지 않고 그대로 담그는 것이 좋다. 잘라서 담그면 술이 탁해져 보기에 안 좋으므로 준비한 용기에 방울토마토 1kg을 그대도 넣고 35% 소주 1.8ℓ 를 붓는다.

❸ 용기를 잘 밀봉하고, 직사광선이 비치지 않는 서늘한 곳에 보관하여 침출 및 숙성시킨다. 그리고 술 이름, 담근 날, 소주의 알코올 도수 및 재료를 걸러야 할 날짜 등 기본적인 정보를 메모하여 보관하면, 시간이 지난 후에도 쉽게 술에 대한 정보를 확인할 수 있다.

❹ 1개월 정도 지나면, 재료를 체에 밭쳐 건진다. 이렇게 거른 술은 냉장고에 1~2일 정도 보관하여 찌꺼기를 침전시키고, 맑은 부분만 다른 병에 따라서 보관한다. 보관할 때는 술 이름, 술을 담근 날짜 등 기본 정보를 기록한다.

마시는방법

토마토주는 토마토 특유의 향이 풍부하여 그냥 마시거나 얼음을 넣어서 시원하게 마시면 좋다. 또한 단맛과 신맛이 부족할 경우에는 꿀을 넣어서 마시거나 신맛이 강한 레몬주와 칵테일해도 좋다.

···여름···

1) ❀살구주 - 피로회복과 식욕 증진에 효과 만점인 술

> ♥ 시기 : 6~7월
> ♥ 재료 : 살구 1kg, 소주(35%) 1.8ℓ, 감미료 300~400g

살구는 장미과의 낙엽 소교목으로, 중국이 원산지인 살구나무의 과실이다. 봄에 잎보다 먼저 연분홍 꽃이 피고, 여름에 노랗게 과실이 열리기 때문에 관상수로서뿐 아니라 과수로도 훌륭하다. 살구는 우리가 흔히 먹는 사과, 복숭아, 배처럼 친숙한 과실이 아니고, 맛도 입맛을 자극할 정도는 아니다. 하지만 술로 담가 마시면 맛이 확 달라진다. 살구씨 말린 것을 행인(杏仁)이라고 하여 진해·천식·호흡곤란·신체부종과 심장병 환자에게도 효과가 있다. 서양에서는 수증기로 증류해서 만든 수용액인 행인유를 연고제나 주사약으로 쓴다.

맛도 맛이지만, 살구는 무엇보다도 살구씨의 효능이 뛰어나다. 살구의 효능과 성분이 아직 완전히 밝혀지지 않았지만, 살구씨에 있는 비타민 B17 성분(아미그다린)에 항암 효과가 있으며, 류머티즘이나 고혈압, 빈혈 치료에도 도움을 준다는 연구 결과가 보고되었다. 물론 아미그다린의 독성에 대해서는 논쟁중이지만, 살구로 술을 담그면 과육의 유효 성분뿐만 아니라 먹기 힘든 살구씨의 성분까지도 추출하여 마실 수 있으므로 일석이조다.

살구나무는 가뭄에도 잘 견디며 적당한 조건에서는 100년 이상을 사는 것도 있다. 최대 생산국은 스페인이며 이란·시리아·미국·프랑스·이탈리아 및 유럽 중남부 등에서 생산된다. 비타민 A가 풍부하며 천연 당류의 함유량이 높다. 말린 살구는 철분의 매우 좋은 섭취원이다. 이렇게 먹기 힘든 재료의 성분을 추출하여 음용하려면, 바로 소주에 침출시키는 방법을 이용해야 한다.

술을 담글 경우에는 너무 익은 것보다 완숙 직전의 단단한 열매를 이용하는 것이 좋다. 시중에서 살구를 구입할 때는 너무 많이 익은 것들이 많은데, 잘 살펴보고 약간 덜 익은 살구를 구입한다. 살구는 새콤한 맛이 일품이며, 좀 많다 싶을 정도로 당을 가미하면 새콤달콤한 맛과 향이 일품인 좋은 술이 완성된다.

만드는 방법

❶ 살구는 완숙 직전의 단단한 재료를 구입하고, 흐르는 물에 잘 씻은 후 깨끗한 수건으로 물기를 닦는다. 살구는 반으로 잘라 사용해도 되지만, 용기의 입구가 넓으면 자르지 말고 그대로 담그는 것이 보기에 좋다.

❷ 준비한 용기에 살구 1kg과 35% 소주 1.8ℓ 를 붓고 감미료를 넣는다. 감미료는 술 색이 황금색이므로 황설탕과 물의 비율을 1대 2로 하여 잘 저으면서 끓이다가 식힌 전화당을 사용한다.

❸ 이제 용기를 잘 밀봉하고, 직사광선이 비치지 않는 서늘한 곳에 보관하여 침출 및 숙성시킨다. 그리고 술 이름, 담근 날, 사용한 소주의 알코올 도수 및 재료를 걸러야 할 날짜 등 기본적인 정보를 메모하여 함께 보관하면 시간이 지난 후에도 술에 대한 정보를 쉽게 확인할 수 있다.

❹ 3개월 정도 지나면 재료를 건지는데, 과육이 비교적 단단하기 때문에 간단히 체에 걸러도 된다. 술에 찌꺼기가 있을 경우에는 냉장고에 1~2일 정도 보관하여 찌꺼기를 침전시킨 후 맑은 부분만 조심스럽게 따른다.

❺ 맑은 술을 다른 병에 담아 밀봉하여 보관하면서 맛과 향을 더욱 부드럽게 숙성시킨다. 보관할 때 건진 살구 중에서 형태가 흐트러지지 않은 단단한 살구를 깨끗하게 씻어서 몇 개 같이 숙성시키면 보기에도 좋다. 보관할 때는 술 이름, 술을 담근 날짜 등 기본 정보를 기록한다.

마시는방법

살구주는 시간이 지날수록 살구씨의 상큼함과 은은한 맛이 어우러져서 좋은 술이 된다. 칵테일보다는 살구의 깊은 맛과 향을 음미하면서 그냥 마시는 것이 좋으며, 얼음을 넣어서 마시면 더욱 맛있다.

2) ❀오디주 – 백발을 검게 만드는 불로장생의 술

♥ 시기 : 6월
♥ 재료 : 오디 1kg, 소주(35%) 1.8ℓ , 감미료 200~300g, 레몬 2개

오디에는 노화와 고혈압을 억제하는 물질이 다량 함유되어 있고, 오디 씨는 불포화지방산 함량이 87%에 달해 건강기능성 식품으로의 활용가치가 매우 높은 것으로 나타났다. 오디는 뽕나무의 열매로, 잎은 누에의 먹이로 사용된다. 열매 오디는 한방에서 '상심자'라고 하여 강장 · 진정 · 보혈 및 설사를 멎게 하는 약으로 이용한다. 그래서 오디로 담근 술을 '상심주'라고도 하며, 신선이 마시는 술이라고 여겼다. 껍질과 뿌리는 '상백피(桑白皮)', '상근피(桑根皮)'라고 하여 해열 및 진해에 효과가 있다. 그리고 뽕잎은 해열 · 진해 · 소염제로 감기 · 눈병 · 고혈압 등의 치료에 쓰인다.

〈동의보감〉에는 까만 오디는 뽕나무의 정령(精靈)이 모여 있는 것이며, 당뇨병에 좋고 오장에 이로우며, 오래 먹으면 배고픔을 잊게 해주고, 귀와 눈을 밝게 하며, 오래 먹으면 백발이 검게 변하고 노화를 방지한다고 기록되어 있다.

오디는 혈당을 떨어뜨려 주는 성분으로 알려진 디엔제이(DNJ)를 뽕잎과 같은 정도로 함유하고 있을 뿐만 아니라, 오디 속에 존재하는 당분은 과당과 포도당만으로 조성되어 있어 설탕을 배제시켜야 하는 당뇨환자식 등의 식품제조에 활용할 수 있는 좋은 소재인 것으로 밝혀졌다.

고지혈증 유도 흰쥐 실험에서 오디추출물을 투여한 경우 혈중 콜레스

테롤과 중성지질 함량을 떨어뜨리는 효과를 확인하였으며, 이는 오디 씨에 다량 존재하는 불포화지방산인 리놀산(linoleic acid)의 상승작용에 기인한 것이라고 한다.

뽕잎과 더불어 오디 중에는 고혈압 치료효능을 갖는 것으로 알려진 루틴(Rutin) 함량이 메밀보다 약간 높은 수준이었으며, 뇌세포 보호 효능을 확인했다.

오디의 효능이 현대의학에 의해 밝혀지면서 저혈압, 불면증, 당뇨, 알코올중독, 간독성저하, 항노화억제, 황산화작용 등 건강에 유익한 다양한 기능성 보조식품이 속속 개발되고 있다.

오디는 따면 쉽게 물러지기 때문에 운송 및 보관이 어렵다. 그래서 예전에는 직접 채취하지 않으면 오디를 구입하기 어려웠지만, 요즘은 오디의 효능이 널리 알려지면서 대형 마트에서도 구입할 수 있게 되었다. 다만 출하시기에 맞추어 서둘러 구입해야 한다. 오디는 신맛이 부족하므로 신맛을 보충하기 위해 레몬 등을 첨가하여 술을 담그면 더 맛있다.

만드는방법

❶ 오디는 많이 무르기 때문에 씻지 않고 사용한다. 굳이 씻으려면, 오디를 체에 밭치고 가볍게 물을 흘려서 저빨리 씻은 후 물기만 뺀다.

❷ 준비한 용기에 오디 1kg과 감미료를 넣는데, 오디술은 흑색에 가깝기 때문에 흑설탕을 사용해도 좋다. 흑설탕은 물과 흑설탕의 비율을 2대1로 하여 약 30분 정도 잘 저으면서 끓이다가 식힌 후 사용한다. 오디는 신맛이 부족하므로 신맛을 더하기 위해 레몬 껍질을 벗긴 후 알맹이만 이등분하여 용기에 넣는다.

❸ 35% 소주 1.8ℓ 를 부은 후 용기를 잘 밀봉하고, 직사광선이 비치지 않는 서늘한 곳에 보관하여 침출 및 숙성시킨다. 그리고 술 이름, 담근 날, 사용한 소주의 알코올 도수 및 재료를 걸러야 할 날짜 등 기본적인 정보를 메모하여 함께 보관하면, 시간이 지난 후에도 술에 대한 정보를 쉽게 확인할 수 있다.

❹ 3개월 정도 지나면, 오디를 여과용 망에 넣고 짠다. 이렇게 짠 술은 거의 흑색이어서 술이 탁한지 눈으로는 잘 구분되지 않지만, 부유물이 비교적 많아 술이 탁하다. 따라서 냉장고에 1~2일 정도 보관하여 찌꺼기를 침전시킨 후 맑은 부분만 조심스럽게 따른다.

❺ 맑은 술은 다른 병에 담아 밀봉하여 보관하며 맛과 향을 더욱 부드럽게 숙성시킨다. 보관할 때는 술 이름, 술을 담근 날짜 등 기본 정보를 기록한다.

마시는방법

오디주는 차분하면서 깊은 맛이 매력적이다. 레몬을 첨가하여 술을 담갔지만 신맛이 좀 부족하면, 유자주나 매실주와 같이 신맛이 강한 술을 첨가하여 마셔도 좋다.

또한 얼음을 넣어 마셔도 산뜻한 맛을 즐길 수 있다.

3) ✻복분자주 - 양기를 일으키고 눈을 밝게 하며 향이 그윽한 술

♥ 시기 : 6~7월
♥ 재료 : 복분자 1kg, 감미료 500g, 소주(35%) 1.8ℓ

복분자는 장미과에 속하는 복분자 딸기와 산딸기나무의 덜 익은 열매를 말린 것이다. 복분자는 한자로 '覆盆子'로, 엎어질 복(覆)자에 동이 분(盆)자를 쓴다.

동이 분(盆)을 요강 분(盆)이라고도 하는데, 복분자술을 마시면 소변을 볼 때 요강이 뒤집어질 정도로 힘이 좋아진다는 이야기가 전해 내려온다. 한방에서는 복분자는 구연산, 사과산, 비타민, 당분 등이 고루 함유되어 있어 자양강장과 음위에 뛰어난 효과가 있다고 한다.

고전문헌〈본초강목, 동의보감, 당본본초, 약성론〉에 수록된 복분자의 효능은 강장성 수림약으로 남성의 경우 낭습이 유난히 많고 정력이 감퇴되는 음위증에 크게 활용되며, 신경안정 내지 보강의 약효가 있어 유정(조루)에 효과적이다. 그리고 소변의 절제를 원활히 하는 한편, 여성의 경우 정신쇠약으로 인한 불임증에 크게 활용되는 묘미를 지녔으며, 피부를 윤택하게 하는 식물로 알려져 있다.

〈동의보감〉에는 성질은 평(平)하며 맛은 달고 시며 독이 없다. 남자의 신기(腎氣)가 허하고 정(精)이 고갈된 것과 여자가 임신되지 않는 것을 치료한다. 또한 간을 보하며 눈을 밝게 하고 기운을 도와 몸을 가뿐하게 하며 머리털이 희어지지 않게 한다고 기록되어 있다.

또 신경쇠약으로 인한 시력감퇴와 야맹증에 효과적이며, 속을 덥게 하여 간을 보호하고 소변을 줄이고 정력과 양기를 강하게 한다. 발한 해열 약으로 감기, 폐렴, 기침에 쓴다.

　복분자는 채취하면 곧바로 물러지면서 발효가 진행되기 때문에 보관이 어렵다. 요즘은 산지에서 직접 판매까지 하기 때문에 인터넷으로 복분자 산지를 검색하여 전화하면, 살짝 냉동시켜서 택배로 집까지 배달해 준 다. 만약 시기를 놓쳤으면, 대형 마트에서 냉동 복분자를 구입해야 한다.

만드는 방법

❶ 복분자는 씻을 수 없으므로 복분자 1kg을 용기에 담고 감미료 500g과 35% 소주 1.8ℓ 를 부은 후 잘 밀봉하고, 직사광선이 비치지 않는 서늘한 곳 에 보관하여 침출 및 숙성시킨다. 정보를 메모하여 함께 보관한다.

❷ 2개월 정도 지나면, 복분자를 여과용 망에 넣고 가볍게 짠다. 이 때 건진 재료는 버리지 말고 소주 약 0.5ℓ 를 붓는다.

❸ 1개월 정도 지나면, 재탕한 복분자를 여과용 망에 넣어 짜면서 거른다.

❹ 처음 받아 낸 복분자술과 재탕한 복분자술을 섞은 후 냉장고에 1~2일 정도 보관하여 찌꺼기를 침전시킨다. 보관할 때는 술 이름, 술을 담근 날짜 등 기본 정보를 기록한다.

마시는 방법

　복분자의 색은 짙은 자주빛이고, 술맛은 표현하기 힘들 정도로 매혹적 이고 황홀하다. 복분자는 웰빙붐을 타면서 다양한 형태의 음료 형태로 생 산되고 있고 세계적인 술로 손색이 없을 것이다.

　복분자주는 피를 맑게 하여 기운을 돕고 몸을 가볍게 만들며 성인병 예 방에 효과가 있다. 또 피부를 곱게 하고 흰머리가 생기지 않게 하며 눈을 밝게 한다. 신장에 좋으며 간을 보호하고 폐질환에도 좋다. 양기를 일으 키며 정혈작용이 뛰어나다.

···가을···

1) ❀배주 - 시원하면서 소화를 잘 되게 하는 술

> ♥ **시기 : 9~11월 (신고배는 사계절 구입 가능)**
> ♥ **재료 : 배 1kg, 레몬 2개, 소주(35%) 1.8ℓ**

배는 수분 함량이 85~88% 정도로 물이 많아 시원하게 먹을 수 있는 과일이다. 천식과 소화 불량을 해스하는 데 효과가 뛰어난 배주는 잘 익은 배를 이용해 술을 담가야 맛과 향을 제대로 낼 수 있다. 배에는 과당, 자당, 사과산이 많이 들어 있을 뿐만 아니라, 소화효소, 당질, 회분, 칼슘, 철분, 비타만B1, 비타민C가 들어있다. 특히 소화를 돕는 효소가 있어 고기 요리를 먹을 때는 배를 곁들이는 것이 좋다.

배의 종류에는 신고배, 황금배, 만삼길배, 화산배, 영산배, 풍수배 등이 있고, 당도는 10~15브릭스 정도이다. 황금배는 당도가 높지만, 과육이 부드럽고 유연하여 술이 혼탁해질 수 있다. 그러므로 술을 담글 때는 과육이 비교적 단단한 신고배를 이용한다.

배는 알카리성 식품으로 배나 배 가공품을 많이 먹는 것은 혈액을 중성으로 유지시켜 건강을 유지하는데 큰 효과가 있다. 또한 배는 담이나 가래기침에 매우 효과가 있고, 소화에 효과가 있어서 대변이나 소변을 잘 나오게 하며 몸에 열을 내리게 한다.

동남아등 열대 아열대 국가에서는 학질모기에 물려 심하게 열이 생기는 말라리아나 권태, 근육통, 두통 등의 증세 등에 배가 명약으로 알려져 있어 이 나라 사람들은 배를 희귀하게 생각하고 있다. 이는 배가 약으로써 직접적인 효과가 있는 것은 아니고 고열로 다른 음식을 먹을 수 없을 때 배는 시원하게 먹을 수 있고 과실 속에는 비타민 B와 C가 함유되어 있어 해열 효과가 있기 때문이다.

배는 고기를 부드럽게 하는 연육효소가 있어 배를 채로 썰어서 고기와 섞어 하룻밤 재웠다가 먹이면 고기가 연해지고 소화가 잘된다. 종기의 근(根)을 뺄 때는 배를 썰어서 환부에 붙이면 근이 빠진다.

배나무 잎은 토하고 설사하면서 배가 아플 때나 갑자기 배탈이 났을 때, 배나무 마른 잎 10g을 달여서 마시면 효과가 있다. 또 배나무 껍질을 부스럼이 생기거나 옴이 올랐을 때 달여서 마시기도 한다.

배의 단맛은 대부분이 과당이며, 사과산, 구연산, 주석산 등의 유기산이 적어 다른 과일보다 신맛이 적다. 그래서 배로 술을 담글 때는 레몬 등으로 신맛을 보충해 주면, 배의 시원한 맛과 신맛이 어우러져 좋은 술이 된다. 배주는 가을에 담그는 것이 가장 알맞다.

♣ 좋은 배 고르는 방법

배는 냉장고나 바람이 잘 통하는 그늘진 곳에 보관하며, 잘 익은 것과 상처가 있는 것부터 먹는 것이 좋다. 배를 고를 때는 다음의 사항을 잘 기억해 두자. 모양이 둥글고 적당한 크기의 배, 맑으면서 선명한 황갈색의 배가 좋다. 또 당도가 높으면서 시원하고 수분이 많은 배, 껍질이 너무 두껍지 않으면서 뒷맛이 개운한 배가 좋다.

만드는 방법

❶ 배는 껍질을 같이 사용하므로 깨끗하게 씻은 후 깨끗한 수건으로 물기를 닦는다. 배는 용기에 들어갈 정도의 크기(약 6~8등분)로 잘라서 사용하고, 신맛을 보충하기 위해 레몬을 준비해 껍질을 벗기고 과육만 이등분하여 넣는다.

❷ 준비한 용기에 배 1kg과 소주 35% 1.8ℓ를 붓고 레몬을 넣은 후 잘 밀봉하고, 직사광선이 비치지 않는 서늘한 곳에 보관하여 침출 및 숙성시킨다. 술을 담그면 배가 위로 떠오르는데, 맨 위의 배는 공기와 접촉하면서 색깔이 변하므로 가능하면 입구까지 술로 꽉 채우는 것이 좋다. 그리고 술 이름, 담근 날, 사용한 소주의 알코올 도수 및 재료를 걸러야 할 날짜 등 기본적인 정보를 메모하여 함께 보관하면, 시간이 지난 후에도 술에 대한 정보를 쉽게 확인할 수 있다.

❸ 2개월 정도 지나면, 재료를 체에 밭쳐 건진다. 찌꺼기가 있을 경우에는 냉장고에 1~2일 정도 보관하여 찌꺼기를 침전시키고, 맑은 부분만 조심스럽게 따른다.

❹ 맑은 술을 다른 병에 담아 밀봉하여 보관하면서 맛과 향을 더욱 부드럽게 숙성시킨다. 보관할 때는 술 이름, 술을 담근 날짜 등 기본 정보를 기록한다.

마시는 방법

배술은 배 특유의 시원한 맛이 일품이다. 잘 익은 배에서 나오는 향과 새콤달콤한 맛을 음미하면서 그대로 마셔도 좋고, 얼음을 넣어서 시원하게 마셔도 좋다.

2) ❀석류주 - 에스트로겐이 풍부하여 예뻐지게 하는 술

♥ 시기 : 10월~이듬해 2월
♥ 재료 : 석류 4~5개 (약1kg), 소주(35%) 1.8ℓ

석류는 피부 주름 예방 효과가 뛰어나다고 알려지면서 전 세계적으로 인기를 끌고 있다. 석류는 꽃, 잎, 열매, 뿌리 모든 부분이 약재로 사용되는 건강식품이다.

석류는 여성의 아름다움과 젊음을 유지시켜 주는 에스트로겐이 풍부한 과일로, 여성에게 좋은 과일로 알려져 있다. 에스트로겐이 들어있다는 사실이 밝혀진 이후 여성호르몬 불균형으로 고통 받는 갱년기 여성들에게 큰 관심을 불러일으키고 있다. 스웨덴, 영국 등의 선진국에서는 여성 호르몬 대체요법의 하나로 석류가 널리 이용되고 있기도 하다. 절세가인 양귀비도 젊음과 아름다움을 유지하기 위해 석류를 매일 반쪽씩 먹었다고 할 만큼, 석류의 피부미용 효과는 전부터 잘 알려진 사실이다. 여성 호르몬인 에스트로겐은 탄력을 잃어 가는 피부 노화를 지연시키고 콜라겐 합성을 도와준다고 밝혀진 물질이다. 또 에스트로겐은 20~30대에는 피부 미용에 도움을 주고, 40~50대에는 노화와 갱년기 현상은 물론 뇌의 이상과 심장 이상, 요실금, 뼈의 약화를 방지하는 등 여성의 아름다움과 젊음을 유지시켜 주는 다양한 역할을 하고 있다.

석류는 이란, 아프가니스탄, 히말라야가 원산지로, 6~7월에 꽃이 피며, 9~10월에 붉은 색으로 익는다. 석류는 꽃뿐만 아니라 열매가 터지는 모습이 아름다워 관상용으로도 많이 재배한다.

이 밖에도 석류에는 수용성 당질인 포도당과 과당 등이 풍부하고, 운동신경과 시신경에 효과가 있는 수용성 비타민 B_1, 지능저하와 기억력감퇴, 알츠하이머 등을 예방할 수 있는 비타민 B_2는 물론, 체내의 에너지대사에 꼭 필요하며 구강염과 구내염에 효과적인 나이아신, 단백질 대사를 유연하게 진행시키는 칼륨, 구연산, 사과산, 주석산, 철분, 아미노산, 타닌, 아스파라긴산, 플라보노이드 등이 고루 들어 있다. 껍질의 타닌 성분은 소화액의 분비를 자극시켜 입맛을 돋우고 인체의 에너지대사를 도와 피로를 빠르게 회복시키기도 한다. 미네랄 등이 균형 있게 들어있다. 술을 담글 때는 잘 익은 것을 사용해야 석류의 모양과 핑크빛이 잘 우러나온다. 출하 초기에는 덜 익은 석류들이 많으니 잘 골라서 충분히 익은 석류를 사용해야 한다.

만드는방법

❶ 석류는 껍질에도 약효가 있으나, 술은 알맹이로만 담가야 맛이 깔끔하면서 보기도 좋다. 먼저 석류를 오렌지처럼 껍질만 얇게 잘라서 이등분하고 알맹이가 터지지 않게 알알이 떼어낸다. 석류는 새콤한 맛이 매력이지만, 재료의 완숙 정도에 따라 단맛이 조금 부족하다고 느낄 수 있다. 석류의 맛을 보아 단맛이 부족하면 감미료를 첨가한다. 첨가량은 개인의 기호에 따라 다르지만, 약 50~100g 정도 첨가해주면 된다.

❷ 준비한 용기에 석류를 알알이 따서 넣고, 소주를 부은 후 잘 밀봉하고, 직사광선이 비치지 않는 서늘한 곳에 보관하여 침출 및 숙성시킨다. 그리고 술 이름, 담근 날, 사용한 소주의 알코올 도수 및 재료를 걸러야 할 날짜 등 기본적인 정보를 메모하여 함께 보관하면, 시간이 지난 후에도 술에 대한 정보를 쉽게 확인할 수 있다.

❸ 3개월 정도 지난 후 재료를 체에 밭쳐 간단히 걸러 내도 재료가 단단하기 때문에 술이 혼탁하지 않다. 간혹 알알이 떼어낼 때 속껍질 등이 들어가면 찌꺼기가 있어서 술이 탁할 수 있다. 이 때는 냉장고에 1~2일 정도 보관하여 찌꺼기를 침전시키고, 맑은 부분만 조심스럽게 따른다.

❹ 맑은 술은 다른 병에 담아 밀봉하여 보관하면서 맛과 향을 더욱 부드럽게 숙성시킨다. 보관할 때는 술 이름, 술을 담근 날짜 등 기본 정보를 기록한다. 보관할 때 건진 석류 중에서 깨끗한 석류를 몇 개 넣어 같이 숙성시키면 보기에도 좋다.

마시는 방법

숙성된 붉은색 석류주 안에 침출된 바란 석류 알맹이들이 남아 있으면 보기에 매우 아름답다. 석류주는 신맛과 단맛이 적당히 조화를 이루어 그냥 마셔도 좋고, 얼음을 넣어서 마시면 더욱 좋다.

···겨울···

1) ❋유자주 - 입 냄새를 없애주고 산뜻한 맛과 향이 매력적인 술

♥ 시기 : 11~12월
♥ 재료 : 유자 5개, 소주(35%) 1.8ℓ

유자는 유자나무의 열매로, 원산지는 중국 양쯔강 상류이다. 유자의 종류에는 황유자, 청유자, 실유자가 있으며, 우리나라, 중국, 일본 등에서 생산한다. 유자는 국내산이 껍질이 두껍고 향이 진한데, 주로 전라남도와 경상남도에서 재배된다.

유자는 향긋한 냄새와 새콤달콤한 맛을 가지고 있다. 유자에는 레몬의 3배, 바나나의 10배, 참다래의 3배에 달하는 비타민 C가 들어 있어 초기 감기를 다스리거나 예방하는 데 효과적이다. 특히 유자는 그 성질이 서늘하기 때문에 감기로 인해 몸에 열이 날 때도 좋다. 또 신맛은 간 기능을 도와 근육을 튼튼히 만들어주는 작용을 하므로 몸살감기에도 효과를 볼 수 있다.

유자가 우리나라에 처음 전래된 것은 대략 신라 문성왕 때인 것으로 알려져 있다. 중국 당나라에 갔던 해상왕 장보고가 도포자락에 숨겨 몰래 들여와 심었다는 것이다. 〈세종실록〉 31권에 1426년(세종 8년) 2월 전

라도와 경상도 연변에 유자와 감자를 심게 했다는 기록이 있는 것으로 미루어보아 세종실록에 기록된 시기보다 훨씬 오래 전으로 추정된다.

유자는 차뿐만 아니라 술이나 과즙을 이용하면 다양한 효능을 얻을 수 있다. 특히 기침으로 고생할 때, 유자술이 좋다. 깨끗하게 씻은 유자를 껍질째 썰어서 병에 넣고 2~3배 분량의 소주를 부은 후 밀봉한다.

신경통이나 근육통이 있는 경우에는 아픈 부위에 유자즙을 바르면 통증이 잦아드는 효과가 있다. 이때는 유자즙 말고 구운 유자씨를 가루 내어 발라도 좋다. 유자를 화장수로 만들어 바르면 가을철 건조해지기 쉬운 피부를 촉촉하고 매끈하게 가꿀 수 있다. 만드는 방법도 아주 간단한데, 유자를 얇게 저며서 소주를 붓고 하룻밤 재두었다가 그 즙을 바른다. 과즙을 짜고 난 유자는 그냥 버리지 말고 그물망이나 베주머니에 넣어서 유자목욕을 해보자. 유자 속에 함유된 정유 성분 덕분에 혈액순환이 개선되고 피부도 한결 고와진다.

평소 소화불량으로 속이 자주 불편하거나 만성피로에 시달리는 사람, 또 술을 많이 마시는 사람에게도 유자는 빼놓을 수 없는 건강식품이다. 〈동의보감〉에는 유자는 위 속의 나쁜 기운을 없애고, 술독을 풀어주며 술 마신 사람의 입 냄새를 없애준다고 기록되어 있으며, 〈본초강목〉에는 유자를 먹으면 답답한 기운이 가시고 정신이 맑아지며 몸이 가벼워지고 수명이 길어진다고 기록되어 있다.

이렇듯 유자에는 비타민 C가 풍부하여 감기예방과 피부미용에 좋고, 노화와 피로를 방지하는 유기산이 많이 들어 있다. 또한 유자 속에 들어 있는 펙틴은 콜레스테롤의 농도를 낮추고, 피를 맑게 하며, 염증억제 및 살균효과가 있다. 껍질에는 헤스페리딘, 리모넨, 유기산, 섬유소 등의 다양한 영양소가 많이 함유되어 있다.

또 유자주는 감기 예방과 동맥경화 예방에 효력이 있으며, 피로회복, 피부미용에도 효과가 있는 동시어 건위, 정장에도 좋다.

유자는 신맛과 쓴맛이 강해 생과일로 먹기보다는 술을 만들어 유자의 풍부한 향과 맛을 즐기는 것이 좋다. 유자차는 설탕이나 꿀에 유자를 잘게 썰어 숙성을 시킨 후 물에 타서 마신다. 유자로 술을 담그고 싶은데 구입 시기를 놓쳤다면, 꿀에 재어서 판매하는 유자청을 이용하여 술을 담가도 좋다.

순곡주를 담글 때 껍질을 넣으면 술에 그윽한 유자향기가 우러나 입맛을 돋우는 유자주는 민가에서 전라되어오다 정식민속주로 제조되고 있다.

만드는방법

❶ 유자는 단단하고 잘 익은 것으로 사용하며, 껍질째 담그기 때문에 깨끗이 씻은 후 물기를 닦는다.

❷ 유자를 가로로 이등분해 준비한 용기에 넣고 35% 소주 1.8ℓ 를 붓는다. 감미료는 개인의 기호에 따라 첨가하는데, 숙성이 끝나고 마실 때 꿀을 첨가해도 좋다.

❸ 용기를 잘 밀봉하고, 직사광선이 비치지 않는 서늘한 곳에 보관하여 침출 및 숙성시킨다. 그리고 술 이름, 담근 날, 사용한 소주의 알코올 도수 및 재료를 걸러야 할 날짜 등 기본적인 정보를 메모하여 함께 보관한다.

❹ 1개월 정도 지나면, 재료를 여과용 망에 넣고 가볍게 짜서 거른다.

❺ 걸러낸 술은 냉장고에 1~2일 정도 보관하여 찌꺼기를 침전시키고, 맑은 부분만 다른 병에 따라서 보관한다. 보관할 때는 술 이름, 담근 날짜 등 기본 정보를 기록한다.

마시는방법

유자주는 유자 특유의 향내가 풍기는 황금빛의 술로, 스트레이트나 얼음을 첨가하여 마시면 좋다. 그리고 신맛이 부족한 버찌주나 오디주 등에 칵테일하면, 유자향이 은은하게 풍기는 매력적인 술이 된다.

●고흥 유자축제

전라남도 고흥은 우리나라 최대의 유자 생산지로, 고흥읍에서 풍양면 소재지를 지나 고개를 넘으면 유자나무가 풍성한 유자공원이 있다. 유자공원은 산책로와 유자 전시 판매장으로 구성되어 있으며, 산책로를 따라 걷다 보면, 은은한 유자향의 매력을 듬뿍 느낄 수 있다.

고흥 유자 축제는 유자가 결실을 맺는 10월에서 11월 사이에 열리는데, 유자 가요제, 유자 따기, 유자 썰기, 유자 품평회, 유자 분재전시, 유자 아가씨 선발대회 등의 다채로운 유자 관련 행사와 다양한 민속놀이도 함께 펼쳐진다. 또한 남해안의 해산물도 저렴하게 구입할 수 있으므로 가족들과 함께 찾아보는 것도 좋을 것이다.

2) ❋파인애플주 – 단백질을 분해하는 풍부한 향이 으뜸인 술

시기 : 사계절

재료 : 파인애플 1개, 소주(35%) 1.8ℓ

파인애플의 원산지는 열대 아메리카로, 지금은 세계 각지의 열대 및 아열대 지역에서 재배하고 있다.

우리나라에서는 육류를 이용한 음식을 만들 때 배와 무, 양파와 같이 단백질과 지방을 분해하는 효소가 들어 있는 재료를 이용하여 부드러운 육질의 육류음식을 만들고, 서양에서는 무화과나 파파야, 키위, 파인애플과 같은 과일을 연육제로 사용하는데, 이러한 재료들은 믹서로 갈거나 얇게 저며 육류에 미리 재워두면 효소들이 고기의 육질을 연하게 한다. 파인애플에 들어있는 '브로멜린'이라는 성분은 다른 재료와는 비교도 안 될 만큼 강력한 연육효과를 가지고 있어 육류에 직접 재두지 않아도 육류요리와 함께 파인애플을 섭취하거나 식사 후 후식으로 먹는 것만으로도 소화를 촉진시키는 역할을 한다고 한다.

자당, 구연산, 주석산 외에 비타민 C의 함유량이 풍부하여 피로회복, 식욕 증진, 정장 특히 변비증에 뛰어난 효력이 있고, 서양요리에는 반드시 끼는 과일이지만 너무 많이 먹으면 좋지 않다.

파인애플을 고를때 껍질의 색깔이 파인애플의 당도를 나타내는 것이 아니므로 우선, 신선해 보이는 것을 선택하는 것이 좋다.

그리고 큰 것이 아니라도 너무 노랗게 익은 것은 피하고, 미숙성한 상태의 것이 술 담그기에 적당하다. 만져 보아 단단한 것을 고른다.

만드는방법

❶ 파인애플은 그냥 먹을 때처럼 껍질을 벗기고 가로로 둥글게 썬 후 각 조각을 4~5등분하여 사용한다.

❷ 준비한 용기에 적당한 크기로 자른 파인애플을 넣고 35%소주 1.8ℓ 를 부은 후 잘 밀봉하고, 직사광선이 비치지 않는 서늘한 곳에 보관하여 침출 및 숙성시킨다. 그리고 술 이름, 담근 날, 사용한 소주의 알코올 도수 및 재료를 걸러야 할 날짜 등 기본적인 정보를 메모하여 함께 보관하면, 시간이 지난 후에도 술에 대한 정보를 쉽게 확인할 수 있다.

❸ 3주 정도 지나면, 재료를 여과용 망에 넣고 가볍게 짜면서 술을 거른다. 이렇게 거른 술은 냉장고에 1~2일 정도 보관하여 찌꺼기를 침전시킨 후 맑은 부분만 조심스럽게 따른다.

❹ 맑은 술은 다른 병에 담아 밀봉하여 보관하면서 맛과 향을 더욱 부드럽게 숙성시킨다. 보관할 때는 술 이름, 술을 담근 날짜 등 기본 정보를 기록한다.

마시는방법

파인애플 특유의 신맛과 향기가 좋아 스트레이트로 마셔도 좋다. 하지만 향이 너무 강할 때는 얼음을 첨가하여 마시면, 맛과 향이 은은하게 희석되어 더욱 맛이 좋다. 맛이 약한 다른 술과 칵테일해서 마셔도 좋다.

파인애플을 많이 먹다 보면 입술과 혀 부분이 따끔거린다. 이것은 덜 익은 파인애플을 먹을 때 주로 나타나는 현상으로, 옥살산칼슘(calcium oxalate)이라는 성분 때문에 일어난다. 옥살산칼슘은 구조가 침처럼 뾰족한 모양으로 생겼기 때문에 이 끝에 의해 혀나 입술 부분이 자극을 받는 것이다. 그러므로 파인애플을 많이 먹을 때는 잘 익은 것으로 먹어야 통증 없이 맛있게 먹을 수 있다.

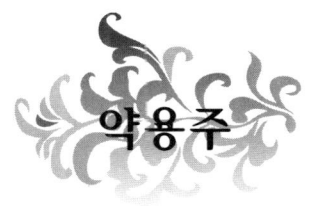

약용주

◆ 약술의 정의

약술이란 약효가 있는 약재로 담근 술을 말하는 것으로 기혈과 결락을 소통시키고, 뭉쳐진 것을 잘 풀어주는 역할을 하며, 술에 들어가는 약재에 따라서 좀더 특별한 효능을 가지게 된다.

그래서, 약술이 건강, 장수에 좋다고 하는 것이다. 특히, 약효가 뛰어난 약재로 술을 담그면 술이 약 기운을 끌어주게 되어 약 기운이 질병이 있는 곳까지 잘 도달되도록 한다. 결국 약효의 발휘가 잘 되므로 각종 질병의 치료와 예방에도 도움이 되는 것이다. 물론 탕약에 비하여 효과가 월등히 뛰어난 것은 아니지만 탕약에 비해 먹기 쉬울 뿐만 아니라, 오래 보관 할 수 있는 것이 하나의 장점이며 약재와 술의 결합에 의해서 그래도 꽤 만족할 만한 효능을 낼 수 있다.

이러한 이유로 아주 옛날부터 전해 내려오는 좋은 약술들이 많이 있다. 술을 좋아하는 사람들에게는 다른 술을 마시는 것보다는 약술을 먹는 것이 훨씬 좋다고 할 수 있다. 더군다나 성인병에 대한 예방이나 장수를 생각하는 중년의 사람들에게는 큰 도움이 된다. 하지만 아무리 좋은 약이라 해도 지나치면 독이 될 수 있듯이 약술이라고 해도 본디 술이기는 하므로 지나친 음주로 인하여 오히려 해가 되지 않도록 적절한 음주가 필요하다.

1) ❋가시오가피주❋ 뼈와 힘줄을 튼튼하게 만드는 술

♥ **시기 : 사계절**

♥ **재료 : 가시오가피 100g, 소주(30~35%) 1.8ℓ**

　오가피는 동북아시아 지역에 분포하는 식물로, 잎이 다섯 갈래로 난다고 해서 '오가피'라고 부른다. 오가피에는 가시오가피, 왕가시오가피, 오가피, 섬오가피, 지리산오가피, 서울오가피 등이 있으며, 8~9월에 꽃이 피고, 열매는 10월에 검은색으로 익는다. 이 중에서 오가피와 가시오가피가 가장 많이 알려져 있다.

　한방에서는 봄과 여름 사이에 뿌리와 나무껍질을 채취하여 말린 것을 '오가피(五加皮)'라고 하는데, 관절 류머티즘, 요통, 퇴행성 관절증후군, 수종, 타박상 등에 사용한다. 가시오가피는 한약 건재상에 가면 쉽게 구할 수 있는데, 술을 담글 때는 어떤 오가피라도 괜찮다.

　학명은 아칸토파낙스(acanthopanax). 아칸토는 '가시나무', 파낙스는 '만병을 치료한다'는 뜻이다. 오가피는 인삼과 같은 두릅나무과에 속하는 낙엽활엽관목으로, 오갈피라고도 하며 우리나라와 중국, 러시아에서도 생산된다. 동의보감이나 본초강목에 의하면 오가피 뿌리, 줄기 및 가지의 껍질 등을 장기복용하면 몸을 가볍게 한다하여 오래 전부터 사용해왔으며, '제2의 인삼'으로 불린다. 여러 오가피나무 중에서 가장 유효성분이 많은 것으로 밝혀진 것이 '가시오가피'이다.

　가시오가피는 오대산 지리산 등과 만주 시베리아 홋카이도 등에 자생하고 바늘모양의 가시가 촘촘하게 붙어있는 반면 오가피는 한국 전역에 분포하고 독수리부리 모양의 가시가 드문드문 박혀있다. 가시오가피는 생체기관의 전반적인 기능을 증대시켜 주는 촉진작용을 하며 생체기관의 환경적응 내지 방어력을 기르는 것으로 알려져 있다.

오가피 뿌리와 줄기에는 인삼과 비슷한 효과가 있고, 중추신경계통 흥분작용, 강장작용, 저항성을 높이는 작용, 힘줄과 뼈를 튼튼하게 하는 작용 등이 있는데, 다리를 쓰지 못할 때, 팔 다리가 오그라든 때 쓰면 효과가 좋다.

풍습을 없애고 기를 돋우며 뼈와 힘줄을 강하게 하며 허약성 부종이나 각종 마비증상의 치료와 생식기능 쇠약에 따른 각종 증상을 치료한다.

오가피와 같은 재료는 수분이 거의 없어 25%나 30%의 알코올도수를 갖는 소주도 사용할 수 있다. 하지만 35%의 알코올 도수가 높은 소주로 술을 담그는 것이 맛과 향이 잘 우러나오고, 빨리 침출된다. 마실 때는 얼음을 넣어서 희석하여 마시면, 높은 알코올 도수에 대한 부담이 줄어든다. 가시오가피주는 위스키나 브랜디 처럼 짙은 호박색의 술로, 가시오가피의 유효성분이 그대로 술 속에 녹아 있으니 고급 양주에 비교해도 손색이 없는 약주이다.

만드는방법

❶ 가시오가피에는 가시가 있어서 씻기가 불편하므로 적당한 크기로 자르고, 흐르는 물에 흔들면서 씻어서 먼지나 이물질을 제거한 후 물기를 닦는다.

❷ 준비한 용기에 가시오가피 100g과 35% 소주 1.8ℓ 를 부은 후 잘 밀봉하고 직사광선이 비치지 않는 서늘한 곳에 보관하여 침출 및 숙성시킨다. 그리고 술 이름, 담근 날, 사용한 소주의 알코올 도수 및 재료를 걸러야 할 날짜 등 기본적인 정보를 메모하여 함께 보관한다.

❸ 3개월 정도 지나면, 재료를 체에 밭쳐 거른다. 이렇게 거른 술은 냉장고에 1~2일 정도 보관하여 찌꺼기를 침전시킨 후 맑은 부분만 조심스럽게 따른다. 보관할 때 건진 가시오가피 중에서 깨끗한 가시오가피 몇 개를 넣어 같이 숙성시키면 보기에도 좋다.

마시는방법

가시오가피주는 호박색의 은은한 향기와 쌉쌀한 맛이 나는 술로, 양주와 비슷한 색과 맛을 가지고 있다.

동의보감을 응용한 민간요법에서 인삼만큼 좋다고 알려진 것이 바로 가시오갈피이다. 가시오갈피 줄기의 껍질은 혈중 콜레스테롤을 줄일 뿐 아니라, 면역 능력을 강화해, 심장병, 동맥경화증에 아주 좋다. 협심증이나 심근경색으로 가슴이 답답하고 아픈 사람들은 가시오갈피를 하루에 15g씩 끓여 마시면 차도가 있을 것이다.

몸이 나른할 때 : 뿌리를 보드랍게 가루 내어 한번에 2~3g씩 하루 2~3번 물에 타서 먹는다. 몸이 허약한 데, 앓고 난 뒤에 보약으로 쓰이며 빈혈, 저혈압, 신경쇠약, 정신 및 육체적 피로 등으로 몸이 나른할 때 오랫동안 먹으면 효과가 있다.

어지럼증에는 5~15g을 물에 달여서 하루 3번에 나누어 마신다. 오가피주는 정신적 및 육체적 피로를 회복시키며 특히 몸이 약하여 기운이 없을 때, 저혈압으로 어지럽고 가슴이 두근거릴 때 마신다.

2) ✹ 구기자주 ✹ 동맥경화와 고혈압에 좋은 술

♥ **시기 : 사계절**
♥ **재료 : 건조된 구기자 200g, 소주(35%) 1.8ℓ**

예로부터 불로장수약으로 알려진 구기자는 한방이나 민간약으로 자주 이용되어 왔다. 잎과 열매는 차를 만들어 먹거나 술을 담그며 잎으로는 나물을 무쳐 먹기도 한다. 구기자나무는 가지과의 낙엽관목으로 한약 건재상에서 쉽게 구입할 수 있다. 구기자는 6~9월에 꽃이 피며, 열매는 10월경부터 붉게 익는다. 한방에서 열매는 '구기자(拘杞子)', 뿌리는 '지골피(地骨皮)' 라고 한다. 구기자에는 비타민, 루틴, 베타인, 아미노산 등이 들어 있어 강장제로서 효능이 높고, 동맥경화, 고혈압의 예방 등에도 매우 좋다.

〈본초강목〉에서 구기자 봄과 여름에는 잎을 채취하고 가을에는 줄기와 열매를 채취하여 섭취하면 몸이 가벼워지고 기운이 솟아난다고 한다.

구기자는 간장, 비장을 도와주는 작용이 있어 피로회복에 좋으며, 구기자를 오랫동안 복용하면 잔병을 막아 몸을 튼튼하게 해주고, 중풍도 예방할 수 있다. 또한 위장을 튼튼히 하고 소화기능을 향상시켜 체중감량에도 효과적이다.

신경쇠약, 정력 감퇴에도 효과가 있으며, 콜레스테롤의 침착 제거 외에도 술, 고기 등을 많이 먹어서 간에 기름이 낀 지방간의 지방을 분해시키며, 혈액내의 혈당을 감소시켜 가슴의 염증, 갈증을 수반 하는 당뇨병에 도움이 된다. 그중에서도 특히 고혈압 예방에 도움이 된다.

여성은 피부가 고와지고 기미도 없어지는데 이것은 예로부터 구기자나무의 뿌리, 줄기, 잎, 열매를 미용제로 사용해 왔다는 것에서 알 수 있다.

눈이 침침해 지고 현기증이 나거나 피곤한 사람, 면역증강 물질의 생산, 조혈작용과 생장호르몬의 촉진작용에도 효과가 있다. 또한 간세포의 신생을 촉진하는 작용이 있다. 구기자는 독이 없어 장기간 마실수록 좋다.

생구기자보다 말린 구기자가 술을 담그기에 더 좋다. 생구기자는 특유의 냄새 때문에 마시기에 부담스러울 수 있으나, 말린 구기자는 약효성분이 빨리 우러나오고 맛과 향이 마시기에 적당하다.

술을 담글 때 오미자를 조금 넣으면 구기자의 차분한 맛과 오미자의 새콤한 맛이 어우러져 매력적인 술이 된다. 구기자는 습해지면 벌레가 잘 생기므로 건조한 상태로 잘 보관해야 한다.

만드는 방법

❶ 한약 건재상에서 구입한 구기자는 건조 과정에서 먼지 등의 이물질이 붙을 수 있다. 그러므로 체에 밭쳐 흐르는 물에 뒤적이면서 깨끗하게 씻은 후 그늘에서 말린다.

❷ 준비한 용기에 구기자 200g과 35% 소주 1.8ℓ 를 부은 후 잘 밀봉하고 직사광선이 비치지 않는 서늘한 곳에 보관하여 침출 및 숙성시킨다. 여기에 오미자를 30~50g 정도 넣으면, 오미자의 새콤한 맛과 구기자의 구수한 맛이 어우러져 한층 더 산뜻한 맛을 낼 수 있다. 그리고 술 이름, 담근 날, 사용한 소주의 알코올 도수 및 재료를 걸러야 할 날짜 등 기본적인 정보를 메모하여 함께 보관하면, 시간이 지난 후에도 술에 대한 정보를 쉽게 확인할 수 있다.

❸ 3~4개월 정도 지나면, 재료를 체에 밭쳐 건진다. 이렇게 거른 술은 냉장

고에 1~2일 정도 보관하여 찌꺼기를 침전시킨 후 맑은 부분만 조심스럽게 따른다. 맑은 술은 다른 병에 담아 밀봉하여 보관하면서 맛과 향을 부드럽게 숙성시킨다. 보관할 때는 술 이름, 술을 담근 날짜 등 기본 정보를 기록한다. 보관할 때 건진 구기자 중에서 깨끗한 구기자 몇 개를 넣어 같이 숙성시키면 보기에도 좋다.

마시는 방법

구기자주는 구기자 특유의 향과 쌉쌀한 맛이 느껴지는 술로, 스트레이트로 마시는 것이 좋다. 만약 스트레이트로 마시기에 부담스러우면, 꿀을 넣어서 마셔도 좋고, 오미자주에 칵테일하여 마셔도 좋다.

3) ❀더덕주❀ 폐와 신장을 튼튼하게 만드는 술

♥ **시기 : 사계절**
♥ **재료 : 더덕 100g(말린 더덕은 30g) 소주(35%) 1.8ℓ**

더덕은 쌍떡잎식물 초롱꽃과의 여러해살이 덩굴식물로, '사삼' 또는 '백삼'이라고도 한다. 한방에서는 더덕의 뿌리를 '사삼(沙蔘)', '노삼(奴蔘)'이라고 부르는데, 인삼에 버금가는 약효가 있다고 한다.

더덕은 향기가 매우 진하여 코가 예민한 사람은 산과 들에서 곧잘 발견한다. 예로부터 식용과 한방 재료로 사용하여 왔으며, 특히 더덕찜은 매우 유명하다. 뿌리가 굵고 울퉁불퉁하며 줄기는 2m 정도의 덩굴로 되어있다. 9월경 보라색 점이 있는 종(鍾) 모양의 꽃이 핀다. 더덕술은 뒷맛이 개운하고 향기가 진하다. 성분은 아직 완전히 밝혀지지 않았으나 마셔 본 사람들 대부분이 그 효과에 감탄할 정도이다. 취침 전에 작은 잔으로 한 잔 쯤 마시면 편히 잘 수 있고 피로도 풀리게 된다. 주요 효능은 피로 회복, 건위 정장, 강장(强壯), 거담, 쾌면 등이다.

뿌리에는 사포닌과 아눌린 등이 포함되어 있어 치열, 거담 및 폐열 제거 등에 사용하며, 민간에서는 강장제로 사용한다. 더덕과 같은 뿌리를 이용하는 식물의 뿌리에는 가을에 영양분이 축적되어 겨울을 나기 때문에 늦가을에서 이듬해 초봄에 캐야 맛과 효능이 좋다. 더덕과 같이 단단한 재료로 술을 담글 때에는 오래 숙성시킬수록 맛과 향이 좋아지며, 생더덕보다는 말린 더덕이 침출되는 시간이 더 빠르다.

만드는 방법

❶ 더덕은 흙을 가볍게 털고, 흐르는 물에 깨끗한 칫솔을 이용하여 가볍게 문지르면서 틈새 부분까지 씻는다. 이 때 아주 깨끗하게 씻기는 어려우니 적당히 씻는다. 씻은 후에는 깨끗한 수건으로 물기를 닦는다.

❷ 준비한 용기에 더덕 100g과 35% 소주 1.8ℓ 를 부은 후 잘 밀봉하고 직사광선이 비치지 않는 서늘한 곳에 보관하여 침출 및 숙성시킨다. 이 때 건조한 더덕은 30g 정도만 사용해도 충분히 맛과 향을 느낄 수 있다. 더덕이 커서 그대로 용기에 넣기 힘들 때는 잘라서 넣어도 되지만, 통째로 넣는 것이 보기에 좋다. 그리고 술 이름, 담근 날, 사용한 소주의 알코올 도수 및 재료를 걸러야 할 날짜 등 기본적인 정보를 메모하여 함께 보관하면, 시간이 지난 후에도 술에 대한 정보를 쉽게 확인할 수 있다.

❸ 3개월 정도이면 더덕주를 마실 수 있지만, 6개월 이상 두는 것이 좋다. 더덕은 건지지 않고 그대로 두고 숙성시킨다. 보관할 때는 술 이름, 술을 담근 날짜 등 기본 정보를 기록한다.

마시는 방법

더덕주는 호박색의 더덕향이 짙은 술로, 쌉쌀한 맛에 더덕향이 조화를 이루어 귀한 술이 된다. 그윽한 향을 느끼기 위해 그대로 마시는 것이 좋으며, 얼음을 넣어서 마셔도 좋다.

4) **마늘주** 피로회복과 정력 증강에 좋은 술

♥ 시기 : 사계절
♥ 재료 : 마늘 300~400g, 소주(35%) 1.8ℓ , 레몬 1개, 황설탕 100g

마늘은 우리나라에서 단군시대부터 먹어온 강정 강장 정장 식품이고 혈압조절 신경안정 항균 살균 효과들이 입증되어 있다. 주요성분인 알리신은 세포의 신진대사를 촉진하여 피부를 젊게 하고 소화촉진 정장작용으로 설사는 멎게 하고 변비에 효과가 있으며, 항균작용은 페니실린보다 강하다. 알리신은 12만 배로 희석시켜도 콜레라나 디프테리아, 이질 균을 이겨내는 힘이 있다고 하며, 피부에 직접 즙을 바르면 무좀 습진 백선균을 죽여 치료 효과를 내며, 아토피성 피부염 같은 난치의 만성질환에 대한 활용도 꾸준히 모색되어 왔다.

마늘은 민간 의학에서 빠져서는 안 될 중요한 약용재료로 사용되며 음식을 요리할 때도 꼭 넣는 재료이다. 마늘이 가지고 있는 인체에 대한 효능은 많이 알려져 있다. 이 중에서 대표적인 효능으로 스태미나 향상, 성적 능력 증강, 항암작용, 심장마비와 뇌졸중 예방, 항산화작용, 항균작용에 효과가 있는 것으로 알려져 있다. 마늘은 알라신 성분을 가지고 있는 독특한 향과 자극적인 매운맛 때문에 위장을 자극할 수 있어 많은 양을 먹을 수 없다. 하지만 술을 이용하여 유효성분을 추출하여 마시면, 부담 없이 마늘의 좋은 성분을 섭취할 수 있다. 마늘로 술을 담글 때는 생마늘의 자극적인 냄새를 줄이기 위해 먼저 마늘을 찜통에 찐다. 그런 다음 찐 마늘로 술을 담그면, 부드러운 마늘주를 만들 수 있다.

만드는방법

❶ 마늘을 속껍질까지 다 벗기고 찜통에 넣은 후 5분 정도 쪄서 생마늘의 자극적인 냄새를 줄인다. 찐 마늘은 체에 밭쳐 냉각시킨다.

❷ 마늘주는 마늘 특유의 향 때문에 마시기가 부담스러울 수 있으므로 감미료와 레몬을 첨가해주면 좋다. 레몬은 껍질을 벗기고 과육만 사용하며, 마늘주가 호박색이므로 감미료는 황설탕을 사용해도 좋다. 황설탕은 물과 황설탕을 2대1 비율로 하여 잘 저으면서 30분 정도 끓이다가 식혀서 사용한다.

❸ 준비한 용기에 마늘 300∼400g, 레몬 1개, 35% 소주 1.8ℓ 와 감미료를 넣은 후 잘 밀봉하여 직사광선이 비치지 않는 서늘한 곳에 보관하여 침출 및 숙성시킨다.

  그리고 술 이름, 담근 날, 사용한 소주의 알코올 도수 및 재료를 걸러야 할 날짜 등 기본적인 정보를 메모하여 함께 보관하면, 시간이 지난 후에도 술에 대한 정보를 쉽게 확인할 수 있다.

❹ 3개월 정도 지나면, 재료를 체에 밭쳐 거른다. 레몬 때문에 찌꺼기가 생겼으면, 냉장고에 1∼2일 정도 보관하여 찌꺼기를 침전시킨 후 맑은 부분만 조심스럽게 따른다.

❺ 맑은 술은 다른 병에 담아 밀봉하여 보관하면서 맛과 향을 더욱 부드럽게 숙성시킨다. 마늘주는 좀 더 숙성을 시킨 후 마시는 것이 맛과 향이 좋다. 보관할 때는 술 이름, 담근 날짜 등 기본 정보를 기록한다.

마시는방법

  마늘은 매운맛과 향 때문에 술 담그기를 꺼린다. 하지만 담그기 전에 찜통에 쪄서 마늘 냄새를 줄이고, 레몬과 감미료를 첨가하여 술을 담그면, 입에 착착 붙을 정도로 맛과 향이 좋은 술이 된다. 마늘주는 약주로 건강을 위해 하루에 한 잔 정도 마시는 것이 좋다.

5) **❁산수유주❁** 식욕증진과 자양강장에 좋은 술

❤ 시기 : 9~10월, 사계절

❤ 재료 : 산수유 1kg(말린 산수유는 200g), 소주(35%) 1.8ℓ

예로부터 자양강장제로 사용해온 산수유는 전국에서 재배되고 있다. 산수유나무는 3~4월이면 잎보다 먼저 노란색의 꽃이 피고, 열매는 9~10월에 붉게 익는다.

산수유나무가 모여 있는 구례 등의 산수유 군락지에서는 그 모습이 아름다워 산수유 축제가 열린다. 한방에서는 산수유 열매를 '산수유(山茱萸)'라고 한다.

산수유에는 사포닌, 능금산, 비타민A 등이 함유되어 있어 피로회복, 식욕증진, 자양강장에 효과가 있다.

산수유의 성질은 약간 따뜻하고 신맛으로 간과 신장을 보하고 몸을 단단하게 하며, 특히 신장의 기능을 강화하여 정력증강에 좋다.

산수유의 신맛은 근육의 수축력을 높여 주고 방광의 조절능력을 향상시켜 정력소모로 인한 원기부족, 요통, 조루, 발기부전, 몽정, 이명현상, 어린이 야뇨증, 노인 요실금 치료에 쓰이는 보혈, 보음제이다. 민방에서는 남녀의 불임증세, 지나친 수음행위로 정신이 산만하고 집중력이 떨어질 때에도 쓰인다.

동의보감에서는 수렴 강장약으로 신장의 수기를 보강하고 남성의 정수(精水)를 풍부히 하여 정력을 유지하는데 효능이 탁월하고 성인남녀의 허리·무릎 통증 및 시린 데에 효능이 높고, 여성의 월경과다 조절 등에 좋

다고 되어 있다.

충충나무과에 속하는 산수유나무의 열매를 산수유라고 한다. 가을에 익은 열매를 따서 씨를 뽑아버리고 햇볕에 말려서 쓴다.

만드는 방법

❶ 산수유를 흐르는 물에 깨끗하게 씻은 후 체에 밭쳐 물기를 충분히 빼거나 그늘에 말려서 사용한다.

❷ 준비한 용기에 산수유 1kg, 35% 소주 1.8ℓ 를 부은 후 잘 밀봉하고, 직사광선이 비치지 않는 서늘한 곳에 보관하여 침출 및 숙성시킨다. 건조한 산수유는 약 200g정도만 사용해도 맛과 향이 충분히 우러나온다. 그리고 술 이름, 담근 날, 사용한 소주의 알코올 도수 및 재료를 걸러야 할 날짜 등 기본적인 정보를 메모하여 함께 보관한다.

❸ 3개월 정도 지나면, 재료를 체에 밭쳐 건진다. 술이 탁하면, 냉장고에 1~2일 정도 보관하여 침전시킨 후 맑은 부분만 조심스럽게 따른다. 맑은 술은 다른 병에 담아 밀봉하여 보관하면서 맛과 향을 더욱 부드럽게 숙성시킨다. 보관할 때는 술 이름, 술을 담근 날짜 등 기본정보를 기록한다.

마시는 방법

산수유주는 붉은색의 아름다운 술로, 약효가 뛰어날 뿐만 아니라 신맛이 적당히 어우러져 맛있다. 마실 때 기호에 따라 꿀이나 얼음을 넣어 마시면 좋다.

6) ❀솔방울주❀ 고혈압과 신경통에 좋은 술

♥ **시기 : 7~8월**
♥ **재료 : 솔방울 500g, 소주(35%) 1.8ℓ**

소나무 잎은 오래 전부터 장수식으로 알려져 왔다. 특히 소나무의 솔방울은 선인식(仙人食)으로 전해질 만큼 그 효과가 대단하다. 그래서 솔방울주도 불로장생의 술이요, 신비의 술이라고 전해져 왔던 것이다. 솔방울은 7~8월경의 푸른색이 좋다.

소나무과에는 여러 종류가 있는데, 보통 잎의 수에 따라 2엽송과 5엽송으로 구분한다. 약재로 사용하거나 식용하는 소나무는 솔잎이 2개로 나오는 2엽송인 적송이 좋다. 솔방울주는 은은한 향기 때문에 마시는 기분이 상쾌하다. 특히 위장병이나 중풍, 류머티즘, 천식, 강장제로 좋은 술이다.

소나무로 담글 수 있는 술의 종류는 많다. 소나무 꽃송이, 새순, 솔방울, 솔잎 등으로도 개성이 강한 좋은 술을 만들 수 있다. 이것들을 채취하는 시기에 따라 분류하면 다음과 같다.

송화주 : 소나무 꽃송이로 담근 술 (5월)
송순주 : 소나무 새순으로 담근 술 (6월)
솔방울주 : 소나무의 새 솔방울로 담근 술 (7,8월)
송엽주 : 솔잎으로 담근 술 (수시, 늦가을)

위의 재료를 각각 이용하거나, 송화와 송엽을 섞어 담가도 좋다. 만약 각 재료의 독특한 향을 느끼려면, 따로 담그는 것이 좋다.

만드는 방법

❶ 솔방울은 씻기가 어려우므로 깨끗한 산 속의 소나무에서 새 솔방울을 채취하여 이물질만 가볍게 털어 내어 사용한다.

❷ 준비한 용기에 솔방울을 담고 소주를 부은 후 잘 밀봉하고, 직사광선이 비치지 않는 서늘한 곳에 보관하여 침출 및 숙성시킨다. 솔방울로 술을 담글 때는 용기의 밀봉에 특히 신경 써야 한다. 술을 담근 후 며칠이 지나면 내부에서 가스가 발생되는 경우가 있으므로, 가능하면 술 담그는 초기에 마개를 열어 1~2번 가스를 빼주는 것이 좋다. 그리고 술 이름, 담근 날, 사용한 소주의 알코올 도수 및 재료를 걸러야 할 날짜 등 기본적인 정보를 메모하여 함께 보관하면, 시간이 지난 후에도 술에 대한 정보를 쉽게 확인할 수 있다.

❸ 3개월 정도 지나면, 재료를 체에 밭쳐 건진다. 술이 탁하면 냉장고에 1~2일 정도 보관하여 찌꺼기를 침전시킨 후 맑은 부분만 조심스럽게 따른다.

❹ 맑은 술은 다른 병에 담아 밀봉하여 보관하면서 맛과 향을 더욱 부드럽게 숙성시킨다. 보관할 때는 술 이름, 술을 담근 날짜 등 기본 정보를 기록한다.

마시는 방법

솔방울주는 붉은 색의 솔향기가 강한 술로, 한 잔 마시면 솔향이 입가에 느껴지면서 상쾌한 기분이 몸 전체에 퍼지는 황홀한 술이다. 다른 술에 칵테일하기보다는 제 맛으로 즐기는 것이 좋으며 얼음을 넣어서 시원하게 마시면 좋다.

7) ❀송순주❀ 은은한 솔 향이 머리를 맑게 하고 관절에 좋은 술

♥ 시기 : 5~6월
♥ 재료 : 송순 500g, 소주(35%) 1.8ℓ

송순은 소나무의 새순으로, 송화가 다 떨어진 꽃 알갱이가 없는 순이
다. 송화가 터져서 송홧가루가 날릴 때 송화가 터진 새순이나 손가락 정
도의 길이로 자란 송순을 채취한다. 송순도 가능하면 깨끗한 산 속의 소
나무에서 채취한다. 송순은 머리를 맑게 하고, 다리가 저리거나 관절이
아픈 곳에 좋으며, 원기를 돕고 풍과 고혈압에 좋다.

잎·송순 등을 재료로 한 술은 오래전부터 우리 민족이 즐겨 마신 약용
주다. 송순주, 송주, 솔잎주 등 다양한 이름도 그 때문이다. 선비의 기개
와 절개를 상징하던 늘 푸른 소나무가 술의 재료로 널리 이용된 이유는
그 효능에서 미뤄 짐작할 수 있다.

동의보감에는 중풍으로 입이 돌아간 증세를 솔잎으로 치료한다고 적혀
있고, 본초강목에 솔잎은 이를 튼튼하게 하며 귀를 밝게 하고 종기를 다
스린다고 했다. 그리고 오래 복용하면 몸이 가벼워지고 노화를 방지할
뿐만 아니라 중풍·심장병·뇌병 등에 유효하다고 적고 있다.

불가에서도 수행에 필요한 체력단련과 정신수양을 위해 솔잎으로 차를
만들어 마시거나 술을 만들어 마시는 경우가 많았다.

솔잎에는 엽록소와 비타민과 무기질 등도 풍부하지만 정신을 맑게 하
는 특별한 효능이 있다. 그 효능을 나타내는 성분의 하나가 소나무의 독
특한 향기성분인 테르펜이다.

송순주는 소나무의 새순을 이용해 빚는 술로 일찍이 신선들이 즐기던 불로장생주로 알려져 왔다. 독특한 향 뿐 아니라 위장병, 신경통 등 여러 가지 질병에도 치료 효과가 있다. 마실 때 독한 맛이 없고 달콤 쌉쌀한 맛이 특징이다.

만드는 방법

❶ 송순에 붙은 티끌은 물에 씻어도 잘 떨어지지 않으므로 털면서 제거한다. 깨끗한 곳에서 채취했으면 물에 씻지 않아도 되지만, 흐르는 물에 간단히 씻은 후 물기를 닦는다.

❷ 준비한 용기에 송순 500g과 소주를 부은 후 잘 밀봉하고, 직사광선이 비치지 않는 서늘한 곳에 보관하여 침출 및 숙성시킨다. 그리고 술 이름, 담근 날, 사용한 소주의 알코올 도수 및 재료를 걸러야 할 날짜 등 기본적인 정보를 메모하여 함께 보관한다.

❸ 3개월 정도 지나면, 재료를 체에 밭쳐 건진다. 술이 탁하면 냉장고에 1~2일 정도 보관하여 찌꺼기를 침전시킨 후 맑은 부분만 조심스럽게 따른다.

❹ 송순주는 냉장고에 넣어 찌꺼기를 침전시켜도 맑은 술이 되지 않고, 약간 뿌옇게 되므로, 그 상태로 다른 병에 담아 보관하면서 맛과 향을 더욱 부드럽게 숙성시킨다. 보관할 때는 술 이름, 술을 담근 날짜 등 기본 정보를 기록한다.

마시는 방법

송순주는 솔방울주, 송엽주, 송화주 중에서 맛과 향이 가장 진하다. 하지만 얼음을 넣어 희석하여 시원하게 마시면, 솔향이 풍부한 매력을 느낄 수 있다.

8) ❀인삼주❀ 혈압조절과 간 기능 개선에 좋은 술

♥ **시기 : 사계절**
♥ **재료 : 인삼(4~6년근) 한 뿌리, 소주(35%) 1.8ℓ**

삼은 재배 방법에 따라 인삼밭에서 재배한 인삼과 인삼 씨를 깊은 산속에 뿌려 산삼의 조건과 같은 방식으로 재배한 장뇌삼, 그리고 깊은 산속에서 자연 상태로 자란 산삼이 있다. 이 중에서 인삼은 한방에서 강장제와 보혈제로 널리 사용되고 있으며, 그 효능은 전 세계적으로 높이 평가받고 있다. 인삼의 주요 약리 활성 성분은 사포닌으로, 인삼 사포닌은 다른 식물의 사포닌과 구별하여 '진세노사이드'라고 부른다. 이 성분은 체온조절, 혈압유지, 면역증강, 자양강장 등에 효과적이다. 또한 항산화 작용과 항암작용 효과도 있다.

인삼은 중초약학(中草藥學)에서 원기를 크게 보하고 폐를 튼튼하게 하며, 비장(脾臟)을 좋게 하고, 심장을 편안하게 해주는 효능이 나타나 있으며, 신농본초경(神農本草徑)에는 인삼이 오장(五臟) 즉 간장, 심장, 폐장, 신장, 비장의 양기(陽氣)를 돋구어 주는 주약으로 사용되고, 정신을 안정시키고, 오장육부로 진입하는 병사(病邪)를 제거하여 주며, 눈을 밝게 하고 지혜롭게 하고, 오래 복용하면 몸이 가벼워지고 장수한다고 기술되어 있다.

본초강목(本草綱目)에서는 비교적 광범위하게 인삼의 효능을 설명하고 있으며, 오늘날에도 이를 근거로 하여 인삼을 각종 임상증상에 활용하고 있다.

이외에도 많은 한의서에 인삼의 약효와 처방 예가 기술되어 있으며, 인삼은 처방의 중심 역할을 하는 상약(上藥)으로 되어 있다. 상약은 평상시에도 병에 걸리지 않게 함은 물톤 건강을 유지하기 위해 복용하는 생약으로 무독해서 다량 복용하거나 장기간 복용해도 사람을 상하게 하지 않는 약을 의미 한다.

인삼의 효능을 종합적으로 집약한 인삼칠효설(人蔘七效說)이 있다.

첫째, 보기구탈(補氣救脫) : 원기를 보하고 허탈을 구한다.

둘째, 익혈복맥(益血復脈) : 혈액을 보충하고 맥을 회복시킨다.

셋째, 양심안신(養心安神) : 마음을 길러주고 정신을 안정시킨다.

넷째, 생진지갈(生津止渴) : 진액을 생기게 하고 갈증을 멈추게 한다.

다섯째, 보폐정단(補肺定喘) : 폐를 보하고 천식을 멈추게 한다.

여섯째, 건비지사(健脾止瀉) : 위장을 튼튼하게 하고 설사를 멈추게 한다.

일곱째, 탁독합창(托毒合瘡) : 독을 배제하고 부스럼을 없앤다.

♣ 가공 방법에 따른 인삼분류

수삼 : 인삼을 4~6년 정도 재배한 후 밭에서 수확하여 가공하지 않은 생삼을 말한다. 수삼은 75% 정도의 수분을 함유하고 있어 장기간 저장이 어렵다. 백삼 : 4~6년근 수삼의 껍질을 살짝 벗기고, 그대로 햇볕에 건조하거나 열풍 건조시켜서 제조한 인삼이다. 수분함량이 적어 장기간 보존할 수 있으며, 직삼, 곡삼, 반곡삼, 피부백삼이 있다. 홍삼 : 4~6년근 수삼을 껍질을 벗기지 않은 상태로 증기에 쪄서 건조시킨 인삼이다. 증기에 쪄서 건조시키는 동안 유효성분이 변환을 일으켜서 우리 몸에 유

익한 여러 가지 생리 활성 성분이 생성된다.

술을 담글 때는 주로 수삼을 사용한다. 인삼은 양(陽) 체질, 즉 위를 비롯한 속이 뜨거운 사람은 황기라는 약재를 사용하여 인삼의 뜨거운 열기를 끌어내려서 사용하는 것이 좋다. 하지만 의사와 상의한 후에 복용하는 것이 좋다.

만드는 방법

❶ 인삼(수삼)을 깨끗하게 씻은 후 물기를 닦아 술을 담근다. 인삼은 원래의 모습을 그대로 사용하는 것이 좋다.

❷ 인삼이 통째로 들어갈 용기를 준비한다. 준비한 용기에 인삼 뿌리가 다치지 않게 조심스럽게 넣고 35% 소주 1.8ℓ 를 부은 후 잘 밀봉하고, 직사광선이 비치지 않는 서늘한 곳에 보관하여 침출 및 숙성시킨다. 그리고 술 이름, 담근 날, 사용한 소주의 알코올 도수 및 재료를 걸러야 할 날짜 등 기본적인 정보를 메모하여 함께 보관하면, 시간이 지난 후에도 술에 대한 정보를 쉽게 확인할 수 있다.

❸ 6개월 정도 지나면 인삼주를 마실 수 있지만, 재료를 그대로 두고 숙성시킨 후에 마시는 것이 좋다. 보관할 때는 술 이름, 술을 담근 날짜 등 기본정보를 기록한다.

마시는 방법

인삼주는 매실주와 복분자주 등과 함께 우리나라의 대표적인 리큐르이다. 고려인삼의 효능은 전 세계적으로 정평이 나 있는데, 우리나라에서는 인삼으로 언제라도 술을 담글 수 있어 좋다. 인삼주는 약주로 하루에 한 잔 정도가 적당하다. 그리고 인삼의 향과 쌉쌀한 맛을 느끼면서 제 맛으로 마시는 것이 좋다.

9) ❀송이버섯주❀ 심장병, 당뇨병, 고지혈증에 좋은 술

♥ 시기 : 9~10월
♥ 재료 : 송이버섯 1개, 소주(35%) 1ℓ

송이버섯은 인공재배를 거부하는 무공해 임산물로 성인병 예방에 특효가 있는 대표적인 신토불이 무공해 식품이다. 저칼로리, 고단백질의 맛과 향이 뛰어난 최고의 선호 식품이며 저지방, 클레스테롤을 감소시키는 물질 함량으로 성인병 예방에도 효과가 있다. 특히 햇빛에 말린 송이는 비타민 D덩어리라 할 정도로 영양이 뛰어나다.

송이는 위암 직장암의 발생을 억제하는 크리스틴이라는 항암성분이 들어있어 항암작용을 한다. 뇌에서 체내 밸런스 작용을 해서 장에 있는 나쁜균을 죽이고 좋은균을 증식시키며 섬유질이 많아 변비에도 좋다.

송이버섯은 소나무의 뿌리로부터 탄수화물 등 일부 양분을 흡수하고, 토양으로부터 각종 무기물이나 양분 등을 흡수하여 소나무에 공급하기 때문에 공생균으로 알려져 있다. 송이버섯은 다른 버섯과 달리 현재까지 인공 재배법이 개발되지 못한 버섯이기 때문에 가격이 비싸다. 송이버섯은 적은 양으로도 맛과 향이 다른 버섯보다 탁월하고, 버섯의 맛을 좋게 하는 구아닐산이 훨씬 많다. 그리고 양질의 단백질과 비타민B$_2$, 비타민D가 풍부해 영양면에서도 뛰어나 혈액순환, 동맥경화, 심장병, 당뇨병, 고지혈증 등에 좋은 식품이다. 한방에서는 위와 장의 기능을 도화주고, 기운의 순환을 촉진시켜서 손발이 저리고 힘이 없는 사람이나 소화기 장애가 있는 사람에게 좋다고 한다.

만드는방법

❶ 송이버섯의 밑 부분은 잘라내고, 흙 등이 묻은 부분은 흐르는 물에 가볍게 씻은 후 깨끗한 수건으로 물기를 닦는다.

❷ 준비한 용기에 송이를 그대로 넣거나 적당한 크기로 잘라서 넣고 소주 (35%) 1ℓ 를 부은 후 잘 밀봉하고, 직사광선이 비치지 않는 서늘한 곳에 보관하여 침출 및 숙성시킨다. 그리고 술 이름, 담근 날, 사용한 소주의 알코올 도수 및 재료를 걸러야 할 날짜 등 기본적인 정보를 메모하여 함께 보관하면, 시간이 지난 후에도 술에 대한 정보를 쉽게 확인할 수 있다.

❸ 3개월 정도 지나면, 재료를 체에 밭쳐 건진다. 술이 탁하면 냉장고에 1~2일 정도 보관하여 찌꺼기를 침전시킨 후 맑은 술만 조심스럽게 따른다.

❹ 맑은 술은 다른 병에 담아 보관하면서 맛과 향을 더욱 부드럽게 숙성시킨다. 보관할 때는 술 이름, 술을 담근 날짜 등 기본 정보를 기록한다.

마시는방법

송이버섯주는 송이버섯이 귀하기도 하지만, 송이버섯 특유의 향이 매우 고급스럽다. 소주의 양이 많아도 송이버섯의 맛과 향을 충분히 느낄 수 있으므로 스트레이트로 향을 즐기면서 마시는 것이 좋다.

♣ 봉화 송이축제

경상북도 봉화군의 봉화에서는 송이 발생면적 약 2000ha에서 매년 80여 톤 정도의 송이버섯을 생산한다. 이것은 전국 생산량의 약 10%를 차지하는 것이다. 송이축제는 자연산 송이를 채취할 수 있는 10월경에 열리며, 자연산 송이를 직접 채취하는 체험과 송이를 이용한 다양한 요리를 맛볼 수 있다. 또한 신선한 송이를 저렴하게 직접 구입할 수도 있다. 그러므로 송이버섯을 좋아하는 사람은 직접 채취도 하고 다양한 맛도 즐길 수 있는 좋은 기회이다.

10) ❀알로에주❀ 변비, 불면증, 피부미용에 좋은 술

♥ 시기 : 사계절
♥ 재료 알로에 100g, 소주 (35%) 1.8ℓ

알로에는 '노회' 또는 '나무노회'라고도 하며, 아프리카 원산지로 전
세계에 300여 종이 있다. 알로에(aloe)는 아라비아어로 '맛이 쓰다'라는
뜻으로 붙여진 이름이며, 노회는 aloe의 '로에'를 한자로 바꾼 이름이다.
알로에는 세균과 곰팡이에 대한 살균력이 있고, 독소를 중화하는 알로에
틴이 들어있다. 또한 과로로 인한 피로회복과 과음으로 인한 숙취해소
증에 효과가 있다. 변비해소와 전신미용에도 효과가 있다.

알로에는 예로부터 많은 민족이 사용해왔다. 아프리카의 원주민들은
집 부근에 알로에를 심었다고 한다. 악마를 막아주는 주술적인 목적일
뿐만 아니라, 구급약품으로도 손쉽게 사용하기 위해서였다고 한다. 스톡
부족은 유행성 감기가 걸렸을 때, 알로에 즙으로 목욕을 했다고 한다.
또 콩고 지방에서는 몸에 마사지를 해서 땀나는 것을 방지함과 동시에
체취를 없애서 동물들이 냄새를 같고 접근하는 것을 방지하기도 했다.
그리고 필리핀이나 인도네시아 사람들은 상처부위에 발라서 흉터를 방
지하고 피부가려움을 해소했고, 두통약이나 모발성장에도 사용했다고
한다. 옛날 아메리카 인디언들은 의상에 사용했다고 하고 쿠바에서는 사
탕과 럼 등에 섞어서 감기에 사용하기도 했다.

13세기 말경, 중국을 여행한 마르코 폴로는〈동방견문록〉에서 중국인

들이 알로에를 위병 치료와 종기나 피부질환에 사용하고 있더라고 기록되어 있다.

동의보감에서도 알로에를 '노희'라고 하는데 약성은 차고 맛은 쓰고, 독성은 없으며, 어린이의 감질을 다스리고 삼충을 죽이며 전간, 경축(경기로 몸이 뒤틀림)과 치루와 개선을 다스린다고 기록되어 있다.

지금까지 밝혀진 바에 의하면, 알로에는 세균과 곰팡이에 대한 살균력이 있고 독소를 중화하는 알로에틴이 들어 있으며, 궤양에 효과가 있는 알로에우르신과 항암효과가 있는 알로미틴이 들어 있다고 한다.

이 밖에도 스테로이드·아미노산·사포닌·항생물질·상처치유 호르몬·무기질 등 다양한 성분이 들어 있다.

알로에의 잎을 잘라두면 유난히 쓴 황색 물질이 흘러나오는데, 이것은 변비에 특히 효과가 있다고 한다.

민간에서는 알로에 잎의 즙을 위장병이나 외상 또는 화상 등에 이용한다. 알로에는 마트에서 쉽게 구할 수 있어 아무 때나 쉽게 술을 담글 수 있다. 그리고 마실 때 감미료나 레몬 등을 첨가하면 더욱 맛있다.

술을 담글 때는 새싹이 연한 것보다 딱딱하게 묵은 잎이 약성이 강하므로 사용하면 좋고 변비증, 불면증, 신경통, 화상, 무좀, 여드름 등에 그 효과가 뛰어나며, 암 예방에도 약효가 있다.

만드는 방법

❶ 알로에의 표면을 잘 씻어서 수건으로 닦은 후, 1~2cm 크기로 자른다.

❷ 준비한 용기에 알로에를 넣고 35% 소주 1.8ℓ 를 부은 후 잘 밀봉하고, 직사광선이 비치지 않는 서늘한 곳에 보관하여 침출 및 숙성시킨다. 그리고 술 이름, 담근 날, 사용한 소주의 알코올 도수 및 재료를 걸러야 할 날짜 등 기본적인 정보를 메모하여 함께 보관하면, 시간이 지난 후에도 술에 대한 정보를 쉽게 확인할 수 있다.

❸ 1개월 정도 지나면, 재료를 체에 밭쳐 건진다. 알로에는 간단히 건져도 맑은 술을 얻을 수 있다. 술이 탁하면, 냉장고에 1~2일 정도 보관하여 침전시킨 후 맑은 부분만 조심스럽게 따른다.

❹ 맑은 술은 다른 병에 담아 밀봉하여 보관하면서 맛과 향을 더욱 부드럽게 숙성시킨다. 보관할 때는 술 이름과 술을 담근 날짜 등 기본 정보를 기록한다.

마시는 방법

알로에는 숙성되면 재료에 따라 황녹색이나 자색을 띤다. 알로에술은 약간 끈적거리는 느낌이 있고, 쓴맛과 쌉쌀한 맛이 난다. 마시기에 부담스러우면, 감미하여 얼음을 넣어서 시원하게 마시거나 다른 술과 칵테일 해도 좋다.

11) ❀영지버섯주❀ 고혈압, 동맥경화, 암 예방에 좋은 술

♥ **시기 : 사계절**
♥ **재료 : 영지 100g, 소주(30~35%) 1.8ℓ**

　수천 년 전부터 중국에서는 신선들이 영지버섯을 불로장생의 영약으로 사용했었다는 이야기가 전해지고 있어 이 버섯의 별명을 복초(福草), 지초(芝草)라고도 한다.

　영지버섯은 여름에 활엽수 뿌리에서 발생하여 갓과 자루 표면에 니스를 칠한 것과 같은 광택이 나는 1년생 버섯이다. 일본에서는 영지버섯을 '만년버섯'이라고 한다. 영지버섯은 암 진행의 억제효능인 게르마늄 성분이 다량 함유되어 있는데, 게르마늄은 세로를 더욱 활성화시켜서 건강을 유지해 준다. 영지버섯은 혈액순환을 좋게 하고, 혈액의 해로운 물질을 제거해 주는 등, 피를 맑게 하여 고혈압에도 효과가 있다. 영지버섯은 건조되면 단단하고 견고해서 그냥 먹지 못하기 때문에 주로 물에 넣고 물을 마시거나 술로 담가 유효성분을 추출하여 약술로 마신다.

　영지버섯은 과하다 싶은 정도의 쓴맛이 매력인 술이다. 동의보감에는 '영지를 장복하면 몸이 가벼워져 신선이 된다'라고 설명하면서 '불로초(不老草)'라고 적고 있다. 술을 담가 장기간 마시면서 효능을 느끼는 것도 좋은 방법이다. 영지버섯주는 인체의 기능을 정상화시켜 주고 균형을 바로 잡아 주기 때문에 만병에 효과가 있다고 전해져 있다. 영지는 지초, 불로초(不老草)라고도 하는데 간염, 고혈압증, 동맥경화증, 만성기관지염, 협심증, 빈혈, 뇌진탕후유증 등 최근에 들어 항암작용이 있다고 밝혀졌다.

만드는방법

❶ 정편의 영지버섯을 흐르는 물에 흔들면서 씻은 후 깨끗한 수건으로 물기를 닦는다. 그리고 원형 그대로의 영지버섯은 솔로 잘 문질러 주면서 씻은 후 물기를 닦는다.

❷ 준비한 용기에 영지버섯을 넣고 30~35% 소주 1.8ℓ 를 부은 후 잘 밀봉하고, 직사광선이 비치지 않는 서늘한 곳에 보관하여 침출 및 숙성시킨다. 그리고 술 이름, 담근 날, 사용한 소주의 알코올 도수 및 재료를, 걸러야 할 날짜 등 기본적인 정보를 메모하여 함께 보관한다.

❸ 3개월 정도 지나면 영지버섯주는 마실 수 있으나, 좀 더 숙성시킨 후에 마시는 것이 좋다. 영지버섯은 건져내지도 않고 그대로 숙성시켜도 좋다. 보관할 때는 술 이름, 술을 담근 날짜 등 기본정보를 기록한다.

마시는방법

영지버섯주를 취침 전에 1잔씩을 매일 음용하면 정혈의 작용과 함께 최근에는 암 예방차원에서도 효험이 있다.

영지버섯주는 짙은 황갈색이면서 쓴맛이 많이 난다. 하지만 오히려 강한 쓴맛이 매력적인 술이다. 얼음이나 꿀을 넣어서 마셔도 좋고, 다른 과실주를 조금 넣어서 쓴맛을 기본으로 하는 아름다운 칵테일로 만들어 마셔도 좋다.

12) ❀오미자주❀ 폐와 신장을 보호하는 술

♥ 시기 : 사계절

♥ 재료 : 오미자 200g, 소주(35%) 1.8ℓ

오미자(五味子)는 다섯 가지 맛을 낸다고 하여 붙여진 이름이다. 오미(다섯 가지 맛)란 유기산의 신맛, 당의 단맛, 정유(精油)의 매운 맛, 종자의 쓴맛, 열매 껍질의 짠맛 등 다섯 가지 맛을 말한다. 오미자를 먹었을 때 사람마다 느끼는 맛이 서로 다르겠지만, 일반적으로 신맛이 가장 강하다.

이 다섯 가지 맛은 몸에서 각각 다르게 작용해 시고 짠 맛은 간을 보호하고, 맵고 쓴맛은 폐를 보호해 주기 때문에 기침이나 천식에 좋고, 단맛은 자궁에 좋다.

또한 오미자는 혈액 중의 혈당치를 낮추어주므로 당뇨병에 효과가 있으며, 꾸준히 복용하면 머리를 맑게 하고 피로회복에도 좋다. 정력에도 좋아 오미자를 고아서 만든 엑기스를 먹으면 남자의 정기가 빠져나가지 않아, 몽설·유정·조루증 등을 고칠 수 있다. 특히 더위에 지쳐서 심한 갈증을 느낄 때 마시면 빨리 효과를 볼 수 있다.

오미자의 주성분은 말산·주석산·점액질 등이며, 그밖에 칼슘·인·철분과 단백질·당질·지방질·회분·니코틴산 등을 함유하고 있다.

한방에서는 오미자를 자양강장제로 사용한다. 그리고 폐 기능을 보호해주기 때문에 기침, 가래, 만성 기관지염, 인후염 등에 좋고 진해(鎭咳), 거담, 갈증에도 효과가 있다. 오미자는 한약 건재상에서 쉽게 구입이 가능하며, 물에 하루 정도 불려 꿀을 첨가해 오미자차로 많이 음용한다. 특히 잔기침이 심한 사람, 여름철 마른기침을 하는 허약체질이나 노인, 어린이에게 좋다.

임상 실험에 따르면 전신 쇠약, 신경쇠약, 정신분열증, 저혈압에 뚜렷한 치료 효과가 있다. 건강한 사람도 오미자를 먹으면 운동성과 노동능력이 높아지며 정신적 육체적 피로를 덜 느끼게 된다.

오미자의 씨는 시력을 높여 준다. 성인이 하루 1.5~2그램을 먹으면 밤눈이 밝아진다. 그리고 붉은색에 대한 감수성이 높아지고 푸른색에 대한 감수성은 낮아진다. 씨는 또한 시력이 낮아지는 합병증성이거나 근시나 원시 때에 좋은 치료 효과가 있다. 특히 근시에 효과가 뚜렷하다.

〈동의보감〉에는 오미자에 대해 이렇게 적고 있다. 맛은 시고 성질은 따뜻하다. 폐경, 신경, 비경에 작용한다. 기와 폐를 보하고 기침을 멈추며 신정을 불려준다. 또 갈증을 멈추고 가슴이 답답한 것을 낫게 한다.

약리 실험에서는 중추신경계통 흥분 작용, 피로 회복 촉진 작용, 신장 혈관 계통 기능 회복 작용, 혈압 조절 작용, 위액 분비 조절 작용, 담즙 분비, 혈당 낮춤 작용, 글리코겐을 높이는 작용 등이 밝혀졌다. 허약한 데, 정신 및 육체적 피로, 무력증, 폐와 신이 허하여 기침이 나면서 숨이 찬 데, 음허로 갈증이 나는 데, 식은땀, 저절로 땀이 나는 데, 유정, 유뇨증, 설사, 심근쇠약증, 밤눈 어두운 데, 건망증, 불면증, 피부염 등에 모두 좋다. 또한 저혈압, 동맥경화증, 당뇨병, 간염 등에도 쓴다. 그러나 정신 흥분 상태, 위궤양, 전간, 뇌압이 높을 때, 혈압이 갑자기 변하는 고혈압에는 쓰지 않는다.

오미자는 국산이 좋으며 그 중에서도 경북 영변산이 유명하다. 오미자는 체력증강, 피로회복, 정력에 좋으며 눈을 밝게 하고 근육을 굳게 함은 물론 기침과 천식을 다스리고 수렴제로 좋다하여 많이 사용하는 약재다.

오미자는 술로 담그면 하루만에도 붉은색이 침출된다. 그리고 1주일 정도 지나면 맛과 향을 느낄 수 있고, 1개월 정도이면 오미자의 맛을 충분히 즐길 수 있다.

만드는방법

❶ 오미자는 찬물에도 쉽게 물러지므로 흐르는 물에 흔들면서 빠르게 씻은 후 그대로 물기를 빼고 그늘에서 말린다.

❷ 준비한 용기에 오미자 200g과 35% 소주 1.8ℓ 를 부은 후 잘 밀봉하고, 직사광선이 비치지 않는 서늘한 곳에 보관하여 침출 및 숙성시킨다. 그리고 술 이름, 담근 날, 사용한 소주의 알코올 도수 및 재료를 걸러야 할 날짜 등 기본적인 정보를 메모하여 함께 보관하면, 시간이 지난 후에도 술에 대한 정보를 쉽게 확인할 수 있다.

❸ 오미자주는 1주일만 지나도 마실 수 있고, 1개월 정도 지난 후에 체에 밭쳐 재료를 건진다. 맑은 술은 다른 병에 담아 밀봉하여 보관하면서 맛과 향을 더욱 부드럽게 숙성시킨다. 보관할 때는 술 이름, 담근 날짜 등 기본 정보를 기록한다.

마시는방법

오미자주는 신맛이 강하면서도 나머지 단맛, 쓴맛, 매운맛, 짠맛이 은은하게 느껴지는 상큼한 술이다. 신맛이 강할 때는 꿀을 넣어서 마시면 좋다. 특히 더운 여름날 얼음을 넣어서 시원하게 마시면 더욱 좋다.

13) ❋하수오주❋ 신장과 간장, 노화방지에 좋은 술

♥ **시기 : 사계절**
♥ **재료 : 말린 하수오 200g, 소주(35%) 1.8ℓ**

하수오는 한자로 '何首烏'라고 한다. 옛날에 한 신하가 역적으로 몰려 귀양을 살게 되었다. 그런데 그곳에는 먹을 것이 별로 없어 죽을 날만 기다리다가 소나무 밑에 무 모양의 식물을 발견하고 그것을 먹기 시작했다. 그랬더니 백발의 머리카락이 검은색으로 바뀌고 젊은이처럼 건강하게 되었다. 세월이 흘러 임금은 장사(葬事)를 지내주려고 신하를 보냈는데, 건강하게 살아있는 것을 보고 임금에게 데려갔다. 임금이 "어찌하여 그렇게 머리가 검어졌는가?" 하는 질문의 내용인 어찌 하(何), 머리 수(首), 까마귀 오(烏) 자를 써서 '하수으(何首烏)'라 하였다는 이야기도 있다.

하수오는 신장기능을 좋게 하여 머리카락이 희어지거나 빠지지 않게 하며, 오래 먹으면 노화를 예방한다고 한다. 동의보감에는 하수오를 '성질이 따뜻하고, 독이 없으며, 맛은 쓰면서 떫다. 염증을 삭이고, 가래와 담을 없앤다. 갖가지 종기, 치질, 만성 피로로 몸이 마르는 것, 부인의 산후병, 대하 등을 치료하고, 기(氣)와 혈(血)을 도우며, 근골을 튼튼하게 하고, 골수를 충실하게 하며, 머리카락을 까맣게 하고, 오래 먹으면 늙지 않는다.'라고 전한다.

하수오에는 혈청 콜레스테롤 강하 작용이 있다. 또 장의 운동을 촉진시켜 변통을 평온하게 조절한다. 지방이 혈관에 달라붙는 것을 방지하여 동맥경화를 막는다. 그리고 피부의 가려움을 해소한다. 자양 강장, 보혈,

허약 체질, 권태 무력, 병으로 인한 백발, 조기 노화, 조증·울증 등의 억울성 정신병질환 등에 효과적이다. 하수오는 꿀 속에 넣어 말랑말랑해지면 그냥 먹어도 좋고, 고구마처럼 쪄서 먹기도 한다. 그리고 술을 담그면, 유효 성분을 그대로 침출시켜서 먹을 수 있다. 또한 인삼이나 생지황을 섞어서 담가도 좋다.

만드는 방법

❶ 하수오를 깨끗하게 씻은 후 깨끗한 수건으로 물기를 닦아서 사용한다.

❷ 준비한 용기에 하수오 200g과 35% 소주 1.8ℓ 를 부은 후 잘 밀봉하고, 직사광선이 비치지 않는 서늘한 곳에 보관하여 침출 및 숙성시킨다. 그리고 술 이름, 담근 날, 사용한 소주의 알코올 도수 및 재료를 걸러야 할 날짜 등 기본적인 정보를 메모하여 함께 보관하면, 시간이 지난 후에도 술에 대한 정보를 쉽게 확인할 수 있다.

❸ 2개월 정도 숙성되어 술 빛깔이 호박색이 되면, 재료를 간단히 체에 밭쳐 거른다. 맑은 술은 다른 병에 담아 밀봉하여 보관하면서 맛과 향을 더욱 부드럽게 숙성시킨다. 보관할 때는 술 이름, 술을 담근 날짜 등 기본정보를 기록한다.

마시는 방법

하수오주는 은은한 쓴맛에 떫은맛이 나는 호박색의 술이다. 특별히 맛과 향이 강하지 않기 때문에 얼음을 넣어서 시원하게 마시면 쓴맛과 떫은맛이 은은하게 어우러져서 마시기 좋다. 또한 꿀을 넣으면 더욱 좋은 술이 된다. 하수오주는 약주로 하루에 한 잔 정도가 적당하다.

14) **❀칡주❀** 발한과 해열에 효과가 있는 술

♥ **시기 : 사계절**
♥ **재료 : 칡 500g~600g(말린 칡은 300g), 소주(35%) 1.8ℓ**

칡은 산기슭의 양지에서 자란다. 줄기는 길게 뻗어가면서 다른 물체를 감아 올라가고 갈색 또는 흰색의 털이 있다. 잎은 어긋나고 잎자루가 길며 세 장의 작은 잎이 나온 잎이다.

칡은 예전에는 춘궁기를 보내는 구황식물(흉년에 식량대신 먹는 음식)이었다. 그리고 칡의 뿌리를 잘 말려서 절구에 찧어 채로 치거나 즙을 짠 후 침전시켜서 앙금을 얻었다. 이 앙금으로 갈분을 만들어서 떡, 수제비, 전, 국수 등을 해 먹었다. 요즘은 별미로 칡냉면, 칡국수 등을 판매하는 음식점이 많다.

봄이 되면 칡뿌리를 캐는 사람들을 많이 볼 수 있다. 한방에서는 뿌리를 '갈근(葛根)' 이라고 하여 약재로 사용하며, 발한, 해열 등의 효과가 있다고 한다. 뿌리의 녹말은 '갈분(葛粉)' 이라고 하여 식용하고, 줄기의 껍질은 갈포(葛布)의 원료로 쓰며, 뿌리를 삶은 물은 음료로 많이 애용된다.

칡은 뿌리뿐만 아니라 껍질, 잎, 꽃 모두 하나도 버릴 것이 없는 식물이다. 잎은 말려 갈아서 분말로 만들어 두고 요리의 첨가제로 쓴다. 그리고 칡꽃은 말려 더운물에 우려내어 차로 마시는데, 칡꽃에서 얻는 꿀은 향기가 짙고 맛이 좋다. 칡은 숙취 해독, 위장 간장 보호, 소화불량, 해열, 설사, 변비, 당뇨, 피로 회복 등에 효과가 있고 탄수화물을 많이 함유하고 있으므로 아주 훌륭한 건강식품이다.

만드는방법

❶ 칡뿌리를 깨끗하게 씻어 용기에 들어갈 적당한 크기로 잘라 말린다.

❷ 자른 칡뿌리를 준비한 용기에 넣어 35% 소주 1.8ℓ 를 부은 후 잘 밀봉하고 직사광선이 비치지 않는 서늘한 곳에 보관하고 침출 및 숙성시킨다. 생칡이 아니라 건조한 칡뿌리이면 300g만 사용해도 된다. 그리고 술 이름, 담근 날, 사용한 소주의 알코올 도수 및 재료를 걸러야 할 날짜 등 기본적인 정보를 메모하여 함께 보관한다.

❸ 3개월 정도 저장하면 완숙되므로 재료를 체에 받쳐 건진다. 맑은 술은 다른 병에 담아 보관하면서 맛과 향을 더욱 부드럽게 숙성시킨다. 건진 칡은 버리지 말고 소주 1ℓ 를 붓고 2개월 정도 숙성시킨다. 두 번째로 담근 술은 첫 번째보다 순하고 은은하여 첫 번째 얻은 술과 섞어서 숙성시켜도 좋다. 보관할 때는 술 이름, 술을 담근 날짜 등 기본 정보를 기록한다.

마시는방법

칡주는 칡 특유의 향과 달콤함으로 그냥 마셔도 좋으나, 꿀을 가미하면 더욱 향기로운 약술이 된다. 칡주는 신맛이 부족하므로 모과주나 매실주와 칵테일하면 마시기에도 부담이 없다. 또한 얼음을 넣어서 시원하게 마시면 더욱 좋다.

15) **❀다시마주❀** 혈압 강하의 술

♥ 시기 : 사계절
♥ 재료 : 다시마 400~500g. 소주 1.8ℓ . 설탕 50~60g.

다시마는 2~3년생의 해조(海藻)로 몸의 길이는 2~4m이고, 폭은 20~30cm이다. 황갈색 흑갈색 띠 모양의 해중초(海中草)의 잎 바탕이 두껍고, 가죽이 미끄러우며 약간 쭈글쭈글한 무늬가 있다. 대개 짧고 굵은 줄기로 간조선(干潮線) 이하의 바위에 붙어산다.

다시마는 예로부터 피를 맑게 하고 혈압을 내리는 식품으로 손꼽혔다. 〈동의보감〉에 다시마를 오랫동안 먹으면 살이 빠진다는 구절이 있을 만큼 다이어트 효과도 뛰어난 것으로 알려져 있다.

다시마에는 성인병을 예방하는 성분이 많다. 특히 '알긴산' 이라는 식이섬유는 콜레스테롤 수치와 혈압을 내리는 데 탁월한 효과가 있다. 다시마의 미끈거리는 성분이 바로 알긴산인데 이 성분은 장 속에서 콜레스테롤, 염분 등과 결합해 변과 함께 배설된다. 또한 혈전이 생기거나 간장에서 콜레스테롤이 합성되는 것을 막는 등 고혈압과 동맥경화를 직 · 간접적으로 예방하는 효과가 있다. 아미노산의 일종인 '라미닌' 은 혈압을 내리고 혈액 속의 콜레스테롤이 혈관에 달라붙는 것을 막는다. 다시마에 들어 있는 칼륨 역시 나트륨을 밖으로 내보내 혈압을 내리는 역할을 한다.

다시마에는 칼로리가 거의 없어 당뇨 환자에게 좋은 식품이다. 다시마의 식이섬유는 포도당이 혈액 속에 침투하는 것을 지연시키고 당질의 소화 흡수를 도와 혈당치를 내린다. 다시마는 다양한 미네랄이 풍부하게 들어 있어 알칼리성 식품으로도 손꼽힌다. 고기를 많이 먹는 사람은 체질이 산성이 되기 쉬운데 다시마를 많이 먹으면 산성 체질을 중화시킬 수 있다.

목 부위에 있는 갑상선에서 분비되는 갑상선 호르몬이 부족하면 신진 대사가 둔해져 기운이 없고 노화가 빠르게 진행된다. 심하면 갑상선종을 일으킬 수도 있다. 다시마에는 갑상선 호르몬의 중요한 성분인 요오드가 많이 들어 있기 때문에 갑상선 질환을 예방하는 효과가 있다. 하지만 요오드는 결핵균을 흩어지게 할 우려가 있으므로 결핵 환자는 주의해야 한다.

변비는 장운동이 활발하지 못해서 생기는 것이다. 변비를 고치려면 식이섬유가 필요한데 다시마에 듬뿍 들어 있는 '알긴산'이 변비에 뛰어난 효과를 발휘한다.

알긴산은 다른 식이섬유와 같이 몸속에서 흡수되지 않고 장으로 보내진다. 소화되지 않은 알긴산은 장을 자극해 장운동을 촉진, 배변을 돕는다.

뼈의 주성분인 칼슘은 식사가 불규칙하거나 나이가 들면 점점 빠져나간다. 골 밀도가 낮아지면 골다공증이 생기는데 다시마는 이를 예방하는 효과가 있다. 다시마는 칼슘을 많이 함유하고 있을 뿐만 아니라 칼슘의 활동을 원활하게 하는 마그네슘도 풍부해 뼈를 튼튼하게 한다. 다시마를 크게 썰어 먹으면 칼슘이 알긴산과 결합하여 잘 녹지 않으므로 잘게 썰어 먹는 것이 좋다.

건강한 머리카락을 유지하려면 단백질과 비타민이 꼭 필요하다. 특히 머리카락의 주성분인 케라틴의 형성을 돕는 비타민 A가 부족하면 머리카락이 건조해지고 윤기가 없어지며 심하면 머리카락이 빠진다. 비타민 D는 손상된 머리카락을 재생시키는 효과가 있고, 비타민 E는 머리의 혈액 순환을 돕는다.

다시마에는 머리카락의 건강을 위해 필요한 단백질과 비타민은 물론 요오드, 아연, 유황, 철분, 칼슘 등 머리카락을 구성하는 성분들이 많이 들어 있다. 또 모발 발육 촉진제인 '옥소'도 들어 있다. 다시마를 충분히 먹으면 탈모를 막고 머리카락을 윤기 있게 가꾸는 데 도움이 된다.

술을 마시면 칼륨이 부족해져 숙취와 간 질환을 일으킨다. 칼륨이 풍부한 다시마는 이를 예방하는 효과가 탁월하다.

만드는 방법

❶ 다시마 400~500g을 모래 헝겊으로 닦아내고 3cm 길이로 썬다.

❷ 용기에 다시마를 넣고 소주 1.8ℓ를 붓는다.

❸ 설탕 50~60g을 넣고 밀봉하여 서늘한 곳에 보관한다. 때때로 젓가락으로 젓는다.

❹ 3개월 후 건져내고 여과한다. 보관할 때는 술 이름, 술을 담근 날짜 등을 기록하여 보관한다.

마시는 방법

피로할 때마다 조금씩 마시면 건강주로서도 손색이 없고, 해조류의 맛과 향이 어우러진 감칠맛이 난다.

16) ❀맥문동주❀ 더위 먹었을 때 효과가 있는 술

♥ **재료 : 맥문동 300g, 소주 1.8ℓ, 설탕 300g.**

맥문동은 나리과에 속하는 좁은 잎, 넓은 잎 맥문동의 덩이뿌리를 말린 것이다. 우리나라 남부지방에서 많이 자라며 가을 또는 봄에 뿌리를 캐어 당이 뿌리만을 골라 수염뿌리를 다듬고 물에 씻어 햇볕에 말린다. 맥문동은 그늘에서 무리지어 자라기 때문에 뜰의 가장자리에 심고 있으며, 가물어도 잘 자라고 추위에도 잘 견딘다. 한방에서 강장·진해·거담제·강심제로 쓰고 있다.

맥문동 속에 있는 목질부를 뽑고 써야 할 때는 약재를 절구에 넣고 짓찧어 목질부를 골라버리고 쓴다. 목질부를 뽑지 않고 그대로 5mm 정도로 잘라 잘 말려 쓸 수도 있다.

맥문동은 인체 진액이 부족할 때 쓰이는 대표적인 약재이며 완화 자양 강장제로 진해, 거담, 해열에 사용하며 감기로 인한 기침, 가래 혹은 오래된 기관지염이나 폐결핵에 쓰고 심장 기능 허약 혹은 폐의 진액을 보충해주므로 호흡기 질환을 오래 앓아서 생긴 마른기침을 다스린다.

신체 허약에 원기를 돋우고 노인들의 좋은 보건 건강 약으로 애용되어 왔다. 맥문동은 체력의 감퇴를 막고 정상적인 컨디션을 유지하는 약재이다. 폐를 보하는 약이므로 아이들이 감기에 잘 걸리는 경우에 많이 쓰이고, 강심작용 또한 있으며, 점액질이 풍부해서 변비에도 응용된다. 맥문동은 위장의 열을 제거하는 작용이 있으므로 만성위염의 발작기에 위내의 진액이 충분해져 통증을 멈추는 효과도 있다.

맥문동주는 강장 보양, 이뇨, 강심, 다한(多汗), 더위를 먹었을 때 효과가 있다고 한다.

만드는방법

❶ 맥문동 300g을 깨끗하게 손질하여 닦는다.

❷ 깨끗한 맥문동에 소주 1.8ℓ , 설탕 300g을 용기에 담은 후 밀봉하여 서늘한 곳에 보관한다.

❸ 3개월 정도 지나서 맥주 빛처럼 엷은 갈색이 되면 건더기를 건져낸다.

❹ 건더기를 건져내고 보관한다. 보관할 때는 술 이름, 술을 담근 날짜 등을 기록하여 보관한다.

마시는방법

잔잔한 향기와 풀냄새가 약간 씁쓸하기는 하지만 담백한 맛의 담황색이나 혹은 갈색 술이 된다. 자극이 없는 부드러운 맛이므로 다른 술에 섞어서 마시면 좋다.

특히 꼬냑이나 포도주에 섞어 마셔도 좋고, 탄산음료에 타서 마시면 풍미가 있다.

17) ❀모란주❀ 혈액순환에 좋은 술

모란은 전국 각지에서 정원수로 재배되고 있으며 뿌리를 목단이라고 한다. 봄에서 초여름까지 직경 20cm 전후의 꽃이 아름답게 위를 향해 핀다. 한방에서는 목단피(牧丹皮)라고 하여 그 뿌리의 껍질을 약재로 사용하고 있다. 꽃은 활짝 피었을 때 꽃잎을 모아 물에 살짝 헹구어 물기를 빼고 뿌리는 가을에 캐서 껍질을 씻어 말려둔다.

모란은 일찍부터 최고의 미와 부귀를 상징하는 꽃으로 꽃 중의 꽃이라고 하여 화왕(花王)이라고 불렸다. 많은 시인의 시에서도 칭송한 꽃이기도 하다.

모란이라는 이름은 꽃 색이 붉기 때문에 단(丹)이라 하였고, 종자를 생산하지만 굵은 뿌리 위에서 새싹이 돋아나므로 수컷의 형상이라고 목(牡)자를 붙였다. 모란은 당나라 때는 낙양에 번성하였다 하여 일명 낙양화라고 부르기도 했으며, 특히 낙양의 위씨(魏氏) 집의 자모란(紫牡丹)과 요씨(姚氏) 집의 황모란(黃牡丹)이 유명하여 위자요황(魏紫姚黃)이라는 말이 생겨나기도 했다.

우리나라에서 모란에 관한 기록이 처음 나타난 것은 신라 선덕여왕 때이다. 〈삼국유사〉의 선덕여왕 조에 당시 당나라 태종이 홍색, 자색, 백색의 모란 그림과 씨앗을 서되 보내 왔다는 기사가 있다. 왕은 모란 그림을 보고 "이 꽃은 필시 향기가 없을 것이다."라고 하면서 이내 씨를 땅에

심으라고 명하였다. 씨가 자라 꽃이 피고 보니 과연 향기가 없었다. 사람들이 그림만 보고 모란이 향기가 없다는 것을 어찌 알 수 있었는가 물으니, 나비가 그려져 있지 않기 때문이라 답하였다.

설총의 〈화왕계 花王戒〉에서는 모란이 '꽃들의 왕'으로 등장하고 있다. 옛 사람들은 모란을 부귀의 상징으로 받아들이는데 주저하지 않았다. 조선 후기의 화가 남계우가 그린 〈화접도 花蝶圖〉의 화제에도, "밤이라 깊은 향기 옷에 물들고, 아침이라 고운 얼굴 주기(酒氣) 올랐네."라는 당나라 이정봉의 모란 시를 인용하면서, "저절로 부귀영화의 기상이 있어 당시의 제일이라 칭하였다."고 했다.

이와 같은 상징성에 의하여 신부의 예복인 원삼이나 활옷에는 모란꽃이 수놓아졌고, 선비들의 소박한 소망을 담은 책거리 그림에도 부귀와 공명을 염원하는 모란꽃이 그려졌다. 왕비나 공주와 같은 귀한 신분의 여인들의 옷에는 모란 무늬가 들어갔으며, 가정집의 수병풍에도 모란은 빠질 수 없었다. 또 미인을 평함에 있어서 활짝 핀 모란꽃과 같다고 평했다.

옛사람들은 또한 모란꽃의 생장 상태를 보고 길흉을 점치기도 하였는데, 꽃과 잎이 풍성하게 피어나면 복된 미래가 다가오는 조짐으로 생각하였으며, 반면에 꽃이나 잎이 갑자기 시들거나 좋지 않은 색깔로 변하면 가난이나 재앙이 닥쳐올 징조라고 생각하기도 했다.

모란주는 진통진정, 두통, 요통, 혈액순환, 고혈압, 저혈압, 해열, 이뇨, 진통에 효능이 있다고 한다. 동의보감에 보면 모란뿌리는 여자의 월경이 없는 것과 피가 몰린 것, 요통을 낫게 하며 몸 푼 뒤의 모든 혈병(血病), 기병(氣病), 옹창을 낫게 한다하여 여러 부인병에 쓰였다.

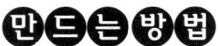

만드는방법

❶ 깨끗이 손질한 모란꽃 200g을 용기에 담는다.

❷ 용기에 담은 모란꽃의 3배 가량의 소주를 붓고 밀봉하여 서늘한 곳에 숙성시킨다.

❸ 2개월 쯤 지나서 모란주가 엷은 물엿 같은 색으로 되면 건더기를 여과시켜 다른 병에 옮긴다. 이때 설탕을 가미해서 보관한다.

❹ 목단피로 술을 담그면 소주는 5배 가량이 적당하다. 목단피의 숙성은 3개월 정도로 색은 호박색이며 약간 떫은맛, 쓴맛이 난다. 특히 목단피로 만든 술은 맛이 쓰기 때문에 감미료를 첨가하기도 한다.

마시는방법

약간 쓴맛과 떫은맛이 나는 담황색 술이 된다. 감미료를 첨가해서 마시기도 하며, 다른 술과 섞어 마셔도 좋다.

암·성인병을 이기는 술요법

율무주 정신이 맑아지고 피부병에 좋은 술

♥ 재료 : 율무 300g, 대추 200g, 소주 1.8ℓ .

　율무는 1년생 식물로 키는 1m가 넘으며 가늘고 길며 율무의 열매를 의이인(薏苡仁)이라 한다. 여름철에 꽃이 피고 열매는 타원형으로 그 알맹이는 율무쌀이라 하여 식용과 한약재로 쓰인다.

　율무쌀은 보건식으로 오래 먹으면 몸이 가벼워지고 정신이 맑아지며 또한 피부에 윤기가나고 피부병에 걸리는 일이 없다고 한다.

　〈본초강목〉에 의하면 의이인은 우리말로 율무를 뜻하는데 비장을 튼튼히 하고 위와 폐를 보하고 해열에 좋은 것으로 기록되어 있다.

　율무는 대궁이 염주나무와 비슷하게 생겼고, 씨앗의 껍질을 벗기면 흰쌀이 나오는데, 씹어 보면 치아에 끈적거리며 달라붙는다. 율무의 성질은 약간 차고 맛은 달며 독이 없다.

　특히 자양강장의 효과가 있는 스태미나 식품으로 다른 식물에는 들어있지 않은 특수성분이 있어, 피 속에 섞여있는 이물질과 혈관을 청소해주며, 장복하면 위를 튼튼히 하고 폐를 맑게 해준다. 또한 담을 삭혀주고 풍수병(風嗽病:코가 막히고 목ㅇ 쉬고 마르며 목구멍이 가렵고 기침이 자주 나는 병)을 치료하는데 효과가 있다.

　불(佛), 선(仙), 유(儒), 도가(道家)의 4가지 약용식품 중의 하나로, 율무쌀에서 추출한 아세톤 성분은 종양이 자라는 것을 억제해주고, 인삼 속에 많이 들어있는 게르마늄이 들어 있어, 암의 예방과 치료에 커다란 효과가 있다. 양기위축과 조루를 치료하고 장복 하면 혈기를 순조롭게 하고, 몸이 가벼우며 건강해지고 단백질 분해를 촉진하기 때문에, 신진대사를 활발히 하고 비만을 예방하기도 한다.

특히 율무는 몸에 부기가 있거나 심한 천식에 좋고, 기력이 쇠하거나 근육의 경련을 진정시켜주는데 좋으며, 척추 디스크, 신경통, 류머티즘, 어깨 결림에도 효과가 있다.

주의 사항은 지나치게 먹으면 해로우니 유의해야 하며, 특히 임신 중인 여성은 태아에게 유해하므로 절대 피해야 한다.

율무주를 빚기 시작한 것은 200년 전으로 추정되며 저온에서 제조기간을 길게 하여 빚는 술로 그 당시에는 최종 담금에 율무를 집어넣어 상용약주로서 세 번 담금으로 하여 주도는 꽤 높고 저장성도 있었다.

만드는 방법

❶ 율무쌀은 겨가 많으므로 까불러서 깨끗이 씻고 체에 밭친다.

❷ 율무쌀 300g과 대추 200g을 용기에 넣고 소주 1.8ℓ 를 부어 밀봉하여 서늘한 곳에 저장한다.

❸ 2~3개월 쯤 되면 예쁜 색깔에 대추향과 율무쌀 특유의 향내가 나면서 맛이 부드럽고 마시기 좋은 술이 된다.

❹ 여과시켜 보관한다. 보관할 때는 술 이름, 술을 담근 날짜 등을 기록하여 보관한다.

마시는 방법

율무 고유의 향과 맛이 나는 연황색 술이 된다. 그러나 임산부가 이 술을 마시면 낙태할 위험이 있다.

19) **❀ 뽕나무주 ❀** 양기를 주는 술

♥ **재료 : 뽕나무 열매 400g, 설탕 50g, 소주 1.8ℓ .**

뽕나무는 본래 양잠을 위해 재배된 것이지만 전국 각지에 야생하고 있다. 그 품종도 다양하다. 자웅이주로 암나무에는 길이 2cm 안팎의 장구형 열매가 열린다. 처음에는 백색이지만 점차로 붉게 되며 여름철이 되면 자흑색(紫黑色)의 액과(液果)가 된다. 감미가 좋다.

뽕나무는 낙엽수로 동부아시아가 원산지이며 한국, 중국, 일본에 널리 분포되어 있다. 뽕나무에는 들뽕나무, 몽고뽕나무, 뽕나무, 산뽕나무 등이 있다. 뽕나무 고목에서는 뽕나무 버섯이 잘 난다. 잎은 누에의 사료로서, 과실은 식용이나 술을 빚는 데 사용되며 재목은 경대, 장롱, 악기 등의 세공물에 쓰고 껍질은 종이의 원료로 쓰인다. 뽕나무 껍질을 건조한 것은 '상백피' 라고 한다.

뽕잎은 맛은 쓰고 달며 성질은 차며 독이 없다. 폐와 간에 주로 작용한다. 풍을 없애고 열을 내리며 혈액을 맑게 하고 눈을 밝게 하는 효능이 있다. 두통, 목이 마르는 증상, 눈 충혈, 폐열로 인한 해수, 중풍, 한열, 출한을 치료한다. 진하게 달인 즙은 각기와 부종을 치료하고 대소변을 잘 나가게 한다. 잎을 볶아서 차로 달여 먹으면 갈증을 멎게 한다. 오장을 이롭게 하고 관절을 통하게 하며 기가 위로 치밀어 오르는 것을 내린다. 풍통, 땀이 많이 나는 데에는 쪄서 바르고 뱀, 벌레, 지네에 물린 데에는 소금으로 반죽하여 붙인다. 약한 불로 쬐어서 말려 가루 내어 빈속에 미음으로 먹으면 도한을 멎게 한다. 달인 물로 눈을 씻으면 눈물이 마구 흐르는 것을 없애고 수종과 다리의 부종을 없애며 기가 위로 치밀어 오르는 것을 내리며 관절을 튼튼하게 한다.

머리카락을 잘 자라게 하고 피나는 것을 멎게 하며 열사와 습사 장풍하혈을 치료한다. 인후통, 잇몸이 부은 것을 낫게 하고 얼굴이 부은 것을 치료한다. 이것을 상상엽(霜桑葉)이라고 한다. 뽕잎은 오랫동안 먹어도 좋다.

5~6월 가장 잎이 무성할 때에 채취하고 또 10월 서리가 내려서 잎이 나무에 20~30퍼센트 가량 남아 있을 때 남아 있는 10퍼센트를 신선엽(神仙葉)이라고 하며 이것을 채취하여 5~6월의 잎과 함께 그늘에서 말려서 가루 내어 먹거나 차로 달여 먹으면 사람을 총명하게 하는 효능이 있다.

뽕나무주(오디주)는 고혈압, 중풍, 반신불수, 양기부족, 조루증, 발기불능에 효과가 있다고 한다.

만드는방법

❶ 뽕나무 열매 400g을 흐르는 물에 씻어 체에 건져서 물기를 뺀다.

❷ 병에 물기를 뺀 뽕나무 열매를 넣고 설탕 50g과 소주 1.8ℓ 를 넣어 서늘한 곳에서 숙성시킨다.

❸ 이뇨 및 변비를 치료하기 위해서는 오디 200g에 나뭇가지 속껍질 30g, 레몬 1개의 비율로 주침한다.

❹ 1개월이 지나면 과실을 건져내고 여과해서 술을 다른 병에 옮긴 후 밀봉한다.

❺ 냉암소에서 1~2개월 더 숙성시킨다. 보관할 때는 술 이름, 날짜 등을 적어 보관한다.

마시는방법

오디로 담갔을 때는 오디의 향기와 달콤한 맛의 포도빛 술이 된다. 이 술은 매실주와도 잘 어울린다. 또 레몬을 한 두 방울 떨어뜨려 마시면 더욱 맛이 있다.

상백피로 담갔을 경우는 약간 떫은맛의 담황색 술이 된다. 오디술과 상백피술을 같은 양으로 섞어 마시면 오디술의 색상을 살리고 상백피술의 맛을 살려 더욱 좋은 술이 된다.

그밖에 (가나다순)

1) ❀감초주❀

- 재료 : 감초 150g, 소주 1.8ℓ
- 복용방법 : 하루 1~2회 (소주잔) 정도 마신다.
- 효능 : 근골통, 당뇨, 요통, 위궤양, 인후염, 위암, 식중독에 좋다.

담그는 법

① 건조된 감초 뿌리를 용기에 넣고 소주를 부어 밀봉한다.

② 서늘한 곳에서 2개월 정도 저장시킨 뒤, 찌꺼기는 버리고 사용한다.

2) ❀감나무주❀

- 재료 : 감나무잎, 소주(원료의 3배) /감꼭지 150g, 소주 1.8ℓ
- 효능 : 빈혈, 괴혈병, 동맥경화증, 고혈압, 백내장, 만성천식, 당뇨병, 결핵 등에 좋다.
- 복용방법 : 하루 1~2잔(소주잔)씩 마시며, 쌉쌀한 맛이 나므로 감미를 해서 마셔도 좋다.
- 효능 : 고혈압, 구토, 숙취, 신경통, 혈액순환, 설사에 좋다.

담그는 법

① 감나무잎을 깨끗이 씻어 말린 다음 5cm 크기로 썰어 가제 주머니에 넣고 봉한다.

② 가제 주머니를 용기에 넣고 소주를 부어 밀봉한다.

③ 냉암소에서 2개월 정도 저장하여 건져내고 술을 병에 옮겨 담는다.

담그는 법

① 건조시킨 감꼭지를 용기에 넣고 소주를 넣어 밀봉한다.
② 서늘한 곳에서 3개월 이상 저장하면 술이 완성된다.

3) ❋검은콩주❋

● 재료 : 검은콩 230g, 소주 1ℓ

● 복용방법 : 아침저녁으로 소주잔으로 1잔씩 마시는 것이 좋다.

■ 효능 : 고혈압, 노화방지, 류머티즘, 관절염, 좌골신경통, 요통,
　　　　귀울림, 동맥경화에 좋다.

담그는 법

① 검은콩을 씻어 물기를 없앤 다음 용기에 넣고 소주를 부어 밀봉한다.
② 서늘한 곳에서 한 달 정도 보관하면 검은콩술이 완성된다.
③ 다 익은 검은콩은 걸러내고 술은 병에 옮겨 담아 냉암소에서 보관한다.

4) ❋건포도주❋

● 재료 : 건포도 100g, 소주 1ℓ

● 복용방법 : 건포도주는 1일 2회 소주잔으로 1잔씩 마시는 것이
　　　　　　좋으며, 건포도 역시 약효를 높일 수 있어 식사 후에
　　　　　　2~3개씩 먹으면 좋다.

■ 효능 : 건망증, 빈혈, 눈 밑의 기미, 피부미용, 흰머리, 위장에 좋다.

담그는 법

① 건포도와 소주를 열에 강한 유리병에 넣는다.
② 냄비에 물을 넣고 불 위에 올려놓는다. 끓기 시작하면 불을 끈 다음 유리병을 냄비에 집어넣고 2~3시간 놔둔다.
③ 용기에서 유리병을 꺼내 밀봉한 다음 냉장고에 보관하고 사용한다.
④ 1개월 정도 지나면 건포도주 윗면에 가스가 생기는데 이것은 걸러주는 것이 좋다.

5) ❀검은콩 포도주❀

● 재료 : 검은콩 150g, 적포도주 1병

● 복용방법 : 아침저녁 식전에 소주잔으로 1잔씩 마신다.

■ 효능 : 고혈압, 무릎통증, 귀 울림, 불면증, 피부미용에 좋다.

담그는 법

① 검은콩을 깨끗이 씻어 행주로 닦아 낸 다음, 후라이팬에 약한 불로 10분 정도 볶아 껍질이 톡톡 튀면 꺼내서 식힌다.

② 볶은 콩을 유리병에 넣고 적포도주를 부은 다음 밀봉하여 냉장고에 6일정도 보관한다.

③ 포도주를 마른 행주에 걸러 내고 다시 유리병에 부은 다음, 냉장고에 두고 마신다.

6) ❀고추 술❀

● 재료 : 붉은 고추 20개, 레몬 5개, 소주 1.8ℓ 또는 청주

● 복용방법 : 취침 전에 작은 잔으로 1~2잔 마시는 것이 좋다.

■ 효능 : 청주를 사용하면 정력 증강에 좋고, 소주는 냉증에 좋다.

담그는 법

① 붉은 고추를 마른 행주로 잘 닦아 레몬과 함께 4쪽씩 썰어둔다.

② 용기에 재료를 넣고 소주를 부어 밀봉한 다음 서늘한 곳에 보관한다.

③ 약 3개월이 지나면 순한 고추 술이 완성된다.

7) ❀깻잎 술❀

● 재료 : 깻잎 200g, 소주 1.8ℓ

● 복용방법 : 하루 1~2회 (소주잔으로 한 잔씩) 정도 마신다.

■ 효능 : 식욕증진, 쾌변의 효능, 감기, 피로회복, 빈혈, 저혈압 등에 좋고, 취침 전의 복용은 냉증, 손발 저림이 해소되는 효능이 있다.

담그는 법

① 깻잎을 흐르는 물에 깨끗이 씻어 물기를 뺀 다음 그늘에서 말린다.
② 말린 깻잎에 적당량의 설탕을 넣고 소주를 부어 밀봉한다.
③ 한 달 정도 냉암소에서 저장하여 잎을 짜낸 다음 2개월 정도 더 숙성시킨다.

8) ❀개다래주❀

● 재료 : 개다래 500g(건조시킨 것은 300g), 소주 1.8ℓ

● 복용방법 : 아침 식전에 1잔(소주잔)씩 장복하면 좋다.

■ 효능 : 이뇨, 부인병, 피로회복, 류머티즘, 백발예방, 보온, 강정에 효과가 있다.

담그는 법

① 개다래를 물에 씻어 말린 다음, 용기에 넣고 소주를 부어 밀봉한다.
② 서늘한 곳에서 3개월 정도 저장하면 개다래주가 완성된다.

9) ❀난주❀

● 재료 : 난꽃 (동양란, 서양란 상관없음), 소주 (원료의 3배)

● 복용방법 : 주로 칵테일용으로 많이 쓰이며, 설탕이나 꿀을 가미하여 마셔도 좋다.

■ 효능 : 강장, 건위, 해열, 정신안정 등에 좋다.

담그는 법

① 꽃을 꺾어서 물에 살짝 헹구어 물기를 없앤다.
② 꽃을 용기에 넣고 소주를 부어 밀봉한 다음 서늘한 곳에 보관한다.
③ 약 2개월 정도면 다 익으며, 원료는 건져 내지 않고 그대로 둔다.

10) ❀나무딸기주❀

● **재료** : 나무딸기 500g, 설탕 300g, 소주 1.8ℓ

● **복용방법** : 하루 2~3회 (소주잔으로 1~2잔씩) 마신다.

■ **효능** : 당뇨, 신기허약, 음위, 정력증진에 좋고, 여자는
　　　　　아름다워지며, 몸과 간을 보호하고 피부미용에도 좋다.

담그는 법

① 나무딸기를 물에 살짝 씻어 물기를 뺀 다음 꼭지를 따서 용기에 넣고 설탕을 녹인 소주를 붓는다.
② 3~5개월 정도 지나면 분홍색의 다 익은 나무딸기주가 완성되는데, 열매가 밑으로 가라앉지 않고 떠 있으면 소주를 더 부어 다시 저장한다.
③ 알맹이는 걸러내고 술은 다른 병으로 옮겨 담아 보관한다.

11) ❀녹용주❀

● **재료** : 녹용 80g, 소주 1.8ℓ

● **복용방법** : 하루 1~2회 (소주잔으로 한 잔씩) 마신다.

■ **효능** : 보혈, 요통, 강정, 신기허약 등에 효과가 있다.

담그는 법

① 얇게 썬 녹용을 용기에 넣고 소주를 부어 밀봉한다.
② 서늘한 곳에서 8개월 이상 저장한다.
③ 알맹이는 그대로 두고 사용해도 좋다.

12) ❀다래주❀

● 재료 : 다래 1kg, 소주 1.8ℓ

● 복용방법 : 감미를 하지 않고 그대로 마시는 것이 좋다.

■ 효능 : 피로회복, 강정, 강장, 보혈, 불면증, 건위, 정장, 병후회복, 식욕증진, 진통

담그는 법

① 잘 익은 다래 열매를 잘 씻어 말린 다음 용기에 넣고 소주를 부어 밀봉한다.
② 서늘한 곳에서 3개월 정도 저장하면 호박색의 잘 익은 다래주가 완성된다.
③ 알맹이는 그대로 두고 사용해도 좋다.

13) ❀대추주❀

● 재료 : 대추 200g, 소주 1.8ℓ

● 복용방법 : 하루 2~3회 (소주잔으로 한 잔씩) 공복에 마신다.

■ 효능 : 관절통, 비염, 기관지염, 소화불량, 신경쇠약, 허약체질, 해열, 인후염, 불면증피로회복, 이뇨, 조갈, 식욕증진, 강장 등에 효과가 있다.

담그는 법

① 대추를 잘 씻어 물기를 뺀 다음 용기에 넣고 소주를 부어 밀봉한다.
② 4~5개월 정도 지나면 호박색 또는 짙은 갈색의 향긋한 술이 완성된다.
③ 알맹이는 그대로 두고 마시면 된다.

14) ❀당귀주❀

● 재료 : 당귀뿌리 175g (말린 것 130g), 소주 1.8ℓ

● 복용방법 : 하루 2~3회 (소주잔으로 한 잔씩) 공복에 마시며,

　　　　　 설탕이나 꿀을 첨가시켜 마셔도 좋다.

■ 효능 : 강장, 피로회복, 진정, 보혈, 식욕증진, 기타 부인병 등에

　　　　 효과가 크다.

담그는 법

① 당귀 뿌리를 잘 씻어 그늘에서 말린 다음, 잘게 썰어 가제 주머니에 넣고 봉한다.
② 주머니를 용기에 넣고 소주를 부어 밀봉한다.
③ 약 3개월 정도 냉암소에서 저장하면 엷은 황색의 당귀주가 완성된다.
④ 가제 주머니는 건져내고 보관한다.

15) ❀더덕주❀

● 재료 : 더덕뿌리 생품 300g (말린 것 200g), 소주 1.8ℓ

● 복용방법 : 하루 2~3회 (소주잔으로 한 잔씩) 마시며, 기호에 따라

　　　　　 설탕이나 꿀을 넣어 마셔도 좋다.

■ 효능 : 정장, 강장, 거담, 변비, 심장병, 유선염, 인후염, 편도선염,

　　　　 풍, 해열, 천식 등에 좋으며, 폐와 신장을 튼튼하게 해 준다.

담그는 법

① 더덕뿌리를 잘 씻어 물기를 뺀 다음 적당한 크기로 썰어 용기에 넣고 소주를 부어 밀봉한다.
② 냉암소에서 6개월 이상 저장하면 맛좋은 더덕술이 완성된다.
③ 알맹이는 그대로 두고 사용해도 좋다.

16) ❈대맥지황주❈

● 재료 : 대추 100g, 숙지황 100g, 맥문동 100g, 소주 (원료의 3배)●

복용방법 : 취침 전 하루 1~2잔(소주잔) 정도 마시는 것이 효과적이다.

■ 효능 : 노화방지, 갱년기 증상에 좋다.

담그는 법

① 마른 대추는 먼지를 잘 닦아내고, 숙지황과 맥문동은 잘게 썰어 둔다.
② 준비한 재료를 용기에 넣고 소주를 부어 밀봉한다.
③ 냉암소에서 3개월 이상 저장하면 술이 완성된다.

17) ❈도라지주❈

● 재료 : 도라지 뿌리 300g, 소주 1.8ℓ

● 복용방법 : 하루 2~3회 (소주잔으로 한 잔씩) 식전에 마시는 것이 좋다.

■ 효능 : 거담, 천식, 결핵, 비염, 늑막염, 편도선염, 임파선염, 인후염,
　　　　 폐기능을 보호하는데 효과가 있다.

담그는 법

① 도라지를 잘 씻어 물기를 뺀 다음 적당한 길이로 잘라 용기에 넣고
소주를 부어 밀봉한다.
② 서늘한 곳에서 6개월 정도 저장하면 엷은 호박색의 도라지주가 완성
된다.

18) ❈대황주❈

● 재료 : 대황뿌리 말린 것 100g, 소주 1.8ℓ

● 복용방법 : 하루 1~2회 (소주잔으로 한 잔씩) 마신다.

■ 효 능 : 소화불량, 변비, 이질, 건위 등에 효과가 있다.

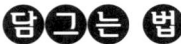

① 말린 대황 뿌리를 잘게 썰어 용기에 넣고 소주를 부어 밀봉한다.
② 서늘한 곳에서 3~6개월 저장하면 술이 완성된다.
③ 알맹이는 걸러 버리고 보관한다.

19) ❀두릅나무주❀

● 재료 : 두릅나무 껍데기 200g (말린 것 120g), 소주 1.8ℓ

● 복용방법 : 하루 2~3회 (소주잔으로 한 잔씩) 공복에 마신다.

■ 효능 : 신경쇠약, 위경련, 위궤양, 해열, 풍, 간염, 당뇨, 관절염,
　　　　건위, 신기허약에 효과가 있다.

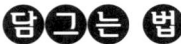

① 나무껍데기를 씻어 물기를 뺀 다음 용기에 넣고 소주를 부어 밀봉한다.
② 서늘한 곳에서 4~5개월 정도 저장하면 술이 완성된다.
③ 찌꺼기는 건져 버리고 보관한다.

20) ❀두충주❀

● 재료 : 나무껍데기 200g (말린 것 150g), 소주 1.8ℓ

● 복용방법 : 하루 1~2회 (소주잔으로 한 잔씩) 공복에 마신다.

■ 효능 : 신경통, 근육통, 관절염, 각기, 이뇨, 발작성 복통, 비출혈
　　　　등에 효과가 있다.

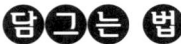

① 15년 이상 된 나무의 껍데기를 채취하여 잘게 썰어 용기에 넣고 소주
를 부어 밀봉한다.
② 서늘한 곳에서 4~5개월 정도 저장하면 술이 완성된다.
③ 찌꺼기는 건져 버리고 보관한다.

21) ❀둥글레주❀

● 재료 : 둥글레 뿌리 200g (말린 것 150g), 소주 1.8ℓ

● 복용방법 : 하루 2~3회 (소주잔으로 한 잔씩) 마신다.

■ 효능 : 강장, 강정, 당뇨, 소변불통, 심장병, 허약체질, 해열, 풍,
폐결핵, 조갈, 폐기보호, 보신, 보양, 평상시 가슴이 답답함을
자주 느낄 때 등에 좋다.

담그는 법

① 뿌리를 잘 씻어 말린 후 용기에 넣고 소주를 부어 밀봉한다.
② 서늘한 곳에서 2년 이상 저장한 뒤 사용하면 된다.
③ 찌꺼기는 그대로 두고 사용하는 것이 좋다.

22) ❀모과주❀

● 재료 : 모과 500g, 설탕 600g, 소주 1.8ℓ

● 복용방법 : 하루 2~3회 (소주잔으로 1~2잔씩) 마신다.

■ 효능 : 기침과 천식, 신진대사, 피로회복, 이뇨, 빈혈, 감기, 구토,
신경통, 폐결핵혈액순환, 강장보호 등에 좋다.

담그는 법

① 모과를 물에 씻어 물기를 없앤 다음 적당한 크기로 썰어 씨와 함께
용기에 넣는다.
② 모과와 설탕을 한켜씩 번갈아 가며 겹겹이 넣고 소주를 부어 밀봉한다.
③ 서늘한 곳에서 6개월 이상 숙성시킨 뒤 사용한다.

23) ❀머루주❀

● 재료 : 머루 500g, 소주 1.8ℓ

● 복용방법 : 하루 2~3회 (소주잔으로 1~2잔씩) 마신다.

■ 효능 : 피로회복, 강장, 보혈, 조갈, 식욕증진, 이뇨, 근골통, 두통
　　등에 좋다.

담그는 법

① 머루를 잘 씻어 물기를 뺀 다음 용기에 넣고 소주를 부어 밀봉한다.
② 서늘한 곳에서 6개월 정도 보관하면 아름다운 홍자색의 술이 완성된다.
③ 알맹이는 그대로 두고 사용해도 좋다.

24) ❀마늘포도주❀

● 재료 : 마늘 5쪽, 포도주 1병

● 복용방법 : 하루에 2번 정도 약 50ml 씩 마시면 적당하다.

■ 효능 : 백내장, 시력향상, 고혈압, 류머티즘, 신경통, 뇌졸중 예방,
　　정력, 피로회복에 좋다.

담그는 법

① 마늘을 강판에 갈아 적당한 유리 용기에 넣고 포도주 1병을 붓는다.
② ①을 냉장고에 넣고 3~4일 재워 둔다.

25) ❀만삼주❀

● 재료 : 만삼뿌리 200g (말린 것 150g), 소주 1.8ℓ

● 복용방법 : 하루 1~2회 (소주잔으로 한 잔씩) 마신다.

■ 효능 : 편도선염, 혈액순환, 천식, 강장보호, 거담, 건위, 빈혈,
　　식욕부진, 신기허약, 조갈증에 효과가 있다.

담그는 법

① 만삼뿌리를 잘 씻어 물기를 뺀 후 용기에 넣고 소주를 부어 밀봉한다.
② 서늘한 곳에서 4~5개월 정도 저장하면 술이 완성된다.
③ 알맹이는 그대로 두고 사용해도 좋다.

26) ✻비파주✻

● 재료 : 비파 500g, 소주 1.8ℓ

● 복용방법 : 설탕이나 꿀을 섞어 마시면 좋다.

■ 효능 : 식욕증진, 피로회복, 진정제, 만성위염, 기침, 피부미용에 좋다.

담그는 법

① 비파 열매를 깨끗이 씻어 물기를 빼고 수건으로 닦아 절반은 두 쪽을 내어 벗겨 놓고, 나머지 반은 껍질째 용기에 넣고 소주를 부어 서늘한 곳에 보관한다.
② 3개월 정도 되면 과실은 건져 내고 씨는 그대로 둔다.

27) ✻비파잎술✻

● 재료 : 비파잎, 소주 (원료의 3배)

● 복용방법 : 하루 1~2회 (소주잔으로 한 잔씩) 마신다.

■ 효능 : 요실금증에 좋고, 견통이나 치질에는 직접 발라주면 좋다.

담그는 법

① 비파잎은 뒷면의 잔털을 솔로 닦아 없애고, 행주로 깨끗이 닦아둔다.
② 준비한 비파잎을 2cm 정도로 썰어 용기에 넣고 소주를 부은 다음 냉암소에 보관한다.
③ 약 3개월 정도 숙성시키면 된다.

28) ✻부추주✻

● 재료 : 부추잎, 씨, 뿌리 200g (말린 것 100g), 소주 1.8ℓ

● 복용방법 : 하루 2~3회 (소주잔으로 한 잔씩) 마신다.

■ 효능 : 강장, 강정, 비출혈, 천식, 이질, 요통, 심장병, 이뇨, 유정증(遺精症) 등에 좋다.

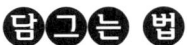

① 부추의 잎과 씨, 뿌리를 잘 씻어 용기에 넣고 소주를 부어 밀봉한다.
② 서늘한 곳에서 3~6개월 저장하면 술이 완성된다.
③ 찌꺼기는 걸러 버리고 보관한다.

29) ❋생강주❋

● **재료** : 생강 200g, 35℃소주 1.8ℓ

● **복용방법** : 하루 1~2회 (소주잔으로 한 잔씩) 꿀을 넣어 마시면 좋다.

■ **효능** : 건위, 복통, 냉병, 감기, 거담, 구토, 발한, 변비, 소화불량,
　　　　숙취, 식욕부진, 풍습, 한열, 토사, 정력증진, 신경통 등에
　　　　좋다.

담그는 법

① 생강은 껍질을 벗겨 깨끗이 씻은 다음 물기를 없애고 얇게 썰어 용기
에 넣는다.
② 용기에 소주를 붓고 밀봉하여 서늘한 곳에 보관한다.
③ 3~4개월 정도 지나면 엷은 호박색의 생강주가 완성된다.

30) ❋삼백초술❋

● **재료** : 삼백초, 35%소주(원료의 3배)

● **복용방법** : 알맹이는 그대로 두고 사용해도 좋으며, 마실 때 꿀을
　　　　　　넣어 마시면 더욱 좋다.

■ **효능** : 고혈압, 위장병, 당뇨병, 변비, 숙면에 효과가 좋다.

담그는 법

① 삼백초의 윗부분을 베어 물에 씻은 다음 햇볕에 말려둔다.
② 이것을 적당한 크기로 썰어 용기에 넣고 소주를 부어 밀봉한다.
③ 냉암소에서 3개월 이상 저장하면 삼백초술이 완성된다.

31) ❀선인장주❀

● 재료 : 가시 없는 선인장, 35%소주 (재료의 3배)

● 복용방법 : 기호에 따라 감미료를 넣어 마셔도 좋다.

■ 효능 : 천식, 감기, 폐렴, 거담, 신장염, 류머티즘, 늑막염 등에 좋고, 풍과 냉을 없애준다.

담그는법

① 선인장을 잘 씻어 물기를 뺀 다음 3cm 크기로 썰어 용기에 넣고 소주를 부어 밀봉한다.
② 서늘한 곳에서 한 달 정도 저장하여 알맹이는 건져내고 술은 병에 보관한다.

32) ❀쑥 주❀

● 재료 : 쑥 200g (말린 것 150g), 35%소주 1.8ℓ

● 복용방법 : 하루 2~3회 (소주잔으로 한 잔씩) 꿀이나 설탕을
가미하여 마시면 좋다.

■ 효능 : 간장, 이뇨, 건위, 지혈, 정장, 식욕증진, 간염, 기관지염,
냉병, 변비, 복통, 설사, 신경통, 편도선염, 소화불량,
피로회복, 위염, 위궤양, 천식 등에 좋다.

담그는법

① 쑥을 물에 잘 씻어 물기를 뺀 다음 용기에 넣고 소주를 부어 밀봉한다.
② 냉암소에서 3개월 정도 저장하고 쑥은 건져내고 보관한다.

33) ❀산초주❀

● 재료 : 산초, 35%소주(재료의 3배)

● 복용방법 : 매운 맛이 나므로 설탕이나 꿀을 가미하여 마시는 것이

좋다.

■ 효능 : 식욕증진, 불면증, 지사제 등에 좋고, 여름에 더위
　　　　먹었을 때도 효과가 있다.

담그는 법

① 산초가지, 잎, 꽃, 열매를 물에 살짝 헹구어 말린 다음 용기에 넣고 소
주를 부어 밀봉한다.
② 서늘한 곳에서 3개월 정도 저장하면 호박색의 잘 익은 산초주가 완성
된다.

34) ※양파포도주※

● 재료 : 양파 1개, 적포도주 400ml

● 복용방법 : 하루 2~3회 (소주잔으로 한 잔씩) 마신다.

■ 효능 : 노화방지, 빈뇨, 당뇨병, 혈액순환, 좌골신경통, 신장에
　　　　효능이 있다.

담그는 법

① 양파를 껍질을 벗겨 잘 씻은 다음 적당히 얇게 썰어 둔다.
② 유리병에 양파와 적포도주를 넣어 냉암소에 보관한다.
③ 2~3일 뒤 양파를 걸러내고, 양파포도주는 냉장고에 두고 사용한다.

35) ※옻나무주※

● 재료 : 10~15년된 옻나무 말린 것 200g, 35%소주 1.8ℓ

● 복용방법 : 하루 2번 20~30ml 씩 마신다.

■ 효능 : 만성 위염, 위궤양, 뱃속의 덩어리가 생긴 데, 담낭결석이나
　　　　신장, 방광결석, 늑막염, 간경화증으로 인해 복수가
　　　　찰 때에도 좋다.

담그는 법

① 옻나무 10~15년 이상 된 통나무를 적당한 크기로 잘게 쪼개어 항아리나 유리병에 넣고 30% 넘는 소주를 재료량에 3배 정도 붓고 밀봉한다.
② 서늘한 곳에서 6개월 정도 저장한 후 나무를 건져내고 병에 보관한다.

36) ❀죽순주❀

● 재료 : 죽순뿌리줄기 200g, 35%소주 1.8ℓ
● 복용방법 : 하루 1~2회 (소주잔으로 한 잔씩) 설탕이나 꿀을 넣어 마시면 좋다.
■ 효능 : 해수, 거담, 조갈에 좋고, 신경통, 중풍 예방에도 좋다.

담그는 법

① 죽순 뿌리줄기를 용기에 넣고 소주를 부어 밀봉한다.
② 서늘한 곳에서 6~8개월 정도 저장하면 술이 완성된다.
③ 알맹이는 그대로 두고 사용해도 좋다.

37) ❀홍화주❀

● 재료 : 홍화꽃 150g(말린 것 100g), 35%소주 1.8ℓ
● 복용방법 : 하루 1~2회 (소주잔으로 한 잔씩) 마신다.
■ 효능 : 냉병, 두통, 고혈압, 갱년기증세, 혈액순환, 요통, 복통, 발한 등에 좋다.

담그는 법

① 꽃을 살짝 헹구어 물기를 뺀 다음 넉넉하게 만든 가제 주머니 속에 넣고 봉한다.
② 주머니를 항아리 속에 넣고 소주를 부어 밀봉한다.
③ 3~6개월쯤 햇볕이 없는 서늘한 곳에 보관해 두었다가 다 익으면 주머니를 건져내어 꼭 짜서 걸러낸다.

✿ 주막에서

김삿갓

천릿길을 지팡이 하나에 맡겼으니
남은 엽전 일곱 푼도 오히려 많아라.
주머니 속 깊이 있으라고 다짐했건만
석양 주막에서 술을 보았으니 내 어찌하랴.

艱飮野店
(간음야점)
千里行裝付一柯 餘錢七葉尙云多
(천리행장부일가 여전칠엽상운다)
囊中戒爾深深在 野店斜陽見酒何
(낭중계이심심재 야점사양견주하)

❖지팡이에 몸을 의지하고 떠돌아다니는 나그네 길, 어쩌다 생긴 엽전 일곱 닢이 전부지만 저녁
놀이 붉게 타는 어스름에 술 한 잔으로 허기를 채우며 피곤한 몸을 쉬어 가는 나그네의 모습.

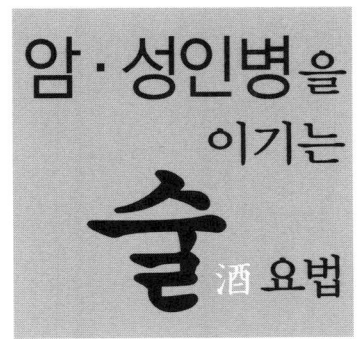

암·성인병을 이기는
술 酒 요법

제6장

민간 술요법 처방

외과(外科) 약재 술

내과(內科) 약재 술

건강을 위한 술 요법

약으로 사용되는 술

　중국의 약주는 약재를 백주 혹은 황주에 담가 약제의 유효성분이 용해된 다음 그 찌꺼기를 걸러내고 여과시켜 만든 술이다. 이천년 전의 한의 경전인 ≪소문(素問)≫〈혈기형지편(血氣形志篇)〉에서 지적하기를 "자주 놀라는 것은 경락이 통하지 않아 마비상태에서 생긴 병이다. 이 병에는 안마와 요약으로 치료하라" 하였는데 이 요약이라는 것이 바로 약주다.

　명나라 이시진의 ≪본초강목(本草綱目)≫에는 약주 69종이 기재되어 있다. 그 가운데 '인삼주', '오디주' 등은 지금까지 애용되고 있다. 이로 미루어 보아도 약주의 역사가 얼마나 오래 되었는지를 짐작할 수 있다고 하겠다. 특히 중국의 약주는 일븐, 미국, 홍콩, 싱가포르 등에서 인기가 대단하다고 한다.

　그럼 왜 술로 약을 우려내는가?

　술은 혈맥을 덥게 하고 원활하게 활동하게 하며 혈액순환을 증진시켜 약효력의 발휘를 촉진시키기 때문이다. 뿐만 아니라 약주는 오랫동안 보관해도 변질의 우려가 없기 때문에 술을 좋아하는 사람들이 마시기 좋은 데도 그 원인이 있다고 하겠다. 약주의 품종은 다양하며, 효과도 각기 다르다. 일상적으로 쓰이는 약주로는 다음과 같이 여섯 가지로 분류된다.

① 보양류 : 인삼주, 십전대보주(十全大補酒).

② 골격을 장대하게 하여 불수를 치료하는 류 : 녹용주, 풍습약주.

③ 풍습마비를 치료하는 류 : 호골주, 풍습약주.

④ 폐병과 해소 천식을 치료하는 류 : 합개주, 천문동주(天門冬酒).

⑤ 악성종기를 치료하는 류 : 살모사주.

⑥ 외용약 : 타박상약주, 십일방약주.

 * 천문동은 식물의 뿌리로 해소 · 담 · 각혈 등의 한약재로 쓰임.

　약주가 함유하고 있는 성분과 효능이 다르므로 적용되는 증상도 다르다. 그러므로 반드시 잘 선택해야만 그 효과를 볼 수 있다. 약주는 약재를 술에 담갔던 것이므로 일반 술과는 달리 병이 나은 뒤에는 복용을 금해야 한다.

　약주는 일반적으로 식사 전에 마시는 것이 좋다. 이렇게 하면 약의 유효성분이 인체에 흡수되어 효과가 빨리 나타나게 된다. 이때 안주를 먹게 되면 약의 성분이 안주에 흡수되어 약의 효과가 떨어질 수가 있다.

　약주는 약간 데워 따뜻하게 하여 마시는 것이 좋다. 또 약주라고 해서 이것저것 마시는 것은 좋지 않다. 어떤 약주는 병 밑에 그 침전물이 있는데 이는 마시지 않는다. 보양성 약주를 마실 때에는 무와 파, 마늘 등은 먹지 말아야 한다.

　고대 의학자들은 "약주는 허약과 손상을 보호하는 것이므로 적게 마시며, 효험을 천천히 나타나게 해야 한다"고 했다. 이 점을 명심하여 약주를 마셔야 한다.

　약주의 복용량은 한번에 15~30ml로 하고 복용시간은 아침과 저녁으로 각 한번씩 복용하거나 하루 세 번으로 하는 것이 좋다.

소량의 약주를 음용하면 타액, 위액 분비량이 증가되어 위장의 소화를 돕고 영양분의 흡수를 빠르게 한다. 그러나 약주를 마음대로 마시면 부작용이 생길 수도 있다. 녹용이 함유된 보약술을 과음하면 열이 나고, 코와 입에서 피가 나기도 한다. 또 인삼주를 과음하면 헛배가 불러오고 입맛이 떨어진다. 감기로 열이 난다든지 구토하며 설사를 하게 되면 보약술을 복용하지 말아야 한다. 간과 신장에 질병이 있다든지 고혈압, 피부병, 궤양병, 간질, 과민성질병 환자 및 심산부와 생리 중에 있는 여자들은 약술을 마시지 않는 것이 좋다.

겨울철에는 어떻게 약주를 선택하는가

노인들은 흔히 보약술로 자양을 한다. 그러나 보약주에는 종류가 많고 성질 또한 각기 다르다. 한의학에 의거하면 보약주에는 한(寒), 열(熱), 온(溫), 양(凉) 등 여러 가지 약성을 가지고 있다. 사람의 체질도 허(虛), 실(實), 한(寒), 열(熱) 등 각기 다르다. 그러므로 몸을 보하는 것도 "한에는 열로, 열에는 한으로"라는 도리어 맞춰야 한다. 그러므로 겨울철에 보약주를 마실 경우 각자의 체질에 맞는 것으로 하여야 한다.

일반적으로 양기가 모자라서 겨울에 추위를 타고 소변이 빈번하면 신장을 따뜻하게 하고 영양가가 높은 약주를 마셔야 한다. 양기를 돕는 약주로는 녹용을 포함한 것이 가장 좋다. 이는 신장을 따뜻하게 하고 양기를 도우며 혈정에 유익하다. 이러한 약주로는 삼용주(蔘茸酒), 주공백세주(周公百歲酒). 구령주(龜齡酒) 등이 있다. 그 외에도 녹각교(鹿角膠 : 사슴의 뿌리를 고아서 풀처럼 만든 약)를 응용하여 만든 술도 있다. 충초보주(蟲草補酒), 복녹보주(福祿補酒), 인삼녹용주 등이 그것이다.

평소에 숨이 차고, 말하기 싫어하고, 얼굴에 화색이 없으며, 기운이 없고, 식은땀이 잘 나는 사람은 원기를 돕는 약주를 마시는 것이 좋다. 인삼보주(人蔘補酒), 삼계주(蔘桂酒), 인삼백세주, 인삼녹용주, 십전대보주(十全大補酒) 등 인삼을 주조로 한 약주가 그것이다.

혈기가 모자라고 어지럽고, 안색이 창백한 사람, 생리가 불순한 여자는 혈기를 돕는 약주가 좋다. 십전대보주, 보익기원주(補益杞圓酒), 오디주, 미미사(味美思) 등이 모두 여기에 속하는 약주이다. 산후에 혈기가 부족하여 얼굴이 누렇게 뜨거나 창백할 때 오계보주(烏鷄補酒), 팔진주(八珍酒), 모계주(毛鷄酒) 등을 마시는 것이 좋다. 이런 술들은 임산부들의 어혈을 제거하고 혈기를 돕는다.

비장 위장이 허약하여 소화가 불량하고 입맛을 잃은 사람은 비장, 위장을 보양하는 약주를 사용한다. 죽엽청주(竹葉靑酒), 송령태평춘주(松齡太平春酒), 중국영명주(中國養命酒) 등이 여기에 속한다.

평소에 허리가 아프고 건강이 좋지 않아 피로를 잘 느끼는 사람은 혈액순환을 잘 되게 하는 약주를 음주한다. 호골주, 사국공주(史國公酒), 장원홍(壯元紅), 두충(杜沖) 찹쌀주 등이 그것이다. 이런 술들은 약성이 독하므로 몸이 허약하거나 나이가 많은 사람들은 피하는 것이 좋다.

이러한 약주들은 일반가정에서도 쉽게 만들어 마실 수 있다. 하지만 그 양조방법이 무엇보다 정확해야 한다.

① 처방을 잘 선택함

일반 가정에서 약주를 제조할 때 독성이 있는 약재를 모르고 사용할 수도 있으므로 그 약재의 성분과 독성여부를 정확히 확인한 다음에 제조 하여야 한다.

② 약재처리

약주를 제조할 때 쓰는 약재는 얇게 썰거나 과립상태로 만들어 사용한 다. 한의사의 처방에 따라 필요한 약재들은 하나도 빠짐없이 구비한 다 음 깨끗이 씻어서 우선 말린다. 두꺼운 껍질 · 뿌리 · 줄기 같은 것은 3mm 정도로 썰어야 하며 풀뿌리 · 줄기 같은 것은 3cm 정도로 자르고, 각종 씨앗 종류는 잘게 부순다.

③ 술의 선택

60% 이상의 백주가 좋다. 만약 70%의 약용 에틸알코올로 대치하면 약재를 우리는데 더욱 좋다. 술을 좋아하지 않는 사람은 도수가 낮은 백 주나 황주를 사용해도 좋다. 그러나 반드시 우려내는 시간을 길게 해야 한다.

④ 숙성시키는 방법

<냉침법>

냉침법은 약재를 분말로 만들어 도자기 항아리나 뚜껑이 있는 유리병 등에 넣고 처방에 규정한 양대로 백주를 붓는 방법을 말한다. 만약 백주의 양이 규정되어 있지 않다면 일반적으로 약재량의 8~12배 혹은 약재 성질에 따라 적당히 조정하여 가감한다.

약재와 술이 혼합된 약주를 밀봉하고 처음에는 매일 한 두 차례 흔들어 주되 일주일 뒤에는 매주 한 번씩만 흔들어도 된다. 흔드는 횟수가 많으면 많을수록 효과가 더 좋다.

우려내는 시간은 일반적으로 한 달 이상이다. 다 우려낸 다음 위쪽의 맑은 액체만 따라내고 남은 찌꺼기는 짜내어 이미 받아놓은 맑은 액체와 혼합하여 가라앉힌 다음 얇은 천으로 여과하면 된다. 만약 찌꺼기를 짤 필요가 없을 정도이면 거기에 술만 넣어두면 된다. 인삼·황기·당귀·귤껍질 등 보양품으로 만든 약주의 제조는 이렇게 하면 된다. 만약 이 약주에 설탕이나 꿀 등을 보충할 때에는 술에 부은 다음 데워서 녹여 여과한 다음 약주와 고루 섞어서 마시면 된다.

예를 들어 오미자주(五味子酒)를 만들려면 500g의 오미자를 깨끗이 씻은 다음, 병에 넣고 60% 백주 500ml를 부어 밀봉하고 매일 한번씩 흔들어 보름 정도 경과하면 마실 수 있다. 하루 세 번, 한번에 3ml 정도 음용하면 된다. 이런 약주는 신경관능증, 불면증, 심계, 건망증, 피로, 속이 답답한 증세에 좋다.

\<열침법\>

이는 약재와 술을 같이 끓여 식혀서 저장하는 방법이다. 이 방법이 좋은 점은 약재를 우려내는 속도가 빠르다는 것이다. 이 약주를 만들 때는 간접 가열방법을 사용한다. 즉, 약재에 술을 부어 용기에 넣은 다음 바로 열을 가하는 것이 아니라, 물을 담은 용기에 약재와 술을 담은 용기를 넣고 끓이는 중탕(重湯) 방식을 말한다.

이렇게 하루 한 번씩 끓인다. 하지만 주의해야 할 점은 너무 오랫동안 가열하면 술기운이 날아가 버릴 수 있으므로 잘 조절해야 한다. 예를 들면 청매(靑梅)를 술에 끓일 때, 30g의 청매와 황주 100ml를 중탕으로 20분 정도 끓이면 마실 수 있다. 이런 약주는 입맛이 없든가 소화불량으로 인한 설사를 할 때 쓴다.

한약을 술로 만드는 이유와 그 제조 과정

술로 한약을 만드는 것은 한약정제의 중요한 방법 중의 하나이다. 술의 성질은 맵고, 달고, 열이 있다. 그리고 혈맥을 통하게 하여 약기운을 고루 퍼지도록 돕고 한(寒)을 몰아내고 미각과 후각을 바로 잡아주는 기능이 있다.

약을 술로 정제함은 약의 효험을 최대로 높이는 데 그 목적이 있다. 청녕환(淸寧丸) 가운데 대황은 황주로 여러 번 찐 다음 약으로 쓸 수 있다. 만약 그렇지 않으면 약효가 너무 독해 복통을 일으키는 부작용이 나타날 수 있다. 약리연구에 의하면 대황을 술로 정제해 보니 결합성이 큰 대황 칼슘이 현저하게 적어졌지만, 타닌질의 함량은 변화가 그리 크지 않았다고 한다. 술로 정제된 대황은 생대황보다 설사를 일으키는 부작용을 완화시킨다.

명나라 시대 ≪본초몽전(本草蒙筌)≫ 등 보조제 제작 이론서의 영향에 의해 정제품들이 점점 증가하게 되었다. 현대에 와서 ≪한약정제 경험집성≫에 수록된 제품만 해도 90여 종에 이른다. 현대에 사용되는 정제법도 모두 이 고서들에 의거하고 있다.

한약정제에 쓰고 있는 술로는 황주, 백주 등 두 종류이다. 이들은 에틸알코올, 지방, 산 등의 성분을 가지고 있다. 술은 묽은 에틸알코올류이다. 약재 중에 알칼로이드 및 크리코시드류, 타닌질, 유기산 휘발류, 수지, 당류, 고미질 및 부분 색소(엽록소, 엽황소) 등은 모두 술에 잘 용해된다. 그래서 약재를 술로 정제하면 유효성분이 잘 우러나는데 도움이 된다. 즉, 술은 약재 가운데 알칼로이드, 글리코시드 등 다종의 성분을 용해하는데 용이하여 이렇게 약주를 만들면 일반약보다 효과가 좋다고 한다.

술로 정제하는 약재는 다음과 같다.
① 술로 끓이는 약재
≪신농본초경≫ 등에 의하면 고슴도치 껍질, 고삼 등은 술에 끓이는 약재에 속한다.
② 술로 우려내는 약재
≪본경봉원≫에는 대황, 조팝나무 뿌리 등이 기재되어 있다.
③ 술에 담그는 약재
≪주후비급방≫에는 우슬, 조팝나무 뿌리 등이 있다.
④ 술로 씻는 약재

≪은해정미≫에는 당귀, 황련, 황금(黃芩) 등이 있다.

⑤ 중탕하는 약재

≪천금방≫에는 호정(虎睛) 등이 나와있다.

⑥ 술로 절인 약재

≪경호산보≫에 녹각이 기재되어 있다.

⑦ 술로 가는 약재

≪외대비요≫에 차조기 열매가 기재되어 있다.

⑧ 술로 찌는 약재

≪뇌공포자≫에 지황, 육종용이 기재되어 있다.

⑨ 술로 볶는 약재

≪은해정미≫에 치자나무, 황금이 기재되어 있다.

⑩ 술로 고은 약재

≪경제총록≫에 오초사가 기재되어 있다.

한약에서 황주를 부약재로 쓰는 이유

우선 황주는 혈기를 보양하고 혈액순환을 도우며, 어혈을 삭히고 중풍을 제거하는 역할을 한다. 그리고 한성(寒性) 약과 같이 복용하면 한기를 완화시키고 체성(滯性) 약과 같이 복용하면 혈기조절을 돕고, 근육을 풀며 혈액순환을 잘하게 하는 역할을 한다.

알코올은 황주의 약성분을 잘 용해하여 약효를 증대시킨다. 뿐만 아니라 술의 알코올 성분은 근육을 풀고 혈액순환을 도와 혈액순환의 기능을 증진시키고 비타민 등 영양분이 포함되어 있어 인체에 유익하다. 백주에는 알코올 함량이 너무 높아 부작용이 일어날 수 있으며, 맥주에는 알코올 함량이 너무 낮아 약효를 높이지 못한다.

어떤 병에 약주를 외용으로 사용할 수 있는가

약주는 내복용과 외용으로 나뉜다. 약주를 외용으로 사용하는 경우, 약주의 기능을 이용하여 안마와 함께 치료하는 요법이 가장 일반적이다. 중국의 가장 오래된 의학서인 ≪내경(內徑)≫에는 약주 안마에 대해 비교적 상세하게 기술하고 있다.

≪소문(素問)≫ 〈혈기형지편(血氣形志篇)〉에 "경락 불통에 의한 병은 마비되는데서 생기는 것으로 안마와 약주로 치료해야 한다"고 기재되어 있다.

약주는 사용과 보존에 편리하다. 항상 사용하는 외용 약주로는 서활영(舒活靈), 정골수(正骨水), 골우영(骨友靈), 장뇌정(樟腦酊), 만화유(萬花油), 운남백약정(雲南白藥酊) 등이 있다. 외용 약주는 일반적으로 혈액순환을 돕고 어혈을 삭히며, 통증을 제거하고 소염작용을 하는 한약재로 쓰인다. 이러한 약술은 향이 좋고, 잘 흡수·전이(轉移)하는 약재, 즉 용뇌향·장뇌·사향 등을 배합하여 만든다. 이 약술들은 운동계통의 손상을 치료하는데 사용된다. 관절근육의 손상·파상풍·신경염 등에 쓰인다.

외용약주는 피하조직에 침투하는 기능을 하고, 근육과 경락을 풀고, 혈액순환을 돕고, 어혈을 제거하며, 통증을 멈추게 하고, 풍습을 멈추게 하는 효험이 있다. 이런 약술을 피부에 바르면 덥고, 서늘한 감을 느낀다. 또한 국부 혈액순환 촉진과 근육의 경련을 멈추게 하는 역할을 할 뿐만 아니라 산소결핍을 개선하고 신진대사를 도와 소염과 통증을 멈추게 하는데 효과가 있다.

외용약주를 바를 때는 손바닥을 이용하여 안마를 하면 그 효과가 더욱 좋은데 먼저 약주를 환부에 바른 다음 그 주위를 서서히 문지르면 된다.

한 번에 15분이나 30분 정도 하루 걸러서 5회 정도 해 주면 된다.

　임상결과에 따르면 약주안마는 국부의 혈액순환을 촉진시키고 연조직의 탄성을 증가시켜 국부조직의 점연(粘連) 및 경련을 완화시켜 신진대사를 촉진하고, 신경에 흥분성을 높여준다. 급성 연조직 손상, 오래된 연조직 손상, 골절, 관절탈위, 연조직 감염, 근육경련, 국부조직의 통증에 약주 안마는 효과가 있다. 또 견주염, 경추종합증, 풍습성 관절염, 비대성 척주염 등에 대해서도 일정한 효과가 있다.

약주 외용에 있어서 주의할 점

① 안마술법은 먼저 환부를 약하게 안마하다가 점점 그 강도를 더해 간다.
② 연조직이 손상된 지 2일 내에 국부 출혈이나 심하게 부어올랐을 때 힘주어 안마를 하게 되면 오히려 부작용이 심할 수 있으므로 삼가는 것이 좋다.
③ 약주안마를 할 때 뼈가 튀어나온 부위에 직접적으로 안마를 해서는 안 된다.
④ 골절환자, 관절탈위 환자, 뼈가 갈라지고 표피가 손상된 환자, 심장·신장·폐·간장에 심한 질병이 있는 사람에게는 안마를 해서는 안 된다.
⑤ 골종양, 골결핵 연조직의 화농 감염에 대해서는 약주만 조금 바르고 안마는 하지 않는다.
⑥ 외용 약술은 복용하지 말아야 한다. 중독성 반응이 일어나기 쉽기 때문이다.

외과(外科)약재 술

1) ❀주근깨

 동과 한 개를 토막으로 썰어(씨와 함께) 질그릇에 넣어 술과 물을 절반으로 붓고 여과한 뒤 즙을 진하게 끓여 환부에 바른다.

●**동과(冬瓜)** : 박과의 한해살이 덩굴 풀. 호박처럼 생긴 긴 타원형의 열매를 맺는데 표면에 잔털이 나있고 익으면 흰 가루가 생긴다. 동아라고도 함.

2) ❀백반증

① 생강으로 백주를 찍어 천천히 환부에 바른다.

② 소의 태반 한 부위를 약한 불에 말려 분말을 만들어 3등분으로 나눠 황주에 복용한다.

3) ❀농포창

 산초나무 열매를 가루로 만들어 식초와 백주를 일정량을 넣고 섞어 가려운 환부에 바른다.

4) ❀두드러기

 부추 150g, 파 50g을 썰어서 백주 30ml를 넣고 끓여 하루에 두 번씩 복용한다.

5) ❀마른버짐

① 가뢰 3g, 감수 6g을 백주 100ml에 담가 7일 동안 우린 후에 여과하여 환부에 바른다.

 수포가 일어나면 멈추어야 한다.

② 가뢰 30마리, 청귤껍질 6g을 백주 250ml에 달궈놓은 다음 2~7일 지난 후 약솜에 찍어 환부에 반복적으로 바른다.

환부가 가렵고 아프며 백색 수포가 생기면 맑은 물로 씻고 피부를 탈리시켜야 한다. 수포된 피부가 잘 탈리되지 않을 때는 탈리될 때까지 계속 약을 발라야 한다.

●**가뢰** : 몸 길이 10~30mm 정도의 딱정벌레 류의 곤충으로 칸다리딘(cantharidin)이 함유되어 있어 한방에서는 말려서 피부자극제, 발포제 등의 약재로 쓰인다.

●**감수(甘遂)** : 대극과에 속하는 여러해살이 풀. 감수의 뿌리는 부종, 적취(積聚) 및 외고용 약으로 쓰인다.

6) ❀땀띠

은단 75알을 분말로 만들어 백주 100ml에 넣어 융해시킨 후 환부에 바른다.

7) ❀탈모

✖ 탈모에 효과가 있는 술 : 한련초주, 측백잎주, 하수오주, 오디주

① 머리를 깨끗이 감고 말린 뒤 맥주 4분의 1병의 양으로 모발에 골고루 바르고 10분 동안 안마(맥주가 모발의 뿌리까지 스며들도록)를 한 뒤 다시 머리를 감는다.

② 고추(끝이 뾰족한 것이 가장 좋다) 10g을 잘게 썰어 60° 백주 50ml를 넣고 10일 동안 우려낸 뒤 찌꺼기를 여과하면 고추술이 된다.

이 고추술을 탈모 부위에 매일 수차례 바른다. 모발이 드문드문 빠지는 증상에 사용한다.

③ 산초나무 열매 120g을 알코올 500ml에 일주일 동안 우려 여과하여 환부에 바른다.

매일 세 차례에 바르면 반달 후, 솜털이 나온다. 계속 쓰면 정상으로 회복된다.

독두병에 적용한다.

● 독두병(禿頭病) : 머리카락이 빠져 대머리가 되는 병. 지루과다 또는 영양 · 신경장애나 기생충 등으로 인하여 생긴다.

8) ❀백발

✖ 백발예방에 좋은 약술 : 개다래주.

① 신선한 오디 100g을 깨끗이 씻어 찧어 즙을 내서 거즈 주머니에 넣고 입구를 잘 매어 500ml 백주에 담고 마개를 막아 3일 후, 매번 한 잔씩 복용한다.

② 숙지황 60g, 구기자 100g을 500ml 백주에 7일 동안 우려 매번 20ml씩 매일 두 차례 복용한다.

몸이 허약하고 모발이 일찍 희어질 때 적용한다.

9) ❀미용

✖ 피부미용에 좋은 약술 : 비파주, 율무주, 잣주, 사과주, 레몬주, 탱자주, 건포도주, 검은콩포도주, 나무딸기주.

민간요법

① 귤껍질을 찧어서 술에 7일 동안 우려내어 피부에 바르면 주름살이 펴진다.

② 생계란 5~10개를 백주에 담아 28일 동안 밀봉했다가 매일 밤마다 계란 흰자위를 얼굴에 바른다. 얼굴에 주름살이 많을 때 사용한다.

③ 영지 30g을 잘게 썰어 500ml의 백주에 담가 밀봉하여 15일 동안 보관한 뒤 매번 10ml의 백주에 담가 밀봉하여 15일 동안 보관한 뒤 매번 10ml씩 매일 1~2차례 복용한다. 장기적으로 복용한다.

10) ✿미발

따뜻한 맥주로 모발을 적셔 15분 후에 씻는다. 매일 두 차례 사용한다.
비듬이 많을 때 적용한다.

11) ✿화상

① 뜨거운 물이나 불에 데었을 때 술에 환부를 담그거나 위생지를 술에
적셔 환부에 덮어두면 통증을 멎게 할 수 있다.
② 계란의 흰자위를 백주 15㎖에 풀어 환부에 바른다.
  매일 3~4 차례 바르면 효과가 좋다.
③ 고구마 잎과 차전초(車前草: 질경이)를 씻어서 약한 불에 말려 분말을
내서 청주에 섞어 환부에 바른다. 매일 수차례씩 연속으로 7~8일 동안
계속한다.

12) ✿혈관종

  단삼 30g을 씻어 잘게 썰어 병 속에 담그고 60% 백주 500㎖를 넣어
서 밀봉한다. 매일 한 차례씩 흔들어 15일 동안 우려내서 복용을 한다.
매일 3차례, 매번 20㎖를 식사 전에 복용한다.

13) ✿탈장

  화향풀, 살구씨 알맹이 각 9g을 황주로 복용한다.
●화향풀 : 미나리과의 두해살이 풀. 열매는 회향이라 하여 약용으로 쓰임.

14) ✿치질

✖ 치질에 효과가 있는 약술 : 비파잎술.

민간요법

① 백주 100㎖, 흑설탕 100g을 솥어 넣고 졸여 갈색의 물엿처럼 되게 하여

이 한 첩을 이틀 동안 복용한다. 매일 아침저녁으로 한 차례씩 더운 물로 복용한다.

② 수세미를 불에 태워 분말을 만들어서 한 차례에 6g씩 술과 함께 복용한다.

15) ✿탈항

✚ 탈항에 효과가 있는 약술 : 송이버섯주.

민간요법

① 회향 9g, 흰 파줄기 세 뿌리, 백주 한 잔.
회향과 파를 끓여 백주와 혼합하여 복용한다.
② 수세미 섬유 하나, 오배자 50g을 같이 갈아 매번 5g씩 술로 복용한다.
③ 자라 머리 하나에 황기 15g, 방풍 4.5g을 함께 갈아 곱게 분말을 만들어 황주와 함께 복용한다.

●오배자(五倍子) : 붉나무에 오배자 벌레가 기생하여 된 충영. 길이 8cm, 폭 1~6cm로 엽병 옆에 생긴 것은 타닌(tannin)의 함량이 많아 9~10월 속에 벌레가 나기 전에 따서 말려 약재로 사용한다.

16) ✿타박상

데운 황주 혹은 포도주를 적당히 마신다. 혈기를 통하게 하여 아픔을 멎게 하는 역할을 한다.

17) ✿허리통증

✚ 요통에 효과가 있는 약술 : 홍화주, 계피포도주, 오미자주, 황정주, 오가피주, 산수유주, 검은콩주, 인동주, 감초주, 골담초주, 녹용주, 부추주, 선밀나물주, 쇠무릎주, 엄나무주, 쥐오줌풀주.

✚ 좌골신경통에 효과가 있는 약술 : 검은콩주, 양파포도주

✚ 근골통에 효과가 있는 약술 : 머루주, 포도주, 오가피주, 감초주, 담

쟁이덩굴주, 도꼬마리주, 밀나물주, 쇠무릅주, 가시오가피주

✿ 근육통에 효과가 있는 약술 : 마늘주, 골담초주, 두충주, 물레나물주, 가시오가피주

민간요법

① 호두 알맹이 60g, 흑설탕 30g, 황주 30ml.
호두 알맹이를 황주에 끓여 익히고 흑설탕을 넣어 수면 전에 복용한다.
　허리 다친데 쓰인다.
② 부추 혹은 부추뿌리 30g을 잘게 썰어 황주 100ml를 넣고 끓여 따뜻할 때 마신다.
　허리를 다쳐 피가 맺혔을 때 매일 1~2차례 복용한다.
③ 신강 건포도 30g을 술에 끓여 연속적으로 2~3 차례 복용한다.
④ 두충 30g을 백주 500ml에 7일 동안 우려서 매일 2~3 차례, 매번 10~20ml를 복용한다.
⑤ 생부자 30g을 곱게 갈아 백주에 반죽하여 두발의 용천혈에 붙인다.

18) ✿관절염

✿ 관절염에 좋은 약술 : 엄나무주, 우산나물주, 지네술, 팽나무주, 해당화주, 찔레주, 꼭두서니주, 검은콩주, 엉겅퀴주, 송엽주, 겨우살이주, 골담초주, 귀룽나무주, 두충주, 선밀나물주, 쇠무릅주, 두릅나무주

✿ 관절통에 효과가 있는 술 : 대추주, 오미자주, 인동주, 삼지구엽주, 노루발주, 박쥐나무주, 우산나물주.

민간요법

① 구기자, 두충, 오가피 각 30g을 고량주 1500ml에 7일 동안 우려내 매일 잠자기 전에 25ml씩 복용한다.
　풍습 관절염에 적용한다.
② 송엽(松葉) 1500g을 술 1250ml에 7일 동안 우려내 마차 30ml씩 3차례

복용한다.

③ 오가피 50~100g, 찹쌀 500~1000g.

　오가피를 씻어서 물을 적당히 부어 완전히 불린 다음에 끓인다. 30분 정도 끓인 뒤 그 물을 취하고 또 30분 끓여 물을 취한 다음 1차, 2차의 약물을 혼합하여 찹쌀로 밥을 짓는다. 밥이 식으면 누룩을 적당히 섞어 술을 담근다.

　매일 환자의 주량에 따라 식사와 같이 마신다.

　풍습 관절염에 효험이 있다.

④ 고춧가루를 겨울에는 술에, 여름에는 식초에 타서 환부에 붙인다.

⑤ 고추 12g을 500ml의 술에 우려 15일 후에 복용한다. 매번 15ml씩 하루에 두 차례 복용한다.

19) ✽반신불수

① 백화사 한 마리. 찹쌀 1000g, 누룩

　백화사를 술에 불렸다가 껍질과 뼈를 제거하고 살코기를 거즈에 싸서 넣어둔다. 찹쌀을 씻어 쪄 익힌다.

　항아리 밑에 누룩을 두른 다음 백화사 고기를 놓고 찹쌀을 그 위에 얹는다. 그리고 술을 부어 솜으로 항아리 주둥이를 잘 막아두면 여름이면 3일, 겨울이면 7일이 경과하여 술이 익는다.

　술이 다 되면 백화사 고기를 꺼내고 말려서 분말을 만들어 2.5g을 한 첩으로 술과 같이 복용한다.

② 계란껍질 속의 흰 막을 벗겨내서 노랗게 구워 분말로 만들어 황주와 같이 복용한다. 매일 3번, 매번 마다 계란껍질 하나씩 복용한다.

　반신이 마비되었을 때 복용한다.

③ 배꽃 30g을 백주 500ml에 넣고 밀봉하여 2주 동안 보관한 다음 복용한다.

　매번 5~10ml씩, 하루에 1~2번 복용한다.

④ 단삼 30g을 백주 500ml에 넣고 밀봉하여 2~3주가 지나면 복용할

수 있다.

　매번 5~10ml씩, 하루에 1~2 차례 복용한다.

20) ✿음위

✤ 음위증에 효과가 있는 약술 : 나무딸기주, 산수유주, 삽주주, 삼지구엽주.

민간요법

① 부추 150g, 새우껍질을 벗긴 살 150g, 계란 한 알을 함께 볶아서 안주로 하여 백주를 마신다. 매일 한 차례씩 10일을 주기로 해서 복용한다.

② 왕새우 두 마리, 혹은 민물 새우 200g을 깨끗이 씻어 병에 넣고 60% 백주 250mg을 첨가하여 밀봉하고 7일 동안 우려 양에 따라 마시든가 끼니때마다 안주와 같이 마신다. 술이 떨어지면 왕새우 혹은 민물새우를 끓여 끼니에 맞춰 먹는다.

③ 닭의 고환 10개(혹은 소의 고환 2개)를 청주에 끓여 같이 복용한다.

　약을 복용하는 동안에는 생채를 먹지 말며 성교를 피해야 한다.

④ 개의 음경 3개를 약한 불에 말려 분말을 만들어서 매번 3~4g씩 황주로 복용한다.

⑤ 부추씨 500g을 술 2500ml에 7일 동안 우려 매번 두 숟가락씩 매일 두 차례 복용한다.

⑥ 물개 신장 하나, 인삼 15g, 좋은 백주 100ml.

　물개의 신장을 술에 우려 얇게 썰어 인삼과 같이 술에 넣고 밀봉하여 10일 후에 복용한다. 매일 2 차례, 매번마다 작은 컵으로 한 잔씩 마신다.

⑦ 녹용 10g(얇게 썰은 것), 참마 30g을 병에 담고 좋은 술 500ml에 넣어 밀봉하여 7일 동안 보관한 후에 복용한다.

　매일 3차례 매번 공복에 1~2잔씩 복용한다.

⑧ 백주 500ml에 인삼 100g, 진피, 생강, 대추 각 20g을 넣고 3~6개월 동안 우려내 매번 5ml씩 매일 1~2 차례 복용한다.

내과(內科) 약재 술

1) ❋열이 날 때

✠ 해열에 효과가 있는 약술 : 더덕주, 회화나무주, 칡주, 치자주, 가막사리술, 거지덩굴주, 녹나무주, 두릅나무주, 둥굴레주, 물레나물주, 사시나무주, 모란주, 잣주, 알로에주, 원추리주, 오디주, 매실주, 대추주, 국화주, 꼭두서니주, 두견주, 육종용주, 오가피주, 계피주, 산수유주, 민들레주.

민간요법

① 산초나무 열매 50알. 측백나무 잎 15g을 같이 갈아 백주 500ml에 우려 밀봉하여 15일 동안 보관한다.

　감기 따위의 감염성 병이 유행할 때 매일 아침 공복으로 5~10ml씩 마신다.

② 뱀장어 500g을 깨끗이 씻어 내장을 버리고 황주 500ml에 물을 적당히 붓고 약한 불에 고아 식염을 약간 넣고 식초에 찍어먹는다.

③ 대추 250g을 물에 끓여 물게 한 다음 물을 버리고 양기름 25g과 찹쌀술 혹은 황주 250ml를 넣어 끓인 다음 항아리에 넣어두고 밀봉하여 7일 후에 복용을 한다.

매번 대추 3~5알을 함께 먹으면 좋다. 하루에 두 차례 복용한다.

2) ❋두통

✠ 두통에 효과가 있는 약술 : 홍화주, 석창포주, 머루주, 마늘주, 산국화주, 산수유주, 계피주, 박하주, 송엽주, 엉겅퀴주, 회화나무주, 두견주,

✠ 호두주 편두통에 효과가 있는 약술 : 국화주, 담쟁이덩굴주

민간요법

① 호두 알맹이 5개. 설탕 50g을 찧어 약탕기에 담고 황주 50ml를 넣어 약한 불로 10분 정도 끓여 하루에 두 번씩 먹는다. 뇌진탕 병력이 있는 두통환자에게 좋다.

② 돼지의 골 두 개. 생강즙 한 컵. 황주 100ml를 솥에 넣고 중탕으로 쪄서 한 끼에 모두 먹는다.

때때로 두통이 일어나는 사람들이 먹으면 효과가 있다.

③ 천궁, 백지 각 6g에 찹쌀술 60ml를 첨가하여 중탕으로 쪄서 약 찌꺼기를 걸러내고 매일 수면 전에 복용한다. 바람으로 인한 두통과 편두통에 좋다.

④ 표고버섯 25g을 술에 삶아 복용한다.

⑤ 천궁 30g을 백주 500ml에 7일 동안 우려 매일 2~3차례, 매번 10~20ml씩 복용한다. 편두통에 좋다.

3) ❀현기증

① 황주에 섬조개를 우려 부추를 적당히 넣고 끓여 먹는다. 머리가 어지러울 때 좋다.

② 다 익은 양매를 거즈에 싸서 즙을 짜내어 같은 양의 청주를 넣은 다음 매번 30~60ml씩 아침저녁으로 한 차례씩 복용한다. 과도한 피로로 인해 머리가 어지러울 때 효험이 있다.

③ 계란껍질을 불에 노릇노릇하게 말려 분말을 만들어서 황주에 섞어 복용한다. 매일 세 차례, 매번 9g 씩 복용한다.

④ 천궁, 당귀를 같은 분량으로 술 12ml에 우려 물에 끓여 마신다.

⑤ 오미자 50g을 씻어서 병에 넣어두고 60% 백주 500ml를 넣어서 밀봉하여 매일 한번씩 흔들어 15일 동안 우려낸 다음 매일 세 차례, 3ml씩 복용한다. 신경관능증으로 머리가 어지러울 때 복용한다.

⑥ 새삼, 오미자 각 30g을 500ml의 백주에 7일 동안 우려서 매번 20~30ml씩 매일 2~3차례 복용한다.

4) ❋감기

✠ 감기에 효과가 있는 약술 : 곰보배추주, 석창포주, 생강주, 엉겅퀴주, 귤주, 선인장주, 칡주, 인동주, 제비꽃주, 겨우살이주, 포도주, 도꼬마리주, 복숭아주,모과주, 버찌주, 계피포도주, 마늘주, 함초주, 오미자주, 육종용주, 깻잎주, 회향주, 계피주, 박하주, 계란주

민간요법

① 적포도주 한 컵(작은 컵)을 가열하여 계란 한 알을 까 넣는다. 한번 저은 후 즉시 가열을 정지하고 온도가 적당히 내려갔을 때 복용한다.
② 참깨 50g을 깨끗이 씻어 찧어 황주와 복용한 뒤 이불을 덮고 땀을 낸다.

5) ❋기침

✠ 기침에 효과가 있는 약술 : 곰보배추주, 비파주, 복숭아주, 모과주, 유자주, 오미자주, 회향주, 엉겅퀴주, 계란주, 베고니아주
✠ 거담에 효과가 있는 약술 : 쇠무릅주, 엄나무주, 죽순주, 하눌타리주, 차조기주, 살구주, 매실주, 포도주, 더덕주, 생강주, 선인장주, 베고니아주, 도라지주, 감초주, 만삼주

민간요법

① 적포도주 한 컵(작은 컵)을 가열하여 계란 한 알을 까 넣는다. 한번 저은 후 즉시 가열을 정지하고 온도가 적당히 내려갔을 때 복용한다.
② 참깨 50g을 깨끗이 씻어 찧어 황주와 복용한 뒤 이불을 덮고 땀을 낸다.

6) ❋기관지염

✠ 기관지염에 효과가 있는 약술 : 포도주, 대추주, 꼭두서니주, 쑥주, 계뇨등주, 자작나무주

민간요법

① 백주 혹은 황주를 약한 불에 끓인다. 술이 끓기 시작할 때 계란을 풀어 넣고(식염은 넣지 않는다) 잘 저은 다음 뜨거운 채 마신다. 이렇게 매번 계란 두 알씩을 수면 전에 마신다. 몇 분 후면 천식이 멎는다.

② 귤홍 30g을 깨끗이 씻어 2cm 길이로 썰어 거즈에 넣어 졸라매고 500ml 백주에 담근 다음 뚜껑을 닫고 7일 동안 숙성시킨다.

매일 두 차례씩 매번 20~30ml씩 복용한다. 만성기관지염과 천식에 효과가 있다.

●귤홍(橘紅) : 귤껍질 안쪽에 있는 흰 부분을 벗겨낸 껍질.

③ 영지버섯 30g을 썰어서 500ml 백주에 담궈 밀봉하여 15일 지난 후에 흔들어서 마신다. 하루에 1~2차례, 한번에 10ml씩 복용한다.

7) ◈천식

✤ 천식에 효과가 있는 약술 : 모과주, 오미자주, 인삼주, 더덕주, 송엽주, 배주, 선인장주, 도라지주, 쑥주, 두견주, 만삼주, 부추주, 석류주, 메추라기주, 곰보배추주

민간요법

① 계란 노른자 10개, 얼음사탕 100g을 고루 섞어서 500ml 청주에 붓고 10일 동안 저장해 두었다가 매일 저녁 30ml씩 마신다.

장기적으로 자기 주량에 맞게 마실 수도 있다.

●얼음사탕 : 얼음조각처럼 결정시킨 순량(純良)의 사탕. 정제한 당액(糖液)을 적당히 증발시켜 결정기(結晶器)에 넣어서 온실(溫室)에서 결정시킴. 빙당(氷糖), 빙사라고도 함.

② 메추라기 한 마리, 황주 30g, 흑설탕 30g.

메추라기를 털을 뽑지 않은 채 불에 태워 숯처럼 만든 다음 분말을 내서 병에 담아둔다.

메추라기 가루 15g에 흑설탕 30g을 넣어 더운 물에 용해시킨 다음 황주 30ml를 넣어 한 차례에 마신다. 하루 2번 복용한다.

③ 계란 한 알을 두꺼비 뱃속에 넣고 진흙을 발라 숯불에 구워서 흙과 두꺼비를 제거하고 계란을 먹으면서 황주 30ml를 마신다. 이런 계란을 1~2일 동안 한 알씩 먹는다.

고질화된 천식에 효과가 있다.

8) ❖폐결핵

✖ 폐결핵에 효과가 있는 약술 : 맥주, 포도주, 율무주, 오디주, 모과주, 마늘주, 구기자주, 도라지주, 독사주, 가막사리술, 둥굴레주

✖ 폐기보호에 효과가 있는 약술 : 오디주, 도라지주, 독사주, 둥굴레주

✖ 폐렴에 효과가 있는 약술 : 선인장주

민간요법

① 자라 한 마리를 잡아 그 피를 받아 데운 황주와 함께 마신다. 당일에 모두 마셔야 한다. 계속 이렇게 마시면 눈에 띄게 호전된다.

② 숙지황과 당귀 각 30g을 두 번 끓여 각각 약물을 받아둔다. 첫 번째 끓인 것과 두 번째 끓인 약물을 섞어서 2등분하여 아침저녁으로 황주와 같이 마신다. 연속 7일 동안 복용한다.

9) ❖신경쇠약

✖ 신경쇠약에 효과가 있는 약술 : 포도주, 대추주, 구기자주, 오가피주, 산수유주, 두릅나무주, 쥐오줌풀주

민간요법

① 용안 250g, 60% 백주 400ml.

용안을 잘게 썰어 도자기 병 속에 넣고 백주를 넣어 15~20일 동안 우려낸다.

매일 두 차례씩 매번 10~20ml를 복용하면 신경쇠약, 불면, 건망증, 심계 항진에 좋다.

●심계항진(心悸亢進) : 정신적 흥분·병약·육체적 과로·심장병 등으로 해서 심장의 두근거림이 빠르고 세어지는 현상.

② 호두 알맹이 10g, 설탕 20g을 진흙처럼 탕을 쳐서 황주 500ml를 넣고 약한 불로 10분간 끓여 하루에 두 번씩 마신다.

③ 영지 30g을 잘게 썰어 500ml 백주에 넣고 밀봉하여 하루에 몇 번씩 흔들어서 15일 이상 보관한다.

매일 1~2차례, 10ml씩 복용한다.

④ 당광나무 열매 250g을 청주에 3~4주 동안 우려 매일 1~2차례씩 본인의 주량에 따라 마신다.

⑤ 생구기자 500g을 찧어 비단 주머니에 넣고 술 2000ml에 담가 밀봉하여 약 2주간 찬 곳에서 우려내어 매일 세 번씩, 작은 잔으로 한 잔씩 복용한다.

10) ❀신경통

✠ 신경통에 효과가 있는 약술 : 사시나무주, 쇠무릅주, 엄나무주, 죽순주, 쥐오줌풀주, 율무주, 알로에주, 오디주, 매실주, 모과주, 마늘포도주, 양파포도주, 마늘주, 국화주, 오가피주, 꼭두서니주, 삽주주, 생강주, 감나무주, 솔방울주, 쑥주, 두견주, 칡주, 겨우살이주, 계뇨등주, 골담초주, 구절초주, 녹나무주, 도꼬마리주, 두충주

✠ 류머티즘에 효과가 있는 약술 : 알로에주, 마늘포도주, 계피포도주, 검은콩주, 송엽주, 선인장주, 두견주, 개다래주

민간요법

① 신선한 오디 500g, 신선한 뽕나무 가지 1000g, 흑설탕 250g, 백주 1000ml.

② 익은 오디와 연한 뽕나무 가지를 냉각시킨 끓인 물로 씻고, 물기를 제거한 다음, 뽕나무 가지를 1cm 크기로 자른다. 큰 유리병에 뽕나무 가지, 오디를 먼저 담고 흑설탕과 백주를 넣어 마개를 막고 밀봉한 후, 힘 있게 5분 동안 흔들어 그늘진 서늘한 곳에 보관한다. 그리고 며칠에 한번씩 다시 흔들어

준다. 흑설탕이 전부 용해될 때까지 계속 흔들어 한달 정도 숙성시킨다.

③ 매일 두 차례 1~2 숟가락씩 복용하는데 복용 후 양치질을 한다. 두 번째 마실 때는 수면전이 좋다.

11) ❖불면증

❖ 불면증에 효과가 있는 약술 : 알로에주, 원추리주, 자두주, 앵두주, 버찌주, 계피포도주, 검은콩포도주, 마늘주, 대추주, 구기자주, 함초주, 삼백초주, 다래주, 칡주, 송엽주, 귤주, 산초주

민간요법

① 계란 노른자위 4개, 아교 40g, 청주(혹은 황주) 500ml, 식염 약간.

술을 약한 불에 끓여 아교를 넣는다. 아교가 다 풀어지면 계란 노른자위와 식염을 넣고 골고루 젓는다. 다시 한번 끓으면 그것을 깨끗한 그릇에 담아 보관한다.

매일 아침저녁 각 1차례씩 주량에 따라 데워서 마신다.

② 충초(동충하초-冬蟲夏草) 15~30g을 500ml 백주에 7일 동안 숙성하여 매일 2~3차례 10~20ml씩 복용한다.

③ 단삼 30g을 도수 낮은 백주 1000ml에 3~5일 동안 숙성시켜 매일 저녁에 한 차례 10ml씩 마신다.

④ 누에 번데기 100g을 청주 500ml에 한 달간 숙성시킨다. 매일 두 차례씩 두 숟가락씩 복용한다.

⑤ 영지 100g을 잘게 썰어 좋은 청주 혹은 백주 1000ml에 담가 밀봉하여 7일 동안 숙성시킨 후에 복용한다.

매일 아침저녁으로 각 1차례, 1~2잔씩 복용한다.

⑥ 오미자 50g을 씻어서 병에 담아 60% 백주 500ml를 넣고 밀봉하여 매일 한차례 흔들어 한 달 동안 숙성시킨 후 복용한다.

매일 3차례, 3ml씩 복용한다.

⑦ 새삼, 오미자 각 30g을 500ml 백주에 담가 밀봉하여 7일 후에 복용한다.

매일 3차례, 매번 1~2잔씩 복용한다.

12) ❖우울증

향부자(香附子) 뿌리 60g을 씻어서 잘게 썰어 물 250ml, 백주 250ml를 넣고 3일간 숙성시켜 찌꺼기를 걸러내고 시간제한 없이 적당하게 마신다.

13) ❖꿈을 많이 꿀 때

국화 30g. 지황, 당귀 각 10g. 구기자20g을 500ml 백주에 넣고 밀봉하여 7일 동안 숙성시킨 후 매번 한 잔씩 복용한다.

14) ❖건망증

✖ 건망증에 효과가 있는 약술 : 건포도주, 석창포주, 용안육주, 삼지구엽주

민간요법

① 호두알맹이, 작은 대추 각 60g. 살구씨 알맹이(껍질을 벗긴 것으로) 30g. 유지 백밀 각 30g. 백주 1500ml.

백밀과 유지를 녹여서 골고루 타고 나머지 세 가지 약제는 갈아서 넣는다. 밀봉하여 21일 후에 매일 2차례, 15ml씩 복용한다.

열이 심하고 양기가 모자라는 사람은 피하는 것이 좋다.

② 용안 200g을 병 안에 넣고 60% 백주 400ml를 넣고 밀봉하여 매일 한번씩 흔들어 15일 동안 저장한 뒤에 매일 2차례, 매번 10~20ml씩 복용한다.

③ 구기자 60g을 백주 500ml에 일주일 동안 숙성시킨 뒤 복용한다.

한번에 한 잔씩 수면 전에 복용하면 가장 좋다.

15) ❖관상동맥경화증

✖ 동맥경화에 효과가 있는 약술 : 포도주, 마늘주, 국화주, 오미자주,

검은콩주, 송엽주

민간요법

① 단삼, 영지 30g. 삼칠초(三七草) 5g을 항아리에 넣고 백주 500ml를 붓고 뚜껑을 닫아놓는다. 매일 한번씩 저은 뒤 다시 뚜껑을 닫는다.

이렇게 15일 동안 숙성시킨 후 적당히 마신다.

② 모란껍질 30g. 삼칠초 10g. 천궁 10g을 백주 1000ml에 넣고 밀봉하여 두 달 동안 숙성시킨 후 복용한다.

수면 전 15ml씩 복용한다.

③ 단삼 50~100g. 55% 백주 1000ml.

단삼을 굵게 갈아 술에 보름 동안 숙성시킨 후 5~10%의 단삼술을 만들어 매일 세 차례, 20~30ml씩 복용한다.

16) ❖고혈압

✱ 고혈압에 효과가 있는 약술 : 환삼덩굴주, 줄풀주, 등심초주, 말벌주, 천마주, 참나물주, 지렁이주, 박주, 수박주, 맥주, 홍화주, 율무주, 잣주, 마늘포도주, 검은콩포도주, 마늘주, 구기자주, 황정주, 오가피주, 삽주주, 삼백초주, 검은콩주, 감나무주, 회화나무주, 비자주, 표고버섯주, 솔방울주, 진달래꽃주, 칡주, 칠점사주

민간요법

두충(杜沖) 30g을 백주 500ml에 7일 동안 숙성시킨 두 매번 10~20ml씩 매일 2~3차례 복용한다.

17) ❖저혈압

✱ 저혈압에 효과가 있는 약술 : 포도주, 구기자주, 깻잎술

민간요법

① 백주 1000ml에 인삼 100g. 진피, 생강, 대추 각각 2g을 3~6개월 동안 숙성시킨 후 매번 5ml씩, 매일 1~2차례 복용한다.
② 매일 포도주를 적당히 마신다.
　본 처방은 빈혈, 혈소판 감소에 적용한다.

18) ◈빈혈

✖ 빈혈에 효과가 있는 약술 : 포도주, 잣주, 차조기주, 초결명주, 오디주, 매실주, 모과주, 건포도주, 구기자주, 오가피주, 용안육주, 깻잎주, 만삼주

민간요법

① 아교 15g. 붉은 찹쌀 50g. 꿀 30g. 청주 15~20ml.
　찹쌀에 물을 적당히 부어 죽을 쑤어 아교, 꿀, 술을 넣고 골고루 저어서 따뜻할 때 먹는다. 매일 세 차례 연속 10일 동안 복용한다.
② 게 껍질을 불에 구워 분말을 만들어 매번 10g씩 청주 혹은 황주에 타서 마신다.
③ 황정(대의 뿌리), 구기자 각 12g을 물에 끓든가 혹은 술에 숙성시켜서 마신다.

19) ◈괴혈병

　아가위, 검은콩, 설탕 각 120g을 찧어서 물 세 컵을 넣고 끓인 후, 황주 60ml를 첨가하여 한번에 마신다.

20) ◈소화불량

✖ 소화불량에 효과가 있는 약술 : 포도주, 대추주, 국화주, 민들레주, 계피주, 삽주주, 박하주, 생강주, 배주, 솔방울주, 쑥주, 계뇨등주, 구절초주, 대황주, 밀나물주, 하눌타리주

21) ❖부종

✖ 부종에 효과가 있는 약술 : 송엽주, 인동주, 제비꽃주, 하눌타리주

민간요법

① 잉어 한 마리에 청주 1500ml를 넣고 삶아 술이 모두 졸았을 때 먹는다. 어느 양념도 하지 않는다.

전신부종, 소변이 적을 때 복용한다.

② 암탉 한 마리. 백주 1000ml.

닭의 내장을 제거하고 토막을 친다. 술을 솥에 붓고 뜨거워질 때 닭고기를 넣어 익으면 먹는다.

다리가 부었을 때 먹는다.

③ 황색 뱀장어 150g. 마늘 한 통. 술 한 컵을 잘 끓여 복용한다.

복부 부종에 적용한다.

④ 메추라기 두 마리를 털과 내장을 제거하고 소량의 술을 첨가하여 식염을 넣지 않고 끓여 먹는다. 매일 한 차례씩 연속 7일 동안 먹는다.

신장이 나빠 부종이 되는 경우에 복용한다.

⑤ 콩 250g에 물 1000ml를 넣고 물이 250ml가 될 때까지 끓여 단술을 적당히 첨가하여 세 번 갈라서 복용한다.

영양불량으로 부종이 일어날 때 복용한다.

⑥ 신선한 오디 100g을 씻어 찧어 즙을 내서 거즈에 넣고 입구를 잘 봉하여 500ml 백주에 담가 덮개를 덮어놓은 뒤 3일 후에 복용한다.

매번 한 잔씩 수시로 마신다.

다리 부종에 쓰인다.

22) ❖식욕부진

✖ 식욕부진에 효과가 있는 약술 : 물푸레나무주, 엉겅퀴주, 귤주, 베고니아주, 쑥주, 산초주, 칡주, 치자주, 천문동주, 다래주, 삼지구엽주, 만삼주, 생강주, 마늘주, 대추주, 국화주, 석창포주, 함초주, 산유주, 당귀

주, 깻잎주, 민들레주, 계피주, 삽주주, 박하주, 등꽃주, 비파주, 원추리
주, 살구주, 복숭아주, 딸기주, 매실주, 사과주, 머루주, 자두주, 버찌주,
레몬주, 바나나주, 포도주

민간요법

① 청매(靑梅 : 익지 않은 푸른 매화나무 열매) 30g을 황주 100ml에 넣고
중탕으로 20분 동안 김을 올려 1차례에 10~30ml씩 복용한다.
② 향부자 뿌리 60g을 깨끗이 씻어 잘게 썰어 물, 백주 각 250ml에 담가두
었다가 3~5일 후 찌꺼기를 받아내고 자주 마신다.

23) ❖구토, 딸꾹질
✖ 구토를 할 때 효과가 있는 약술 : 매실주, 모과주, 박하주, 생강주, 감
나무주, 칡주, 인동주

민간요법

① 양매를 백주에 숙성시키고 일주일 후에 매일 2~3차례, 매번 1~2개씩
복용한다. 구토에 쓴다.
② 포도주 20ml와 생강즙을 일정량으로 섞어서 복용하면 구토증에 좋다.
③ 50% 이상의 백주 한 숟가락을 냉각한 끓인 물에 한 숟가락 타서 복용한
다. 딸꾹질에 좋다.
④ 감꼭지 9g을 물에 끓여 마신다.
　혹은 감꼭지 7개를 불에 구워 분말을 내서 황주에 타 마신다.
　딸꾹질에 좋다.

24) ❖위통
✖ 위경련에 효과가 있는 약술 : 매실주, 박하주, 계뇨등주, 두릅나무주,
쥐오줌풀주
✖ 위궤양에 효과가 있는 약술 : 두릅나무주, 엄나무주, 구기자주, 계피

주, 쑥주, 가막사리술, 감초주, 계뇨등주

✠ 위암에 효과가 있는 약술 : 칡주, 감초주, 엄나무주

✠ 위장병에 효과가 있는 약술 : 송엽주, 표고버섯주, 오징어술, 창출주

✠ 위장염에 효과가 있는 약술 : 삽주주, 삼백초주, 오미자주, 회향주, 매실주, 계피주, 쑥주, 가막사리술

25) ❁복통

✠ 복통에 효과가 있는 약술 : 홍화주, 국화주, 오미자주, 생강주, 쑥주, 도꼬마리주, 두충주, 석류주, 하눌타리주

민간요법

복통의 원인은 여러 가지다. 당연히 즉시 의사에게 보여 그 원인을 밝혀 치료를 받아야 한다. 다음의 처방은 증상이 경미한 환자 혹은 만성 환자에게 적용되는 것들이다.

① 부녀자들이 아랫배가 냉하고 아플 때 섬조개를 황주에 우려 부추를 적당히 첨가해 삶아먹는다. 매일 한 차례씩이면 적당하다.

본 처방은 신장을 보양하고 양기를 돋우며 아랫배가 아플 때 쓰인다.

② 작은 황구(黃狗) 한 마리. 누룩 30g. 찹쌀 750g. 개를 잡아 내장을 버리고 고아서 누룩과 찹쌀로 술을 담는다.

매일 세 차례, 매번 공복에 2~3잔 씩 복용한다.

신장이 허약하고 아랫배가 아플 때 복용한다.

③ 후추 9알, 대추 7알(씨를 제거한 것으로) 찧어서 더운 술에 마신다. 또는 배꼽에 바른다.

냉으로 배가 아플 때 적용한다.

④ 양매주(楊梅酒 : 양매로 담근 술) 반 컵을 마시든가 양매를 술에 우려 한 번에 2~3개씩 복용한다.

위통, 구토에 쓰인다.

⑤ 청매 30g. 황주 100ml를 함께 20분 동안 김을 올려 매번 20~30ml를 데워서 복용한다.

26) ❖설사

✖ 설사할 때 효과가 있는 약술 : 맥주, 해당화주, 찔레주, 인삼주, 삽주주, 오수유주, 감나무주, 쑥주, 칡주, 인동주, 삼지구엽주, 골담초주, 밀나물주, 선밀나물주

민간요법

① 백주와 흑설탕을 끓여 마신다.

　배가 아프고 설사를 할 때 좋다.

② 양매를 고량주에 넣고 마개를 막아 보관한 뒤 7일 후에 복용한다.

　매일 2차례씩 매번 1~2개씩 복용한다.

③ 계란 한 개를 깨어 넣고 설탕 10g을 넣은 뒤 백주 100ml를 부어 불에 달군다. 불이 붙으면 계란을 젓는다. 백주가 다 연소할 때까지 저으면 계란은 익어 꽃처럼 된다. 식으면 먹는다.

④ 곶감 2개를 쪄서 익힌 다음 술과 같이 먹는다.

　냉으로 묽은 설사를 할 때 쓴다.

⑤ 송진 6g을 곱게 갈아 백주에 반죽하여 배꼽에 붙인다.

27) ❖위하수

① 누에 번데기 500g에 백주 50ml를 넣고 볶다가 눋게 될 때쯤에 가루를 만들어서 매번 10g씩 뜨거운 물에 복용한다.

　매일 두 차례씩 복용한다.

② 백주 1000ml에 인삼 100g. 진치, 생강, 대추 각 20g을 담가 3~6개월 동안 숙성시킨 뒤에 복용한다.

　매일 1~2차례씩, 매번 5ml씩 복용한다.

28) ❖황달
✤ 황달에 효과가 있는 약술 : 회화나무주

29) ❖변비
✤ 변비에 효과가 있는 약술 : 맥주, 찔레주, 알로에주, 사과주, 파인애플주, 앵두주, 포도주, 마늘주, 국화주, 인삼주, 산수유주, 더덕주, 생강주, 삼백초주, 회화나무주, 쑥주, 대황주, 하눌타리주

30) ❖배뇨이상
✤ 소변불통에 효과가 있는 약술 : 오디주, 산수유주, 둥굴레주, 쇠무릅주, 주목주

민간요법

① 돼지 오줌통(방광) 한 개를 기와 위에 올려놓고 약한 불에 구워 분말을 내서 황주에 타서 마신다.

　소변 불통 및 요실금(尿失禁) 증상에 적용한다.

② 닭창자를 씻어 토막을 내 기름에 볶아 익을 때쯤 황주 혹은 청주를 한 국자 두르고 식염을 약하게 해서 복용을 한다.

　소변 횟수가 빈번할 때나 밤에 소변이 많을 때 쓰인다.

③ 신선한 오디 100g을 깨끗이 씻어 즙을 만들어 거즈에 담아 새지 않게 잘 여며 백주 500ml에 담근다. 마개를 막고 3일 동안 보관해 두었다가 적당히 마신다.

　소변불창에 쓰인다.

④ 부추씨 6g을 곱게 분말을 내서 백주에 넣고 데워 마신다. 어린이는 나이에 따라 양을 조절한다.

　소변이 자주 마려울 때 적용한다.

31) ❋신장염

❋ 신장염에 효과가 있는 약술 : 찔레주, 율무주, 삽주주, 표고버섯주, 선인장주, 엄나무주, 자작나무주, 주목주, 쥐오줌풀주

민간요법

① 호두알맹이 9g과 뱀 껍질을 말려서 가루를 내서 황주와 같이 복용한다.

② 자라고기 500g. 마늘 60g. 설탕, 백주를 일정하게 넣고 물에 끓여 먹는다.

③ 수세미 씨 9g을 약한 불에 구워 가루를 내서 황주와 같이 마신다. 매일 1~2차례 나눠 복용한다.

32) ❋갑산선종

❋ 갑상선종에 효과가 있는 약술 : 두릅나무주

민간요법

① 토우 60g을 500ml 백주에 담갔다가 5일 후 찌꺼기를 받아내고 매일 2차례, 매번 1~2잔씩 복용한다.

●토우(土芋) 새박 뿌리. 새박은 박주가리 열매의 씨로 정기를 돕고 음도를 강하게 하는 약재이다.

② 김 90g. 토우 60g을 500ml 고량주에 10일 동안 우려 매일 2차례, 매번 15ml씩 복용한다.

33) ❋당뇨병

❋ 당뇨병에 효과가 있는 약술 : 포도주, 양파포도주, 마늘주, 오미자주, 구기자주, 나무딸기주, 인삼주, 황정주, 오가피주, 삽주주, 삼백초주, 칡주, 인동주, 감초주, 느릅나무주,두릅나무주, 둥굴레주, 엄나무주, 주목주, 하눌타리주

민간요법

① 우렁이 10~20마리를 흙, 모래 등을 씻어낸 다음 그 살을 취하여 황주 100ml를 섞어서 맑은 물에 끓여 국물을 마신다.

　매일 한 차례씩 복용한다.

② 말린 돼지 방광 10개를 갈라 꼭지를 제거하여 불에 구워 가루를 내서 데운 술에 3g씩 타서 마신다.

34) ❖더위를 먹었을 때

✖ 더위 먹었을 때 효과가 있는 약술 : 오디주, 매실주, 산초주

민간요법

① 양매를 술에 담가 3일 동안 보관했다가 복용한다.

　매일 2~3차례, 매번 5알 씩 복용한다.

② 찬 맥주와 찬 홍차를 같이 마신다.

③ 맑은 물에 포도주를 섞어 냉장고에 얼렸다가 맥주나 냉면에 넣어 마신다.

35) ❖간질병

① 술에 불린 대황 120g을 물에 끓여 복용한다.

　매일 한 첩씩 연속적으로 4첩을 복용한다.

② 백주 60ml. 계란 두 개.

　백주를 자기 쟁반에 넣고 불을 달궈 계란을 돌려가며 굽는다. 알코올이 다 산화하여 불이 꺼지면 완성된다.

　껍질을 까서 매일 아침 공복에 두 알씩 복용한다.

　한번 복용하기 시작하면 연속적으로 100알을 먹어야 효험을 볼 수 있다.

● 병이 발작했다가 깨어나 눈을 뜰 때 즉시 복용하면 발작 시간을 단축시킬 수 있다.

③ 장닭 9마리. 백급 9개. 황주 일정량.

장닭을 잡아 심장을 꺼내 그 피를 공기에 받아둔다.

백급을 곱게 가루 내어 닭 심장에서 받나낸 피와 혼합하여 반죽한다.

이것을 이등분하여 매번 황주 60ml와 함께 복용한다. 본 처방의 약재량은 이틀 분량이다.

④ 홍색의 마른 지렁이 9g을 약한 불에 말려 가루를 내서 설탕 10g을 첨가하여 백주와 함께 혼합하여 마신다.

⑤ 대황 1000g. 방풍 500g. 백주 1500ml.

대황과 방풍을 굵게 갈아서 병에 넣고 백주를 붓고 14일 동안 숙성시켜 여과하여 둔다.

성인은 매일 3차례, 매번 10ml쓰 복용한다.

10~14세는 매일 3차례, 매번 5ml씩 복용한다.

10세 이하는 매일 1~2차례, 매번 5ml씩 복용한다.

36) ❖뇌진탕 후유증

자라 머리를 약한 불에 구워 가루를 내서 매일 두 차례 황주에 타서 마신다.

37) ❖임질

임질은 급성과 만성으로 구분하는데 생식기관에 발생하는 일종의 질병이다. 이는 임병균을 접촉하여 감염되는데 흔히 화장실 불결로 전염된다.

① 지렁이 20~30 마리를 불에 말려 가루를 내서 매 차례 9g을 물과 술을 반반으로 섞어 복용한다.

② 수세미의 섬유 하나를 불에 태워(숯처럼 굳게 태운다) 곱게 분말을 만들어 매첩에 4.5g으로 황주에 타서 마신다.

냉성 임병에 적용한다.

건강을 위한 술 요법

1) 장수를 위한 술 요법

① 새삼, 오미자 각 30g을 60% 백주 500ml에 7일이나 10일 동안 우려서 한 번에 20~30ml씩 매일 2~3 차례 마신다.

② 신선한 오디 500g. 술 1000ml. 오디를 삶아서 말려 술에 100일 가량 우려 술색깔이 붉고 진한 향기가 풍길 때 매일 한잔씩 마신다.

2) 노쇠방지

✤ 노화방지에 좋은 약술 : 양파포도주, 독계산주, 산수유주, 대맥지황주, 검은콩주, 상심주, 석창포주, 창출주, 가시오가피주, 만삼주.

민간요법

① 구기자 1200g. 고량주 1200ml를 항아리에 3~7일 정도 우린 다음 생지황즙(신선환 지황에서 짠즙) 1800ml를 혼합하여 골고루 저은 다음 밀봉하여 (일반적으로 입동 전에 술을 양조한다) 다음 해 입춘에 뚜껑을 열고 매일 공복시에 30ml씩 데워서 마신다. 파나 마늘로 안주하는 것은 피한다.

② 신선한 오디 1000g을 깨끗이 씻어 즙을 낸다. 이 즙으로 찹쌀 500g과 밥을 지어 식힌 다음 누룩에 발효시켜 술을 만든다. 이것은 식욕을 돋구워주므로 매 식사 때마다 적당히 마신다.

③ 인삼 30g에 백주 500ml를 넣고 우린 다음, 한번에 5~10ml 정도로 하루 두 번씩 마신다.

3) 피로회복

① 겨울에 맥주를 적당히 마신다. 맥주를 마시기 전에 맥주병을 30℃ 전후의 더운 물에 담갔다 마시면 된다. 겨울철에는 조금 데워서 맥주를 마시면 맛이 좋을 뿐만 아니라 온 몸을 덥혀 피로를 풀어준다.

② 커피를 끓인 다음 설탕을 넣고 식은 뒤에 맥주를 넣어 마신다. 이것은 소화를 돕는다.

③ 찹쌀 500g에 황주와 물을 각각 250ml씩 넣어 중탕으로 끓인다. 하루 몇 번에 나누어 마신다.

④ 찹쌀 500g. 황주 250g. 물 250ml. 잘 풀어놓은 계란 두 개.

　먼저 찹쌀을 씻은 다음 황주와 계란을 같이 넣고 중탕으로 끓인다. 하루에 몇 번 나누어 마신다.

⑤ 검은 콩 60g. 계란 두 개. 청주 120ml.

　검은 콩과 계란을 같이 삶다가 계란이 익으면 그 껍질을 벗기고 다시 삶아 콩이 다 익은 뒤에 청주를 넣어 마신다.

⑥ 아가위 술을 작은 컵으로 한 컵씩 마신다.

⑦ 물개 콩팥 한 부위. 인삼 15g. 참마 30g.
물개 콩팥을 술에 담가 두었다가 편으로 썰어 백주 100ml에 일주일 동안 우려낸 뒤 한번에 두 숟가락씩 먹는다.

⑧ 마른 국화 줄기 30g. 마른 지황 10g. 당귀 10g. 구기자 20g. 백주 500g.국화의 줄기와 지황, 당귀와 같이 씻는다. 그 다음 구기자와 함께 얇은 천에 넣은 다음 술 항아리에 넣고 일주일 뒤에 복용한다. 한번에 10~20ml씩 마신다.

4) 허약 보양

✙ 보신에 좋은 약술 : 쇠무릎주, 박주가리주, 국화주, 인삼주, 산수유주, 구절초주, 노루발주, 둥굴레주.

✙ 보양에 좋은 약술 : 둥굴레주

✙ 보혈에 좋은 약술 : 머루주, 레몬주, 포도주, 인삼주, 당귀주, 물푸레나무주, 다래주, 녹용주

✙ 무기력증일 때 좋은 약술 : 인삼즈, 하수오주, 삼지구엽주

민간요법

① 용안 과육으로 200g을 60%의 술 400ml에 넣어 밀봉한다. 15일 후에 복용하면 되는데 매회 10~20ml씩 하루 두 번 복용한다. 허약체질에 보용하면 좋다.

② 찹쌀술, 닭고기, 대추(씨 제거) 적당한 양에 생강을 조금 썰어서 넣고 찐다. 닭고기가 충분히 익으면 먹어도 된다. 산후, 병후의 허약한 이들에게 좋다.

③ 참새 다섯 마리, 좁쌀 50g, 대파 3대. 참새의 털을 뽑고 내장을 빼낸 다음, 작은 컵으로 술을 부어 약간 끓인 후 물 200~300ml와 쌀을 넣고 죽을 끓인다. 죽이 다 익어갈 때 파를 넣는다. 공복에 먹는다.

④ 쇠고기 1000g, 황주 250ml

쇠고기를 깨끗이 씻어 작게 토막을 내어 물을 넣고 센 불에 한 소쿰 끓인 다음 약한 불에 천천히 끓인다. 이렇게 매 시간마다 국물을 따라내고 새로운 물로 다시 끓이기를 네 번하면 육즙이 된다. 이 육즙을 약한 불로 졸여 걸쭉하게 될 때쯤 황주를 넣고 다시 졸여, 다시 걸쭉해지면 불을 끄고 육즙을 식힌다. 매일 저녁 작은 컵으로 한 컵씩 복용한다. 노인들의 허약증에 좋다.

⑤ 오리 한 마리, 큰 대추, 은행, 연밥 각각 60g. 당삼 15g. 황주 50ml.

먼저 오리(내장까지 빼낸 것)를 깨끗이 씻은 다음, 속에 약종(대추는 씨를 뽑고, 연밥은 심을 제거하고, 은행은 껍질을 벗김)을 넣고 실로 이 약종들이 나오지 않도록 꿰맨 다음, 물이 든 용기에 넣어서 중탕으로 가열한다. 오리가 다 익은 다음 먹으면 된다.

⑥ 뱀장어 1000g. 황주 100ml.

먼저 뱀장어를 깨끗이 씻어 토막을 낸다. 그리고 황주를 넣고서 끓인 다음에 식초에 찍어서 먹는다.

⑦ 아가위 조각 및 용안 과육으로 각 250g. 대추, 흑설탕 각 30g을 황주 100ml에 담가 열흘 동안 우려내어 먹는다. 술을 담근 후 매일 한 번씩 흔들어 주면 좋다. 매일 자기 전에 30~60ml를 복용한다. 변비가 있는 사람은

피하는 것이 좋다.

⑧ 신선한 딸기를 씻어서 즙을 낸다. 같은 양의 청주를 넣고서 섞은 다음 복용한다. 아침, 저녁으로 한 번에 30~60ml씩 복용한다. 영양이 불량한 사람이 복용하면 좋다.

⑨ 대추 250g을 물에 삶은 다음, 물을 따라내고 양기름 25g, 청주 혹은 황주 250ml를 넣고 끓인 후, 항아리에 밀봉하여 일주일 동안 보관해 두었다가 매일 두 번씩 대추 3~5개씩 먹는다. 병후 허약한 사람이 먹으면 좋다.

⑩ 연밥, 흑설탕 각각 30g. 청주 30ml와 함께 물에 삶은 계란을 하나씩 매일 저녁으로 한 달 동안 복용한다. 신체 허약자, 산후 및 노인이 복용하면 좋다.

⑪ 신선한 포도 500g을 찧어 청주 500ml를 넣고 그 즙을 낸다.이 포도주 30ml를 아침 저녁으로 마시면 병후 신체 허약한 사람에게 좋다.

⑫ 연밥의 껍질을 벗긴 다음 술에 담갔다가 돼지 위속에 넣고 물로 삶아 익힌 다음 더운 곳에 말려 분말을 만들어서 반죽하여 가시연밥만큼 크게 환을 만들어 한번에 50~70알 정도 식후에 술과 함께 복용한다.

⑬ 250~500g 정도 되는 자라 한 마리의 머리를 없애고 내장을 뺀 다음, 토막을 내 식물성 식용유에 볶아 반쯤 익힌 후 생강, 파, 판초나무 열매, 얼음사탕 등을 넣고 간장과 청주에 볶은 다음, 약한 불에 천천히 고아서 묽어지게 한다. 이는 혈을 보양하며 미열이 나고 출혈증세가 있는 사람에게 좋다.

⑭ 껍질을 벗기고 손가락만큼 자른 복령을 청주 혹은 고량주에 술과 같이 넣어 밀봉한 다음 100일 후 매일 아침 공복에 복령 한 토막을 먹는다.

●복령 : 소나무 뿌리에 기생하는 불완전 균류. 공 모양 혹은 타원형의 큰 덩이로 껍질은 흑갈색으로 주름이 많고 속은 담홍색으로 무르며, 마르면 딱딱해져 흰빛을 띤다.

⑮ 생지황 400g. 하수오 500g을 삶아 진한 즙을 내어, 누룩 100g과 기장쌀 2500g으로 일반적인 술을 담그는 방법으로 독에 담아 밀봉한다. 봄 · 여름철이면 5일, 가을 · 겨울철이면 7일 후에 개봉한다. 만약 위에 녹색즙이 떠 있으면 이는 진품이니 먼저 마신다. 그리고 여과하여 저장한다.

매일 3차례, 매번 10~20ml씩 복용한다. 생채, 기름에 튀긴 음식 및 돼지, 말, 소, 개고기는 피하는 것이 좋다.

⑯ 영지버섯 30g을 썰어서 750ml 백주에 담아 밀봉한다. 매일 한 번씩 흔들어 15일 후에 복용한다. 매일 1~2차례, 매번 10ml씩 장기적으로 마시면 효과가 있다.

⑰ 충초 15~30g을 백주 500ml에 담가 7일 후에 마신다. 매일 2~3차례, 매번 10~20ml씩 복용하는데, 병후 허약한 사람에게 좋다.

⑱ 복령 60g을 500ml의 백주에 담가 7일 후에 복용한다. 매일 적당히 마시는 것이 좋다.

⑲ 백부 60g을 씻어서 썰어 볶은 다음 얇은 천으로 된 자루에 넣고 500ml 술에 담가 밀봉한 뒤, 7일 후에 음용한다. 매번 작은 잔으로 한 잔씩 매일 2~3차례 복용하는데, 숨이 차고 얼굴색이 창백하며 추위를 타고, 손 발바닥에 열이 많은 사람이 복용하면 좋다.

●백부 : 파부초라고 하는데, 백부과에 딸린 여러 해살이 풀로 줄기 높이 60cm 이상이다. 윗부분은 덩굴져서 다른 물건을 감고 올라가는데 백문동 비슷한 덩이뿌리는 '백부근(百部根)' 이라한다. 기침·피부살충의 약재로 쓰인다.

⑳ 복령 60g을 500ml 백주에 담가 밀봉 7일 후에 매일 저녁 수면 전에 작은 잔으로 한 잔씩 복용한다.

㉑ 녹용(자른 것으로)10g. 참마 30g을 좋은 술에 담가 7일 동안 우려낸 후 복용한다. 매일 3차례, 매번 공복에 1~2 차례 작은 잔 정도면 된다. 정혈이 모자라며 허약한 사람이 복용하면 좋다.

㉒ 참마가루 30g을 물에 끓여 청주 혹은 단술에 타서 걸쭉하게 풀어지면 매일 저녁 공복에 복용한다.

5) 허리·무릎이 시리고 아프며, 발과 무릎에 힘이 없을 때 쓰는 처방

✤ 손발 저릴 때 효과가 있는 약술 : 깻잎술
✤ 무릎통증에 효과가 있는 약술 : 검은콩포도주

민간요법

① 돼지 족발 전반, 돼지 족발 힘줄, 여윈 돼지 살코기 각 50g. 우슬, 당귀 꼬리 각 3g. 작은 육계가지 1g. 생지황 10g. 오가피 1.5g을 적당량의 황주로 국을 끓여 고기와 국물을 같이 먹는다. 사지가 위축되고 맥이 없으며 정신이 들지 않는 사람들이 복용하면 좋다.

② 약쑥 잎. 청주. 돼지 앞발 이 세 가지를 물을 넣지 않고 끓여먹는다. 수족에 힘이 없는 사람들에게 좋다.

③ 마 250g. 황주 1500ml. 꿀 적당량.

마의 껍질을 벗기고 깨끗이 씻는다. 황주는 500ml를 솥에 넣고 끓인다. 끓고 난 다음 마를 넣고 계속 황주를 붓는다. 황주를 다 넣고 마가 익은 후 꺼내서 꿀을 첨가하여 고르게 섞으면 된다. 매일 아침 저녁으로 한번에 30~50g씩 복용한다. 발과 무릎이 저리고 맥이 없을 때 복용한다.

④ 삼지구엽초 250g. 숙지황 150g을 잘게 부셔서 거즈에 싸서 깨끗한 그릇에 담는다. 순수한 좋은 술 1250ml를 붓고 밀봉한다. 봄·여름에는 3일, 가을·겨울에는 5일이 지난 후, 매일 주량에 따라 데워 마신다. 술이 떨어지면 다시 술을 붓는다.

허리와 무릎에 힘이 없는 사람이 복용을 하면 효과가 있다.

⑤ 회향풀 30g을 볶아서 부드럽게 갈아 생 대하살 90~120g과 같이 찧어 환을 만들어 복용한다. 매첩에 3~6g씩 하루에 2차례, 발이 마비되며 힘이 없을 때 복용하면 효과가 있다.

⑥ 누에 똥 60g을 청주 500ml에 넣고 잠깐 끓인 다음 여과하여 찌꺼기를 제거한다. 매일 1차례 매번 25~30ml씩, 수족이 불편할 때 복용한다.

⑦ 백사 한 마리를 백주 500ml에 담가 7일 후에 복용한다. 매일 2차례, 매번 작은 잔으로 한 잔씩, 사지를 구부리고 뻗지 못할 때 복용하면 좋다.

⊙ 참고문헌

1. 東醫寶鑑

2. 鄕藥集成方

3. 本草綱目

4. 東醫壽世保元

5. 鄕藥濟生集成方

6. 閨閤叢書

7. 黃帝內經

8. 과일 꽃 약초 주 59가지 무작정 따라하기 – 길벗/공장일 지음

9. 잘 마시면 보약이 되는 술 – 문원북

10. 한국의 전통민속주 – 한양대학교 출판부/이호지 지음

11. 우리 술 사진 – 중앙대학교 출판부/정동효 편저

12. 술은 우리 약이다 – 동아일보사

13. 국순당